W. Golder · Leitsymptome in der Röntgendiagnostik

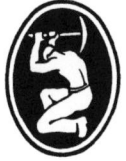

Meiner lieben Frau zum Dank

Werner Golder

Leitsymptome
in der Röntgendiagnostik

Mit 42 Abbildungen

J. F. Bergmann Verlag München 1984

Dr. med. Werner Golder
Institut für Röntgendiagnostik
der Technischen Universität München
Klinikum rechts der Isar
Ismaninger Str. 22
8000 München 80

ISBN-13:978-3-8070-0344-3   e-ISBN-13:978-3-642-80511-0
DOI: 10.1007/978-3-642-80511-0

CIP-Kurztitelaufnahme der Deutschen Bibliothek:

Golder, Werner: Leitsymptome in der Röntgendiagnostik/Werner Golder. –
München: Bergmann; New York; Heidelberg; Berlin; Tokyo: Springer, 1984.
ISBN-13:978-3-8070-0344-3

Das Werk ist urheberrechtlich geschützt. Die dadurch begründeten Rechte, insbesondere die der Übersetzung, des Nachdrucks, der Entnahme von Abbildungen, der Funksendung, der Wiedergabe auf photomechanischem oder ähnlichem Wege und der Speicherung in Datenverarbeitungsanlagen, bleiben, auch bei nur auszugsweiser Verwertung, vorbehalten.

Die Vergütungsansprüche des § 43, Abs. 2 UrhG werden durch die „Verwertungsgesellschaft Wort", München, wahrgenommen.

© J. F. Bergmann Verlag, München 1984

Die Wiedergabe von Gebrauchsnamen, Handelsnamen, Warenbezeichnungen usw. in diesem Werk berechtigt auch ohne besondere Kennzeichnung nicht zu der Annahme, daß solche Namen im Sinne der Warenzeichen- und Markenschutz-Gesetzgebung als frei zu betrachten wären und daher von jedermann benutzt werden dürften.

Produkthaftung: Für Angaben über Dosierungsanweisungen und Applikationsformen kann vom Verlag keine Gewähr übernommen werden. Derartige Angaben müssen vom jeweiligen Anwender im Einzelfall anhand anderer Literaturstellen auf ihre Richtigkeit überprüft werden.

Satz: Daten- und Lichtsatz-Service, Würzburg

Vorwort

Dieses Buch will Grundkenntnisse der konventionellen Radiologie und Computertomographie vermitteln. Es will zum richtigen radiologischen Sehen anleiten und zeigen, wie eine Röntgendiagnose zustande kommt. Der Text bietet ausschließlich radiologische Informationen; die klinischen Aspekte der durch Röntgenstrahlen nachweisbaren Erkrankungen werden nicht erörtert. Dadurch kristallisiert sich der Wert des Röntgenbildes für die medizinische Diagnostik klar heraus.

Bei der Textgestaltung wurden gewisse Lücken bewußt in Kauf genommen. Zum einen wird fast ausschließlich die Röntgendiagnostik Erwachsener besprochen; die Kinderradiologie ist nur an wenigen Stellen (z. B. bei der Darstellung der Mißbildungen des Herzens) berücksichtigt. Zum anderen werden einige wenige Organe (z. B. die des männlichen und weiblichen Genitaltrakts) nicht systematisch behandelt. Zum dritten sucht der Leser vergeblich nach der Darstellung sonographischer und nuklearmedizinischer Befunde; sie hätte den eingangs gezogenen Rahmen des Buches gesprengt. Thermo- und Kymographie sind wegen ihrer untergeordneten praktischen Bedeutung ausgeklammert. Die mit der Kernspintomographie bisher gesammelten Erfahrungen reichen für eine Systematik typischer krankhafter Befunde noch nicht aus. Dafür sind Angiographie und Computertomographie konsequent einbezogen worden.

Die sieben Kapitel des Buches sind einheitlich in je drei Abschnitte gegliedert. Im ersten Teil findet der Leser eine knappe Beschreibung der Untersuchungsmethoden. Dabei werden auch Indikationen, technische Details und Probleme der Auswertung genannt. Diese Hinweise sollen dem Kliniker bei der Auswahl der Untersuchungen und beim vorbereitenden Gespräch mit dem Kranken helfen. Der zweite Teil führt in die systematische Bildanalyse ein. Auf die Darstellung der normalen Röntgenanatomie folgen dabei die Beschreibung häufiger bzw. typischer Läsionen und deren differentialdiagnostische Deutung. Die radiologische Symptomatologie, die auf der Basis der im Röntgenbild faßbaren Helligkeits- und Dichteunterschiede entwickelt wird, liefert den Schlüssel zum Verständnis der Leitsymptome, die im dritten und letzten Teil jedes Kapitels behandelt werden.

Der Text soll seine Brauchbarkeit bei der Arbeit am Schaukasten beweisen und verbalisiert die krankhaften Befunde deshalb so exakt wie möglich. Die Schemazeichnungen sollen dem rascheren Verständnis schwieriger Sachverhalte dienen.

Das Buch wendet sich in erster Linie an die Kollegen aus den klinischen Disziplinen, die Tag für Tag mit Röntgenbildern konfrontiert werden, und an Studenten in klinischen Semestern bzw. im praktischen Jahr. Dem Fachkollegen liefert der Text vielleicht ab und zu Stichworte für den deskriptiven Teil seiner Befunde.

Ich danke meinem Chef, Herrn Professor Dr. H. Anacker, an dessen Institut ich eine gründliche Ausbildung in der Röntgendiagnostik erhalten habe, Herrn Professor Dr. H.-J. Clemens vom Bergmann Verlag, der die Entstehung des Buches geduldig begleitet hat, meiner Frau, Dr. T. Golder, die entscheidende Vorarbeit geleistet hat und den Lesern, die sich die Mühe machen, auf Fehler hinzuweisen und Anregungen zu geben.

München, im Herbst 1984 W. G.

Inhaltsverzeichnis

Vorwort V

1. Radiologische Diagnostik der **Thoraxorgane** 1
1.1 Methoden 2
1.2 Erhebung und Deutung krankhafter Befunde 10
1.3 Leitsymptome wichtiger Erkrankungen 43

2. Radiologische Diagnostik des **Gefäßsystems** 78
2.1 Methoden 78
2.2 Erhebung und Deutung krankhafter Befunde 87
2.3 Leitsymptome wichtiger Erkrankungen 95

3. Radiologische Diagnostik der **Verdauungsorgane und der Milz** . 103
3.1 Methoden 103
3.2 Erhebung und Deutung krankhafter Befunde 110
3.3 Leitsymptome wichtiger Erkrankungen 126

4. Radiologische Diagnostik der **Nieren, Nebennieren und ableitenden Harnwege** 149
4.1 Methoden 149
4.2 Erhebung und Deutung krankhafter Befunde 156
4.3 Leitsymptome wichtiger Erkrankungen 165

5. Radiologische Diagnostik des **Zentralnervensystems** 185
5.1 Methoden 185
5.2 Erhebung und Deutung krankhafter Befunde 191
5.3 Leitsymptome wichtiger Erkrankungen 197

6. Radiologische Diagnostik der **Knochen und Gelenke** 223
6.1 Methoden 224
6.2 Erhebung und Deutung krankhafter Befunde 230
6.3 Leitsymptome wichtiger Erkrankungen 256

7. Radiologische Diagnostik der **Brustdrüse** 304
7.1 Methoden 304
7.2 Erhebung und Deutung krankhafter Befunde 306
7.3 Leitsymptome wichtiger Erkrankungen 308

Literatur 311

Register 317

1. Radiologische Diagnostik der Thoraxorgane

1.1	Methoden	2
1.1.1	Das dorsoventrale Übersichtsbild	2
1.1.2	Die sog. Bettaufnahme	2
1.1.3	Seit- und Schrägaufnahmen	3
1.1.4	Thoraxdurchleuchtung	3
1.1.5	Konventionelle Tomographie	5
1.1.6	Bronchographie	6
1.1.7	Angiographie	7
1.1.8	Computertomographie	9
1.2	Erhebung und Deutung krankhafter Befunde	10
1.2.1	Mediastinum, Hili und Zwerchfell	10
1.2.1.1	Typische krankhafte Befunde im konventionellen Röntgenbild	10
1.2.1.2	Typische krankhafte Befunde im Mediastinalphlebogramm	14
1.2.1.3	Typische krankhafte Befunde im Computertomogramm	15
1.2.2	Herz und herznahe Gefäße	16
1.2.2.1	Typische krankhafte Befunde im konventionellen Röntgenbild	16
1.2.2.2	Typische krankhafte Befunde im Angiogramm	21
1.2.2.3	Typische krankhafte Befunde im Computertomogramm	24
1.2.3	Lungen und Pleura	24
1.2.3.1	Typische krankhafte Befunde im konventionellen Röntgenbild	24
1.2.3.2	Typische krankhafte Befunde im konventionellen Tomogramm	40
1.2.3.3	Typische krankhafte Befunde im Bronchogramm	41
1.2.3.4	Typische krankhafte Befunde im Computertomogramm	41
1.2.3.5	Typische krankhafte Befunde im Angiogramm	42
1.3	Leitsymptome wichtiger Erkrankungen	43
1.3.1	Mediastinum	43
1.3.1.1	Mediastinitis	43
1.3.1.2	Tumoren	43
1.3.1.3	Verletzungsfolgen	47
1.3.2	Herz und herznahe Gefäße	47
1.3.2.1	Herzinsuffizienz	47
1.3.2.2	Cor pulmonale	48
1.3.2.3	Mißbildungen	49
1.3.2.4	Klappenfehler	51
1.3.2.5	Koronare Herzerkrankung	55
1.3.2.6	Kardiomyopathie	55
1.3.2.7	Erkrankungen des Perikards	56
1.3.2.8	Aneurysma der Brustaorta	57
1.3.2.9	Das operierte Herz	58
1.3.3	Lungen und Pleura	59
1.3.3.1	Anomalien, Mißbildungen	59
1.3.3.2	Entzündungen	60
1.3.3.3	Bronchiektasen	63
1.3.3.4	Emphysem	64
1.3.3.5	Tuberkulose	65
1.3.3.6	Sarkoidose	68
1.3.3.7	Tumoren	69
1.3.3.8	Pneumokoniosen	72
1.3.3.9	Immunerkrankungen	73
1.3.3.10	Lungenembolie	74
1.3.3.11	Lungenödem	75
1.3.3.12	Verletzungsfolgen	76
1.3.3.13	Die operierte Lunge	76

1.1 Methoden

1.1.1 Das dorsoventrale Übersichtsbild

Das dorsoventrale Thorax-Übersichtsbild (auch Herzfernaufnahme oder kurz Thorax p.a. genannt) wird am stehenden Patienten im inspiratorischen Atemstillstand aufgenommen. Die vordere Thoraxwand liegt dem Stativ an, die Schultern werden nach vorn und oben gezogen. Bei einem Film-Fokus-Abstand von zwei Metern werden Herz und Gefäße in annähernd richtiger Größe abgebildet. Die Verwendung harter Strahlung (100–150 kV) erlaubt kurze Belichtungszeiten und reduziert so die Bewegungsunschärfe. Zugleich wird der Kontrast zwischen Knochen und Weichteilen stark herabgesetzt. Die Rippenschatten beeinträchtigen die Beurteilung der knochenüberlagerten Lungenareale kaum, Trachea, Hauptbronchien und retrokardial gelegene Prozesse werden sichtbar. Der Kontrast zwischen Luft und Weichteilen wird dagegen nur wenig geschwächt. Auf einer technisch einwandfreien Thorax-Übersichtsaufnahme sind alle Strukturen scharf abgebildet, die Filmränder tiefschwarz, die Intervertebralräume des oberen Drittels der BWS sowie die Trachea gut, die retrokardial gelegenen Abschnitte der Rippen dagegen nicht abzugrenzen.

Aufnahmen in Exspiration sind gelegentlich bei der Suche nach einem kleinen Pneumothorax indiziert.

Aufnahmen in Lordose-Stellung des Patienten stellen die Lungenspitzen überlagerungsfrei dar.

Die Schirmbildtechnik ermöglicht große Aufnahmeserien im Rahmen von Reihen- und Umgebungsuntersuchungen. Das Durchleuchtungsbild eines Fluoreszenzschirms wird dabei mit einer lichtstarken Optik (Odelca-Kamera) photographiert und auf Spezialfilm verkleinert dokumentiert. Befriedigende Bildqualität wird mit einer im Vergleich zur Großaufnahme 5–10fach höheren Strahlendosis erkauft.

1.1.2 Die sog. Bettaufnahme

Nicht steh- und gehfähige Kranke müssen im Liegen oder Sitzen geröntgt werden. Die sog. Bettaufnahmen stehen den Standardbildern qualitativ stets nach. Belichtungszeiten von durchschnittlich 0,1 sec verringern die Zeichnungsschärfe, Fokus-Film-Abstände von üblicherweise 1 Meter führen zur geometrischen Vergrößerung der Thoraxorgane um ca. 20%. Die Größe des im Liegen zudem stärker quergelagerten Herzschattens darf deshalb nur mit Zurückhaltung beurteilt werden. Die gleichen Einschränkungen gelten für Aussagen über das Mediastinum. Die Verbreiterung des Mediastinalschattens sollte nur dann als sicher pathologisch gewertet werden und weiterführende Untersuchungen veranlassen, wenn sie ausgeprägt und/oder bei engmaschiger Verlaufskontrolle progredient ist und Vorgeschichte und Klinik auf eine Läsion von Mittelfellorganen, z. B. ein Aortenaneurysma hinweisen. Die Beurteilbarkeit der basalen Lungenabschnitte ist durch die hochstehenden Zwerchfelle, die der Oberfelder durch die überlagernden Schulterblätter eingeschränkt. Sichere Aussagen sind im allgemeinen möglich über

- Ausdehnung der Lungen
- Luftansammlung in Mediastinum und Thoraxweichteilen
- Infiltrationen
- Ergüsse
- Position von Tuben und Kathetern

1.1.3 Seit- und Schrägaufnahmen

Seit- und Schrägaufnahmen des Thorax sind zur besseren räumlichen Orientierung und Lokalisation pathologischer Prozesse geeignet. Manchmal stellt sich ein krankhafter Befund nur in diesen Projektionen dar. Die erkrankte Seite soll dem Stativ anliegen; routinemäßig wird die links-anliegende Seitaufnahme angefertigt. Vor allem im Rahmen der kardiologischen Diagnostik wird der Ösophagus mit Bariumsulfat kontrastiert („Breischluck"). Das seitliche Ösophagogramm ist indiziert bei Verdacht auf

- Vergrößerung des linken Vorhofs
- Verlaufsanomalien der Aorta und ihrer großen Äste
- raumfordernde Prozesse im hinteren Mediastinum

Bei Aufnahmen im 1. schrägen Durchmesser (RAO, „right-anterior oblique") befindet sich die rechte Schulter filmnah (Fechterstellung), bei Aufnahmen im 2. schrägen Durchmesser (LAO, „left-anterior oblique") die linke (Boxerstellung). Im 1. schrägen Durchmesser können linker Vorhof und rechter Ventrikel, im 2. schrägen Durchmesser linker Ventrikel, rechter Vorhof und rechter Ventrikel besonders gut beurteilt werden.

1.1.4 Thoraxdurchleuchtung

Die Thoraxdurchleuchtung (mit Bildverstärker-Fernseh-Technik) dient als Ergänzung zu den Übersichtsaufnahmen. Durchleuchtungsgezielte Detailaufnahmen steigern im Einzelfall den Wert der Untersuchung. Um die Strahlenbelastung für den Patienten auf ein Mindestmaß zu senken, soll man so kurz wie möglich und mit möglichst kleiner Blende durchleuchten. Die Durchleuchtung dient dem Ausschluß bzw. Nachweis und ggf. der räumlichen Zuordnung von Befunden, die auf den Übersichtsaufnahmen erhoben, aber nicht zweifelsfrei charakterisiert werden können, und ermöglicht die Bewegungsanalyse der Thoraxorgane.

Die Thoraxdurchleuchtung eignet sich zur

- **Beurteilung der Motilität der Zwerchfelle**
  Hauptkriterien sind Richtung und Amplitude der Zwerchfellbewegungen bei In- und Exspiration sowie beim *Hitzenberger*schen Schnupfversuch (forcierte Inspiration).
- **Differenzierung von Pleuraprodukten**
  Dazu werden Form und Ausdehnung pleuraler Verschattungen am stehenden und auf dem Rücken bzw. auf der Seite liegenden Patienten registriert. Durch diese Manöver können subpulmonale Ergüsse und solche, die auf Übersichtsaufnahmen wegen ihres geringen Volumens (kleiner als 300 ml) nicht zu erkennen sind, sichtbar gemacht werden.
- **Charakterisierung und Lokalisation von Verschattungen unklarer Genese**
  Manche Verschattungen sind nicht sicher von normalen anatomischen Strukturen abzugrenzen oder auf den Übersichtsbildern lediglich in einer Ebene zu erkennen. Die rotierende Durchleuchtung erlaubt reelle von projektions- bzw. summationsbedingten Verschattungen abzugrenzen und grob zu analysieren. Im Thorax ventral gelegene Verschattungen wandern bei Rotation in Drehrichtung, dorsal gelegene in die Gegenrichtung. Pulmonale können von pleuralen Prozessen in der Tangentialprojektion, vaskuläre von soliden durch In- und Exspiration gegen die geschlossene Glottis (zur Senkung bzw. Steigerung des intrathorakalen Drucks) differenziert werden. Bei herznah gelegenen Läsionen ist zwischen eigenen und mitgeteilten Pulsationen kaum zu unterscheiden. Deutlich pulsierende Läsionen des Lungenmantels, deren Volumen sich mit der Atemlage ändert, sind in der Regel vaskulärer Natur.
- **Analyse von Strukturen der Lungenwurzel**
  Hiläre Gefäßschatten lassen sich unter rotierender Durchleuchtung aufdrehen, d. h. sie ändern ihre Konfiguration mit der Projektion. Außerdem erkennt man sie an den Pulsationen. Die Gestalt vergrößerter Lymphknoten oder hilusnaher Tumoren ist dagegen weitgehend drehkonstant. Verkalkte Lymphknoten sind meist bereits auf den Standardaufnahmen zu identifizieren.
- **Grobanalyse der Bewegungen des Herzens und der großen Gefäße**
  Die Größenänderung des Herzens bzw. einzelner Herzhöhlen in Systole und Diastole kann abgeschätzt werden. Große Herzwandaneurysmen geben sich an der systolischen Lateralbewegung zu erkennen. Das Ausmaß der Pulsationen von Aorta und zentralen Pulmonalarterien läßt auf das durchfließende Blutvolumen schließen.
- **Erfassung abnormer Bewegungen des Mediastinums**
- **Lokalisation und Charakterisierung kardialer Verkalkungen**
  Koronar- und Klappenkalk sowie zarte Verkalkungen des Herzbeutels werden bei der Durchleuchtung – einen geübten Untersucher vorausgesetzt – zuverlässig erfaßt.
- **Lokalisation intrathorakaler Fremdkörper**

1.1 Methoden

- **Beurteilung der respiratorischen Lumenschwankungen der Trachea**
Verlauf, Weite und Beschaffenheit der Luftröhre sind auf harten Thorax-Übersichtsbildern und ggf. im Tomogramm gut zu beurteilen. Die Lumenschwankungen werden im sog. Saug- (*Müller*-Manöver) und Preß- (*Valsalva*-Manöver)Versuch erfaßt. Biplane Zielaufnahmen dokumentieren den Befund. Die Funktionsuntersuchung wird vor operativen Eingriffen an der Schilddrüse sowie nach Langzeitintubation zum Ausschluß einer Tracheomalazie durchgeführt.

Die **gezielte Punktion intrapulmonaler und pleuraler Herde** setzt die Möglichkeit zur Durchleuchtungskontrolle (möglichst in zwei Ebenen) voraus.

1.1.5 Konventionelle Tomographie

Die Schichtuntersuchung der Lunge umfaßt im typischen Fall Tomogramme des pathologischen Prozesses in zwei Ebenen, Hilustomogramme sowie die überlagerungsfreie Darstellung der Trachealbifurkation und großen zentralen Bronchialeinheiten. Die Schichttiefe von a.p.-Tomogrammen wird aus dem Seitbild berechnet und von der Rückenhaut aus gemessen, die Schichttiefe von Seittomogrammen wird aus dem p.a.-Bild berechnet und von der Dornfortsatzlinie aus (jeweils nach rechts oder links) gemessen. Für die Tomographie der Thoraxorgane werden Geräte mit eindimensionaler Verwischung eingesetzt. Im Simultanschichtverfahren werden maximal sieben Aufnahmen von Körperschichten verschiedener Tiefe in einem Arbeitsgang angefertigt. Die Vorteile (identische Projektion, exakte Schichtabstände, reduzierte Strahlenbelastung) werden durch die schlechtere Bildqualität geschmälert.

Um den Mittellappenbronchus im a.p.-Tomogramm scharf abzubilden, wird der liegende Patient links um etwa 15 Grad angehoben. Für den Nachweis intrakavitärer Flüssigkeitsspiegel ist die Schichtuntersuchung am sitzenden Patienten wertvoll.

Wichtige Indikationen zur Lungentomographie
- Bronchialkarzinom
- Bronchusadenom
- Lungenmetastasen
- Lungentuberkulose
- Lungenabszeß
- Lungenzyste
- Sarkoidose (besonders Stadium I)
- Silikose
- Pulmonale Manifestation einer Systemerkrankung

Konventionelle Tomogramme des Mediastinums werden im frontalen und sagittalen Strahlengang angefertigt. Die Bildgüte der a.p.-Schichtaufnahmen von Hilus und Mediastinum wird durch Ausgleichsfilter verbessert. Die konventionellen Schichtbilder verfeinern die Beurteilung der Lokalisation, Ausdehnung und Konfiguration sowie der Binnenstruktur (Verkalkungen!) raumfordernder Mediastinalprozesse, besitzen aber nicht die Aussagekraft der axialen Computertomogramme. Wenn ein neuro- oder vertebragener Mediastinaltumor diagnostiziert wird, schließt sich eine Schichtuntersuchung der BWS an.

Konventionelle Tomogramme des Herzens in einer oder zwei Ebenen dienen ausschließlich dem Nachweis bzw. der Lokalisation und Quantifizierung von Klappenkalk, von Verkalkungen im Kavum des linken Vorhofs und Ventrikels sowie verkalkter Myo- und Perikardschwielen.

1.1.6 Bronchographie

Kontrastdarstellung des Bronchialbaums
Die Bronchien werden in Lokal- oder Allgemeinanästhesie mit halbstarren, unterschiedlich gekrümmten Gummikathetern (*Metras*) sondiert und mit wasserlöslichem Kontrastmittel gefüllt. Der inspiratorische Sog befördert die Suspension in die Peripherie, wo sie sich rasch über die Schleimhaut verteilt. Die Oberlappen werden vorzugsweise am liegenden, der rechte Mittel- und die Unterlappen am halb aufgerichteten Patienten bronchographiert. Das technisch einwandfreie Bronchogramm läßt die Äste der Subsegment-Bronchien gut erkennen. Die Alveolen sollen nicht kontrastiert werden. Durch Prallfüllung werden endobronchiale raumfordernde Prozesse, im Doppelkontrast Wandläsionen der Bronchien dargestellt. Zur Dokumentation fertigt man durchleuchtungsgezielte Ausschnittbilder und Übersichtsaufnahmen in verschiedenen Projektionen an. Sofern die beidseitige Bronchographie indiziert ist, werden rechte und linke Lunge in getrennten Sitzungen untersucht, um störende Überlagerungen zu vermeiden.

Da die Bronchographie pathologische Befunde zeigt, die mit dem Bronchoskop nicht zu erreichen sind, ist es sinnvoll, die radiologische und endoskopische Untersuchung der tiefen Atemwege zu kombinieren.

Wichtige Indikationen zur Bronchographie
- Bronchiektasen
- Bronchialtumoren
- „Mittellappensyndrom"
- Bronchusruptur, Bronchusfistel
- Lungenagenesie
- Lungensequestration

Die Bronchographie kann entscheidend zur differentialdiagnostischen Deutung endobronchialer Strömungshindernisse mit und ohne Atelektase und zur topographischen Einordnung extra- und intrapulmonaler Läsionen beitragen. Die chronische Bronchitis ist keine eigenständige Indikation zur Bronchographie.

Kontrastmittelreste werden nicht selten noch Tage nach einer Bronchographie im Übersichtsbild nachgewiesen.

1.1.7 Angiographie

Zur **Dextrokardiographie** wird ein weitlumiger, endständig verschlossener Katheter mit seitlichen Öffnungen von einer Kubital- oder Femoralvene aus ins rechte Herz vorgeschoben. Bei klinischem Verdacht auf ein Trikuspidalvitium wird das Kontrastmittel in den rechten Vorhof, bei klinischem Verdacht auf einen Pulmonalfehler in die Spitze oder den Ausflußtrakt des rechten Ventrikels injiziert.

Wichtige Indikationen zur Dextrokardiographie
- Shuntvitium
- Pulmonalstenose
- *Fallot*sche Tetralogie
- Trikuspidalvitium

Zur **Pulmonalarteriographie** wird ein Venenkatheter im Hauptstamm der A. pulmonalis bzw. in der rechten oder linken Pulmonalarterie plaziert. Während der maschinellen Injektion von 30 ml Kontrastmittel werden Serienaufnahmen des Thorax in dorsoventraler und evtl. zusätzlich schrägen Projektionen angefertigt.

Wichtige Indikationen zur Pulmonalarteriographie
- Lungenembolie
- Pulmonale Hypertonie
- Gefäßanomalie im kleinen Kreislauf (z. B. arteriovenöses Aneurysma)

Die **Lävokardiographie** ist die gebräuchlichste angiokardiographische Untersuchungsmethode. Der linke Ventrikel wird in der Regel retrograd von der A. femoralis, seltener von der A. brachialis oder axillaris aus sondiert. Die Spitze des Katheters wird im Ventrikelzentrum plaziert. Intrakardiale Kurzschlußverbindungen können direkt sondiert werden.

Zur Beurteilung der linken Herzkammer eignen sich Kinematogramme (50 Bilder/Sekunde), die in 30° RAO-Position angefertigt werden, am besten. Das Kontrastmittel (40–60 ml) wird mit hoher Geschwindigkeit (15–30 ml/sec) injiziert.

Wichtige Indikationen zur Lävokardiographie
- Aortenfehler
- Mitralfehler
- Multivalvuläres Vitium
- Shuntvitium

- Koronare Herzerkrankung (Zustand nach Myokardinfarkt, Herzwandaneurysma)
- Kardiomyopathie

Dextro- und Lävokardiogramme werden stets quantitativ ausgewertet. Aus den Flächenbildern werden enddiastolisches und endsystolisches Volumen ermittelt und Schlagvolumen sowie Auswurffraktion berechnet. Der Angiokardiographie gehen Messungen des Drucks und der Sauerstoffsättigung des Blutes in den Herzhöhlen und herznahen Gefäßen voraus. Außerdem wird das Herzzeitvolumen mit Indikatorverdünnungsmethoden bestimmt. Aus den Daten, die die Herzkatheterisierung und Angiokardiographie liefern, kann u. a. der Schweregrad von Klappenstenosen (Klappenöffnungsfläche) und Klappeninsuffizienzen (Regurgitationsvolumen) berechnet werden.

In vielen Fällen wird die Ventrikulographie mit einer **Koronarangiographie** kombiniert. Rechte und linke Koronararterie werden mit vorgeformten Kathetern selektiv sondiert.

Wichtige Indikationen zur Koronarangiographie
- Koronare Herzerkrankung (besonders vor und nach einem koronarchirurgischen Eingriff)
- Zustand nach Myokardinfarkt
- Anomalie der Herzkranzgefäße
- Koronarfistel
- Aortenstenose (besonders vor einem geplanten Klappenersatz)

Das **thorakale Aortogramm** stellt die große Körperschlagader von der Klappen- bis zur Zwerchfellebene dar. Die Aorta wird von der Leiste oder vom Arm aus mit einem nach der *Seldinger*-Methode eingeführten „pig tail"-Katheter sondiert. Die Katheterspitze liegt unmittelbar distal der Aortenklappe. Die linke Schulter des Patienten ist um etwa 45° angehoben. Das Kontrastmittel (80 ml) wird mit hoher Flußrate (22–24 ml/sec) maschinell injiziert. An die Vorlaufphase (20 ml Kontrastmittel) schließen sich biplane Serienaufnahmen im Großformatverfahren und mit rascher Bildfolge (4 × 2 Bilder/Sekunde) an.

Wichtige Indikationen zur thorakalen Aortographie
- Aorteninsuffizienz
- Aortenaneurysma
- Offener Ductus *Botalli*
- Aortenisthmusstenose
- Verlaufsanomalie der Aorta
- Abgangsstenose der großen supraaortalen Äste

Das **Mediastinalphlebogramm** wird während der simultanen Druckinjektion von je 50 ml Kontrastmittel in Ellenbeugenvenen beider Seiten aufgezeichnet. Dabei werden vom Thorax im Abstand von jeweils einer Sekunde acht bis zehn Bilder in zwei Ebenen aufgenommen. Proximal der Einmündung der jugularen Venenstämme in die Vv. subclaviae wird die Beurteilung des Mediastinalphlebogramms durch Einstromphänomene (Zumischung nichtkontrastierten Jugularvenenbluts) erschwert.

Wichtige Indikationen zur Mediastinalphlebographie
- Tumor des oberen Mediastinums
- Metastasierendes Bronchialkarzinom
- Chronische Mediastinitis (z. B. durch Lymphknotentuberkulose)
- Perikarditis constrictiva, Perikarderguß

1.1.8 Computertomographie

Zur Computertomographie des Thorax liegt der Patient auf dem Rücken und nimmt die Arme über den Kopf. Während der Abtastzeit verharrt er im inspiratorischen Atemstillstand. Bei Systemerkrankungen wird der Thorax von der tiefsten Stelle der Zwerchfellrippenwinkel bis zur oberen Apertur geschichtet. Krankhafte Prozesse, deren Lage aus den Übersichtsbildern bekannt ist, werden isoliert tomographiert. Vor allem die Suche nach Lymphomen wird durch Markierung der großen mediastinalen Gefäßstämme mit nierengängigem Kontrastmittel erleichtert. Fensterlage und Fensterbreite müssen so variiert werden, daß alle anatomischen Strukturen des Thorax beurteilt werden können. Das mediastinale Fenster wird um ein Dichtezentrum von $+50$ bis $+100$, das pulmonale um einen Mittelwert von -600 bis -800 HE angeordnet. Der Patient wird bei der Computertomographie des Thorax mit weniger Strahlen belastet als durch eine konventionelle Schichtuntersuchung oder Angiographie.

Raumfordernde Prozesse des Mediastinums können computertomographisch mit wesentlich größerer Sicherheit ausgeschlossen bzw. nachgewiesen werden als durch die konventionelle Röntgendiagnostik. Lokalisation, Ausdehnung und Beziehung zu Nachbarorganen (regionale Lymphknoten, Thoraxwand, Wirbelsäule und Spinalkanal) sind exakt bestimmbar. Die Dichtemessung gestattet in vielen Fällen eine Annäherung an die Artdiagnose des Tumors. Für die Stadieneinteilung (Staging) lymphatischer Systemerkrankungen und die Bestrahlungsplanung ist die CT des Mediastinums unentbehrlich.

Wichtige Indikationen zur CT des Mediastinums
- Tumoren (z. B. Teratom, Lymphknotenmetastasen)
- Gefäßanomalie (z. B. Arcus aortae dexter)
- Aneurysma der Aorta thoracalis
- Thoraxtrauma
- Ausschluß/Nachweis eines Thymoms bei Myasthenia gravis

Die konventionelle Röntgenuntersuchung der Lunge sollte dann durch die CT ergänzt werden, wenn von der Kenntnis der intrapulmonalen Ausbreitung eines Tumors folgenschwere therapeutische Entscheidungen abhängen.

Wichtige Indikationen zur CT der Lungen
- Bronchialkarzinom
- Tumor der Pleura
- Suche nach Lungen- und Pleurametastasen
- Erkrankung der Lungenspitzen

Voraussetzungen für ein aussagekräftiges CT des Herzens sind die rasche Infusion von 200 bis 250 ml Kontrastmittel (Bolusmethode) und kurze Untersuchungszeiten (Sequenztechnik). Die übliche Abtastzeit von 1 bis 5 Sekunden verhindert jedoch, daß das Herz frei von Bewegungsartefakten abgebildet werden kann. Dilatierte und kontraktionsschwache Herzen eignen sich wegen der kleinen Bewegungsamplituden gut für die computertomographische Darstellung; aus dem gleichen Grund sind Schnittbilder der Klappenebenen besser zu beurteilen als jene der Herzspitze.

Wichtige Indikationen zur CT des Herzens
- Perikarderguß
- Tumor des Perikards

1.2 Erhebung und Deutung krankhafter Befunde

1.2.1 Mediastinum, Hili und Zwerchfell

1.2.1.1 Typische krankhafte Befunde im konventionellen Röntgenbild

Der Rand des **Mediastinalschattens** wird – von oben nach unten – auf der rechten Seite durch die obere Hohlvene und den rechten Herzrand, auf der linken Seite durch die A. subclavia sin., den Aortenbogen und den linken Herzrand gebildet. In Projektion auf das tracheale Aufhellungsband sind gelegentlich zwei längsverlaufende zarte Streifenschatten zu beobachten. Sie markieren die Kontaktstellen zwischen rechter und linker Pleura vor den großen Gefäßen (vordere mediastinale Verbindungslinie) bzw. dorsal von Luft- und Speiseröhre (hintere mediastinale Verbindungslinie) und sind meist leicht gekrümmt. Die vordere mediastinale Verbindungslinie ist zur linken Seite konkav und endet am Unterrand des Schlüsselbeins, die hintere ist zur rechten Seite konkav und reicht bis zum Oberrand des Schlüsselbeins. Verschattungen, die durch im vorderen Mediastinum lokalisierte Prozesse

1.2 Erhebung und Deutung krankhafter Befunde

hervorgerufen werden, reichen höchstens bis zu den Sternoklavikulargelenken. Weiter kranial erkennbare Massen liegen stets im hinteren Mediastinum (*Felson*).
Die Grenze zwischen *oberem* und *unterem* Mediastinum wird durch die Trachealbifurkation gebildet.
Das *vordere* Mediastinum wird ventral vom Sternum und dorsal vom Vorderrand des Herzens, der Aorta ascendens und den großen brachiozephalen Gefäßen begrenzt und enthält Thymus und Lymphknoten. Das *mittlere* Mediastinum reicht nach dorsal bis an die Hinterwand der Trachea und des Herzens und enthält Herz, Aorta ascendens, Arcus aortae, die großen brachiozephalen Gefäße, obere und untere Hohlvene, Trachea und Lymphknoten. Das *hintere* Mediastinum liegt zwischen der Hinterwand der Trachea bzw. des Herzens und der Wirbelsäule und enthält Aorta descendens, Vv. azygos und hemiazygos, Ductus thoracicus, Speiseröhre, Grenzstrang und Lymphknoten.
Mediastinale Läsionen besitzen, da sie von Pleura bedeckt werden, im allgemeinen glatte Ränder.

- **Konstante Verlagerung des Mediastinums zur kranken Seite**
  Lungena-(-hypo-)plasie. Zustand nach Pneumonektomie. Thorakoplastik. Atelektase. Ausgedehnte Pleuraschwarte.
  Bei hochgradiger Skoliose der BWS verlagert sich das Mediastinum in Richtung auf die konvexe Krümmungsseite.
- **Konstante Verlagerung des Mediastinums zur gesunden Seite**
  Spannungspneumothorax. Große Spannungszyste. Ausgedehnter Pleuraerguß. Überblähung einer Lunge. Große Zwerchfellhernie. Zwerchfellruptur.
- **Mediastinalwandern** (Verlagerung des Mediastinums bei Inspiration zur kranken, bei Exspiration zur gesunden Seite)
  Bronchusventilstenose (z. B. durch aspirierten Fremdkörper). Offener Pneumothorax.
- **Beidseitige Verbreiterung des oberen Mediastinums**
  Struma. Thymom. Lymphom. Aortenaneurysma. Hämatom. Infusionsmediastinum. Mediastinitis.
- **Verbreiterung des oberen Mediastinums nach rechts**
  Struma. Lymphom. Aortenaneurysma. Arcus aortae dexter. Erweiterte V. cava superior. Erweiterte V. azygos. Neuro-/vertebragener Tumor. Bronchogene Zyste.
- **Verbreiterung des oberen Mediastinums nach links**
  Struma. Lymphom. Neuro-/vertebragener Tumor.
- **Beidseitige Verbreiterung des unteren Mediastinums**
  Lymphom. Lungenvenenfehleinmündung.
- **Einseitige Verbreiterung des unteren Mediastinums**
  Vom Perikard ausgehender Tumor. Enterogene Zyste. Teratom. Neuro-/vertebragener Tumor. Kinking der Aorta descendens.

- **Schattengebende Läsion im vorderen Mediastinum**
  Thymom. Teratom. Lymphom (besonders M. *Hodgkin*). Sternokostale Hernie (s. 3.3.2).
- **Schattengebende Läsion im mittleren Mediastinum**
  Lymphom. Aortenaneurysma. Bronchogene Zyste. Neurinom (des N. vagus oder N. phrenicus). Abszeß. Vom Perikard ausgehender Tumor (z. B. Zyste oder Lipom).
- **Schattengebende Läsion im hinteren Mediastinum**
  Enterogene Zyste. Lymphom. Lymphzyste. Hämatom. Aortenaneurysma. Neuro-/vertebragener Tumor (z. B. paravertebraler Abszeß). Hiatushernie (s. 3.3.2).

Die Schattendichte gestattet keine weitere Differenzierung der raumfordernden Prozesse im Mediastinum. Die Analyse der Form bzw. Gruppierung von Verkalkungen, die in einigen Läsionen nachgewiesen werden können, führt hingegen weiter:

- *Schollige Verkalkungen:* Struma
- *Ringförmige Verkalkungen:* Zystischer Tumor
- *Sichelartige Verkalkungen:* Aortenaneurysma
- *Verknöcherungen, Zähne:* Teratom

Durch Luft bedingte Aufhellungen des Mediastinalschattens werden beobachtet bei:

- Mediastinalemphysem
- Mediastinalabszeß
- Zwerchfellbruch
- Mediastinalhernie

Der Schatten des gesunden **Lungenhilus** wird von der rechten und linken Pulmonalarterie, deren Ästen und den Oberlappenvenen gebildet; die Unterlappenvenen, Bronchien und Lymphknoten tragen nicht dazu bei. Die Hilusschatten projizieren sich auf den wirbelsäulennahen Abschnitt der 8. und 9. Rippe beidseits. Die linke Lungenwurzel steht 5 bis 10 mm höher und liegt weiter dorsal als die rechte, da die linke Pulmonalarterie über, die rechte hingegen vor dem gleichseitigen Hauptbronchus verläuft. Die obere Hälfte des rechten Hilus wird von der Oberlappenvene, die obere Hälfte des linken Hilus vom aufsteigenden Ast der Pulmonalarterie gesäumt. Die kaudalen Abschnitte der Lungenwurzeln werden auf beiden Seiten vom absteigenden Ast der Pulmonalarterie begrenzt. Sowohl im rechten wie im linken Hilus liegen ventral die Venen, dahinter die Arterien und am weitesten dorsal die Bronchien.

- **Abnorm hoch gelegener (=nach oben geraffter) Hilus**
  Kollaps bzw. Schrumpfung (am häufigsten tuberkulöser Genese) des Oberlappens.

1.2 Erhebung und Deutung krankhafter Befunde

- **Abnorm starke Pulsationen der Lungenwurzeln (sog. Hilustanz)**
  Vorhofseptumdefekt. Ventrikelseptumdefekt. Offener Ductus *Botalli*. Transposition der großen Gefäße. Lungenvenenfehleinmündung. Pulmonalinsuffizienz.
- **Beide Hili abnorm groß**
  Shuntvitium. Pulmonale Hypertonie. Stauung im kleinen Kreislauf. Tuberkulose. Sarkoidose (Stadium I). Lymphom. Silikose. *Wegener*sche Granulomatose.
- **Abnorm großer rechter bzw. linker Hilus**
  Bronchialkarzinom in der Lungenwurzel. Tuberkulöse Primärinfektion. Zentrale Lungenarterienembolie. Kollaps des anterioren Oberlappensegments. Kollaps bzw. raumfordernder Prozeß des apikalen Unterlappensegments.
  Der Schatten des linken Hilus ist außerdem bei valvulärer Pulmonalstenose und idiopathischer Dilatation des Hauptstamms der linken Pulmonalarterie vergrößert.
- **Beide Hili abnorm klein**
  *Fallot*sche Tetralogie. Trikuspidalatresie.
- **Abnorm kleiner rechter bzw. linker Hilus**
  Hypoplasie einer Pulmonalarterie (z. B. im Rahmen eines *Swyer-James*-Syndroms). Zentrale Lungenarterienembolie. Frühzeichen des Bronchialkarzinoms (selten).
- **Kalkschatten in den Hili**
  Verkalkter Primärkomplex. Bestrahltes Lymphom. Silikose.

Das **Zwerchfell** bildet auf beiden Seiten flachbogige, nach kranial konvexe Streifenschatten, deren Unterrand beim Gesunden vom Schatten der Eingeweide verdeckt wird. Der Oberrand ist glatt und setzt sich scharf von der belüfteten Lunge ab. Die rechte Zwerchfellkuppe projiziert sich im dorsoventralen Strahlengang auf den dorsalen Anteil der 9./10., die linke auf den dorsalen Anteil der 10./11. Rippe. Im Seitbild erkennt man die Zwerchfellkuppen unterhalb des Herzschattens. Bei tiefer Inspiration stehen sie 3 bis 6 cm tiefer als nach maximaler Exspiration.

- **Beidseitiger Zwerchfellhochstand**
  Adipositas. Hepatosplenomegalie. Aszites. Peritonitis. Meteorismus. Fortgeschrittene Schrumpfung beider Lungen.
- **Einseitiger Zwerchfellhochstand**
  Phrenikusparese. Relaxatio diaphragmatica. Subphrenischer Abszeß. Pleuritis. Pneumonie. Lungenembolie. Lappenatelektase. Pleuraschwiele. Rechtsseitiger Zwerchfellhochstand wird außerdem bei Hepatomegalie, linksseitiger bei Splenomegalie und Überblähung des Magens oder der linken Kolonflexur beobachtet. Ein subpulmonaler Erguß kann Zwerchfellhochstand vortäuschen.

- **Abnorm große Distanz zwischen der linken Zwerchfellkuppe und der sog. Magenblase**
  Subphrenischer Abszeß. Splenomegalie. Großer linker Leberlappen.
- **Beidseitiger Zwerchfelltiefstand**
  Lungenemphysem. Asthma bronchiale.
  Dabei können die Insertionszacken der Pars costalis als schmale, auf die Rippen gerichtete Streifenschatten erkennbar werden.
- **Einseitiger Zwerchfelltiefstand**
  Spannungspneumothorax. Ventilstenose eines großen Bronchus (z. B. durch aspirierten Fremdkörper).
- **Abnorm geringe Beweglichkeit des Zwerchfells**
  Emphysem. Pleuraschwiele. Pleuraerguß. Subphrenischer Abszeß. Lungenembolie.
- **Paradoxe Beweglichkeit des Zwerchfells**
  Relaxatio diaphragmatica. Phrenikusparese (z. B. bei Bronchialkarzinom).
  Das paradox bewegliche Hemidiaphragma wandert im Inspirium nach kranial und bei Exspiration nach kaudal. Beim *Hitzenberger*schen Schnupfversuch bewegt es sich jeweils gegensinnig zum gesunden kontralateralen Hemidiaphragma (sog. *Waagebalkenphänomen*).
- **Abnorm flacher Zwerchfellschatten**
  Lungenemphysem
- **Zeltförmiger Zwerchfellschatten**
  Pleuraschwiele
- **Gebuckelter Zwerchfellschatten**
  Partielle Relaxatio diaphragmatica. Subdiaphragmaler raumfordernder Prozeß. Zwerchfelltumor (sehr selten).
- **Unscharfer Zwerchfellschatten**
  Pleuraerguß. Pleuraschwiele.

1.2.1.2 Typische krankhafte Befunde im Mediastinalphlebogramm

Das Mediastinalphlebogramm zeigt die Vv. subclaviae, Vv. brachiocephalicae und die V. cava superior als glatt begrenzte schattendichte Bänder. Die Vv. subclaviae beschreiben einen nach kranial flach konvexen Bogen, der sich auf den dorsalen Anteil der 3. Rippe projiziert. Der Ursprung der linken V. brachiocephalica überlagert sich mit dem gleichseitigen Sternoklavikulargelenk; das Gefäß quert den Wirbelsäulenschatten und vereinigt sich mit der steil absteigenden V. brachiocephalica dextra in Höhe des 4. Brustwirbels. Die obere Hohlvene hat einen Durchmesser von etwa 20 mm. Der Gefäßschatten projiziert sich auf die rechtsseitigen Bogenwurzeln des 5.–7. Brustwirbels.

Verlagerung der großen Mediastinalvenen und Verschmälerung des Lumens deuten auf einen unmittelbar benachbarten raumfordernden Prozeß hin, irreguläre Wandkonturen zeigen infiltratives Wachstum, der Abbruch der Kontrastmittelsäule die Okklusion des Gefäßes durch Tumor oder Thrombus an. Der Verschluß der oberen Hohlvene gilt als Zeichen der Inoperabilität eines Mediastinaltumors. Die retrograde Kontrastierung der Jugularvenen weist indirekt auf ein herznah gelegenes Abflußhindernis hin. Kollateralblut wird von der V. azygos und ihren Zuflüssen, den Vv. thoracicae latt., Vv. mammariae intt. und prävertebralen Venenplexus aufgenommen. Wenn das Strombahnhindernis kaudal der Einmündung der V. azygos in die V. cava superior lokalisiert ist, wird das venöse Blut der oberen Körperhälfte zur V. cava inferior geleitet.

1.2.1.3 Typische krankhafte Befunde im Computertomogramm

Die Mediastinalorgane können, da sie in Fettgewebe eingebettet sind, im axialen Schnittbild gewöhnlich gut voneinander abgegrenzt werden. Bei der Analyse der Gefäße orientiert man sich am Aortenbogen und der Gabelung des Truncus pulmonalis (Abb. 1.1). Intakte Lymphknoten haben einen Durchmesser von höchstens 10 mm, besitzen im Nativ-CT eine Dichte von + 35 bis + 45 HE und nehmen kaum Kontrastmittel auf (s. 2.2.3.2). Der Thymusfettkörper des Erwachsenen ist ventral des Aortenbogens als zeltförmiger Schatten (Dichte: − 50 bis − 80 HE) zu erkennen, der sich vom belüfteten Lungenparenchym beidseits glatt abgrenzt. Die Trachea liegt in der Halsregion ventral und linkslateral des Ösophagus, schmiegt sich dem Aortenbogen an und verläuft dann bis zur Bifurkation zwischen Aorta ascendens und Aorta descendens.

- **Läsionen von Luftdichte (− 800 bis − 1000 HE)**
  Mediastinalabszeß. Mediastinalemphysem. Zwerchfellhernie.
- **Läsionen von Fettdichte (− 50 bis − 100 HE)**
  Lipom. Thymom. Teratom.
- **Läsionen von Wasserdichte (0 bis + 20 HE)**
  Bronchogene Zyste. Enterogene Zyste. Perikardzyste.
- **Läsionen von Weichteildichte (+ 30 bis + 50 HE)**
  Thymom. Lymphom.
- **Solide Läsionen (+ 50 bis + 80 HE)**
  Struma. Frisches Hämatom. Neurinom.
- **Läsionen, deren Dichte nach Gabe von Kontrastmittel zunimmt**
  Struma. Thymom. Aberrierendes oder aneurysmatisches Gefäß.

Auf infiltratives Wachstum eines Mediastinaltumors weisen hin:

- Fehlende Abgrenzbarkeit von den Nachbarorganen
- Verschmälerung des Lumens benachbarter Gefäße
- Ausbreitung in die Brustwand und/oder Wirbelsäule bzw. den Spinalkanal.

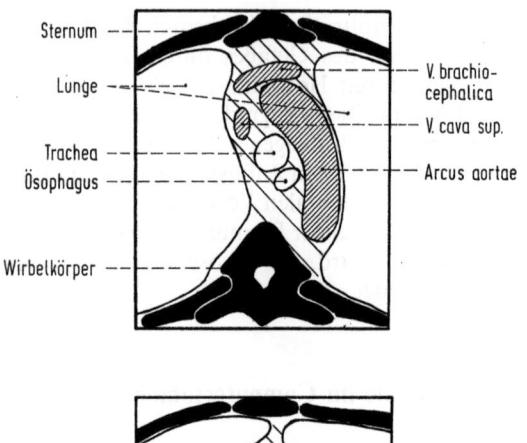

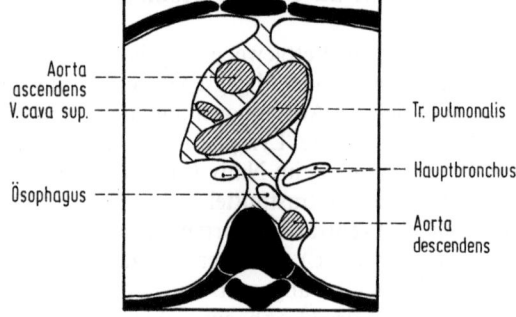

Abb. 1.1. Transversalschnitte durch das Mediastinum in Höhe des Aortenbogens (oben) und der Pulmonalisgabel (unten)

1.2.2 Herz und herznahe Gefäße

1.2.2.1 Typische krankhafte Befunde im konventionellen Röntgenbild

Der Herzschatten projiziert sich im p.a.-Bild auf die mittlere und untere BWS sowie die dorsalen Anteile der (6.) 7. bis 11. Rippe beider Seiten. Meistens liegen reichlich zwei Drittel des Herzschattens links und knapp ein Drittel rechts der Dornfortsatzlinie; nur bei sehr Schlanken ist er annähernd mittelständig. Bei hochgradiger Skoliose schmiegt sich der Herzschatten der Konkavseite der gekrümmten Wirbelsäule an.

Im Seitenbild liegt die Vorderwand des Herzschattens dem kaudalen Drittel des Corpus sterni an. Kranial davon öffnet sich trichterförmig der *Retrosternalraum*, der in Höhe des Manubrium sterni dorsal vom Schatten der Aorta ascendens begrenzt wird. Der *Retrokardialraum* wird kaudal vom

1.2 Erhebung und Deutung krankhafter Befunde

Schatten des linken Hemidiaphragma glatt begrenzt, verjüngt sich diskret nach oben und endet in Hilushöhe. Der Querdurchmesser des Herzschattens beträgt 11 bis 15 cm und besitzt eine – herzaktionsbedingte – physiologische Schwankungsbreite von $\pm$ 1 cm. Er wird ermittelt, indem man den geraden Abstand der am weitesten lateral gelegenen Punkte des rechten und linken Herzrands von der Dornfortsatzlinie mißt und die Werte addiert. Beim Herzgesunden ist der Querdurchmesser des Herzschattens maximal halb so groß wie der Thoraxquerdurchmesser, der aus den beiden Werten gebildete sog. *Herz-Thorax-Quotient* beträgt also höchstens 50%. Der Thoraxquerdurchmesser ist als gerader Abstand zwischen den Innenkanten der Rippenschatten beider Seiten in Höhe der rechten Zwerchfellkuppe definiert.

Herzschatten mit einem Querdurchmesser von weniger als 11 cm gelten als normal, wenn die Lungengefäßzeichnung regelrecht ist.

- **Abnorm breiter Herzschatten**
  Angeborener/erworbener Herzfehler. Koronare Herzerkrankung. Kardiomyopathie. Cor pulmonale. Perikarderguß. Contusio cordis. Arteriovenöse Fistel im großen Kreislauf.

Der Herzschatten kann scheinbar verbreitert sein durch:

- Zwerchfellhochstand (z.B. infolge Adipositas),
- Abnorm kleinen Thoraxtiefendurchmesser (in einer Trichterbrust weicht das Herz meist nach links aus),
- Fettdepots in den Herz-Zwerchfellwinkeln (links häufiger als rechts nachweisbar).

Vorhöfe und Kammern können innerhalb des Herzschattens nicht voneinander abgegrenzt werden. Daher muß man aus der Form der Herzränder auf die Größe der Herzhöhlen schließen. Den Schatten des Herzens und der großen herznahen Gefäße (Abb. 1.2) begrenzen (die auf die Segmente der BWS bezogenen Höhenangaben sind nur approximativ)

im p.a.-Bild:

rechts
- V. cava superior (Th 4–6)
- rechter Vorhof (Th 7–10)
- V. cava inferior (Th 10/11)

links
- Arcus aortae (sog. Aortensegment, Th 4/5)
- Hauptstamm des Truncus pulmonalis (sog. Pulmonalsegment, Th 5/6)
- linker Vorhof (Th 7/8)
- linker Ventrikel (Th 8–11)

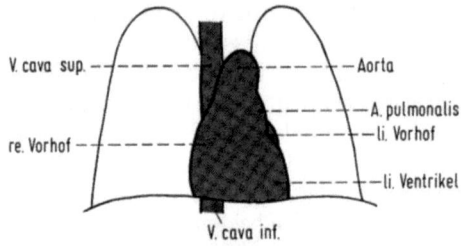

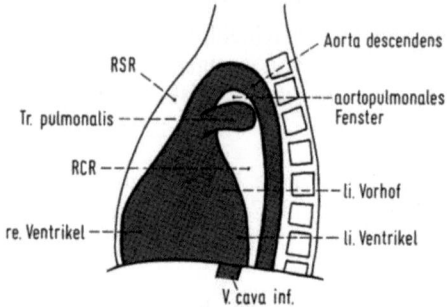

Abb. 1.2. Der Herz- und Gefäßschatten im dorsoventralen (oben) und linkslateralen (unten) Thoraxübersichtsbild

im linksseitlichen Bild:

ventral
- Aorta ascendens (Th 4/5)
- rechter Ventrikel (Th 6–11)

dorsal
- Aorta descendens (Th 4/5)
- linke Pulmonalarterie (Th 6)
- linker Vorhof (Th 7–8)
- linker Ventrikel (Th 9–10/11)
- V. cava inferior (Th 11)

Die flache Kerbe, die der linke Herzrand zwischen Pulmonalsegment und linkem Vorhof besitzt, wird als Herztaille bezeichnet. Im *aortopulmonalen Fenster*, das kranial vom Unterrand des Aortenbogens und kaudal vom Oberrand der linken Pulmonalarterie begrenzt wird, liegen Lig. *Botalli*, der linke N. recurrens, Lymphknoten und Fett.

Auf etwa 50 % der dorsoventralen Thoraxübersichtsbilder erkennt man im rechten Tracheobronchialwinkel einen runden oder elliptischen Schatten von maximal 10 mm Durchmesser. Er wird durch die *V. azygos* hervorgerufen, die in dieser Höhe von dorsal in die obere Hohlvene mündet. Die V. hemiazygos accessoria wird nur ausnahmsweise als rundlicher Schatten von 2–3 mm Durchmesser in unmittelbarer Nachbarschaft des Aortenbogens sichtbar.

1.2 Erhebung und Deutung krankhafter Befunde

Beim jungen Erwachsenen ist die Aorta ascendens in der p.a.-Projektion nicht zu erkennen. Im fortgeschrittenen Lebensalter ist das Gefäß jedoch nahezu regelmäßig so stark elongiert (s. 2.2.1.1), daß es den Schatten der oberen Hohlvene in Höhe des 6. Brustwirbels überlagert und dem rechten Herzrand dort eine flach konvexe Krümmung verleiht. Die Wölbung, die das sog. *Aortensegment* am linken Herzrand verursacht, ist aber in der Regel markanter. Die seitliche Kontur der Aorta descendens zeichnet sich gelegentlich durch den Herzschatten hindurch ab. Das sog. *Pulmonalsegment* lädt bei Kindern und Jugendlichen stets stärker zur Seite aus als bei gesunden Erwachsenen.

- **Abnorm breiter Cava-Schatten**
Rechtsherzinsuffizienz. Perikarderguß. Trikuspidalfehler.
- **Abnorm breiter Azygosschatten**
Rechtsherzinsuffizienz. Perikarderguß. Portale Hypertension. Verschluß der V. cava superior.
- **Abnorm großer rechter Vorhof**
Vorhofseptumdefekt. *Ebstein*-Syndrom. Lungenvenenfehleinmündung. Trikuspidalfehler. Cor pulmonale.

Zeichen des abnorm großen rechten Vorhofs

p.a.-Bild:
- Nach rechts konvex verbreiterter Herzschatten

Linkes Schrägbild:
- Deutlicher Höcker in der Mitte des vorderen Herzrandes

- **Abnorm großer rechter Ventrikel**
Vorhofseptumdefekt. Ventrikelseptumdefekt. *Fallot*sche Tetralogie. Transposition der großen Gefäße. Lungenvenenfehleinmündung. Cor pulmonale. Trikuspidalinsuffizienz (häufig bei Mitralstenose oder -insuffizienz). Pulmonalfehler.

Zeichen des abnorm großen rechten Ventrikels

p.a.-Bild:
- Nach links (!) verbreiterter Herzschatten (der abnorm große rechte Ventrikel bildet das untere Drittel des linken Herzrands)
- Herztaille verstrichen

Seitbild:
- Abnorm kurzer und schmaler Retrosternalraum (da sich der rechte Ventrikel ans Brustbein anlehnt)
- Verschmälerung des zwerchfellnahen Anteils des Retrokardialraums (durch den nach dorsal verdrängten linken Ventrikel, selten)

- **Abnorm vorgewölbtes Pulmonalsegment**
Vorhofseptumdefekt. Ventrikelseptumdefekt. Offener Ductus *Botalli*. Lungenvenenfehleinmündung. Cor pulmonale. Pulmonalstenose. Zentrale Lungenarterienembolie. Idiopathische Dilatation des Hauptstamms der linken Pulmonalarterie.
- **Abnorm flaches Pulmonalsegment**
Trikuspidalatresie. *Fallot*sche Tetralogie. Transposition der großen Gefäße. Hypoplasie der linken Lunge.
- **Abnorm großer linker Vorhof**
Ventrikelseptumdefekt. Offener Ductus *Botalli*. Mitralfehler. Dekompensierter Aortenfehler. Kardiomyopathie.

Zeichen des abnorm großen linken Vorhofs

p.a.-Bild:
- Runde/eiförmige Verdichtung im Zentrum des Herzschattens (sog. Schlagschatten des linken Vorhofs)
- Herztaille verstrichen
- Rechter Herzrand doppeltkonturiert
- Carina und linker Hauptbronchus angehoben
- Bifurkationswinkel der Trachea > 70°

Seitbild:
- Retrokardialraum in Vorhofhöhe verschmälert
- Ösophagus nach dorsal (und meist nach rechts) verlagert (Breischluck!)

- **Abnorm großer linker Ventrikel**
Ventrikelseptumdefekt. Offener Ductus *Botalli*. Aortenisthmusstenose. Aortenfehler. Mitralinsuffizienz. Arterielle Hypertonie. Kardiomyopathie. Herzinsuffizienz auf dem Boden einer koronaren Herzerkrankung.

Zeichen des abnorm großen linken Ventrikels

p.a.-Bild:
- Herzschatten nach links verbreitert und nach kaudal verlängert
- Herztaille vertieft

Seitbild:
- Retrokardialraum in Vorhofhöhe verschmälert. Der dorsale Herzrand kann den Wirbelsäulenschatten überlagern
- Der dorsale Herzrand bildet mit dem Schatten des linken Hemidiaphragma einen annähernd rechten Winkel

1.2 Erhebung und Deutung krankhafter Befunde

- **Verlagerung der Herzspitze nach oben**
  *Fallot*sche Tetralogie. Cor pulmonale.
- **Verlagerung der Herzspitze nach unten**
  Aortenisthmusstenose. Aortenstenose. Arterielle Hypertonie.
  Die Verlagerung der Herzspitze nach unten kann durch ein Fettdepot im linken Herz-Zwerchfellwinkel vorgetäuscht werden.
- **Abnorm vorgewölbtes Aortensegment**
  Aortenisthmusstenose. *Fallot*sche Tetralogie. Aortenstenose. Arterielle Hypertonie. Aortenaneurysma.
  Beim alten Menschen lädt das Aortensegment nahezu regelmäßig vermehrt nach links aus. Im Gegensatz zur Aortenstenose führt die Aorteninsuffizienz nur zu einer geringen Verbreiterung des Aortenschattens.
- **Abnorm flaches Aortensegment**
  Vorhofseptumdefekt. Transposition der großen Gefäße. Lungenvenenfehleinmündung. Cor pulmonale. Mitralfehler.

Die *Herztaille* verstreicht, wenn der linke Vorhof und/oder der rechte Ventrikel abnorm groß sind. Durch einen abnorm großen linken Ventrikel wird sie vertieft. Die Verschattung des *aortopulmonalen Fensters* ist vor allem auf mediastinale Lymphome verdächtig. Allerdings kann es auch auf technisch einwandfreien Aufnahmen von Thoraxgesunden nicht immer sicher abgegrenzt werden. Durch Hypoplasie einer Pulmonalarterie wird das aortopulmonale Fenster abnorm hell. Der *Retrosternalraum* wird durch einen abnorm großen rechten Ventrikel, der *Retrokardialraum* durch einen abnorm großen linken Vorhof bzw. Ventrikel verschmälert.

- **Umschriebene Vorwölbung des Herzrands**
  Perikardzyste. Perikardtumor. Herzwandaneurysma (nahezu ausnahmslos am linken Herzrand). Aneurysma des Sinus aortae.
- **Verkalkungen in Projektion auf den Herzschatten**
  Panzerherz. Aorten- und Mitralklappenkalk. Koronarkalk (nur unter Durchleuchtung erkennbar).

Verkalkungen in Projektion auf den Aortenschatten sind häufig, haben aber kaum differentialdiagnostische Bedeutung. Einerseits ist eine Kalksichel im Aortenbogen beim alten Menschen fast regelmäßig nachzuweisen, andererseits können sowohl luetische als auch arteriosklerotische Aortenaneurysmen verkalken.

1.2.2.2 Typische krankhafte Befunde im Angiogramm

Das **enddiastolische Volumen (EDV) des rechten Ventrikels** beträgt etwa 110, das endsystolische etwa 50 ml/m^2 Körperoberfläche.

- **Abnorm großes rechtsventrikuläres EDV**
  Pulmonalinsuffizienz. Vorhofseptumdefekt. Trikuspidalinsuffizienz.

- **Abnorm kleines rechtsventrikuläres EDV**
Trikuspidalstenose.

Das **enddiastolische Volumen des linken Ventrikels** beträgt etwa 80, das endsystolische etwa 25 ml/m^2 Körperoberfläche.

- **Abnorm großes linksventrikuläres EDV**
Ventrikelseptumdefekt. Offener Ductus *Botalli*. Mitralinsuffizienz. Aorteninsuffizienz.
- **Abnorm kleines linksventrikuläres EDV**
Mitralstenose

Die **Öffnungsfläche** der intakten **Mitralklappe** beträgt etwa 2,5 cm^2. Wenn sie auf 1,5–2,5 cm^2 verkleinert ist, besteht eine leichte, wenn auf 1–1,5 cm^2, eine mittelschwere, und wenn auf weniger als 1 cm^2, eine schwere Mitralstenose. Die **Öffnungsfläche** der intakten **Aortenklappe** beträgt etwa 3 cm^2. Wenn sie auf 1,5–2,5 cm^2 verkleinert ist, besteht eine leichte, wenn auf 0,5–1,5 cm^2 eine mittelschwere, und wenn auf weniger als 0,5 cm^2, eine schwere Aortenstenose.

Intakte Herzklappen lassen das kontrastierte Blut ausschließlich in einer Richtung passieren.

- **Ventrikelsystolischer Reflux von Kontrastmittel in den Vorhof**
Insuffizienz der Trikuspidal- bzw. Mitralklappe.
- **Ventrikeldiastolischer Reflux von Kontrastmittel aus dem Truncus pulmonalis bzw. der Aorta**
Insuffizienz der Pulmonal- bzw. Aortenklappe.

Regurgitationsfraktionen von weniger als 20% des Schlagvolumens kennzeichnen die leichte, solche von 20–40% die mittelschwere und jene über 40% die schwere valvuläre Insuffizienz.

Sauerstoffreiches Blut kann auf intra- oder extrakardialem Wege rezirkulieren:

- *Kontrastmittelströmung aus dem linken Vorhof ins rechte Herz:* Vorhofseptumdefekt
- *Kontrastmittelströmung aus dem linken Ventrikel ins rechte Herz:* Ventrikelseptumdefekt
- *Kontrastmittelströmung aus der Aorta in den Lungenkreislauf:* Offener Ductus *Botalli*.

Sauerstoffarmes Blut kann in die Aorta gelangen

- *über den linken Vorhof:* *Eisenmenger*-Reaktion bei Vorhofseptumdefekt.
- *über den linken Ventrikel:* *Fallot*sche Tetralogie.
- *direkt:* Transposition der großen Gefäße.

Aus dem Shuntvolumen wird auf den hämodynamischen Schweregrad des Rezirkulationsvitiums geschlossen. Wenn es weniger als 20% des Volumens

1.2 Erhebung und Deutung krankhafter Befunde

im Lungenkreislauf beträgt, gilt das Vitium als leicht, wenn 20–40 %, als mittelschwer, und wenn über 40 %, als schwer.

Das **koronare Gefäßnetz** wird in sog. Versorgungstypen eingeteilt. Gewöhnlich besitzen rechte und linke Koronararterie etwa gleiches Kaliber. Beim sog. Rechtsversorgungstyp greift die A. coronaria dextra weit auf die Seitenwand des linken Ventrikels über; die A. circumflexa ist kurz. Beim sog. Linksversorgungstyp gibt die A. circumflexa zusätzlich Äste zur Herzhinterwand und zum größten Teil des Septums ab; die A. coronaria dextra versorgt lediglich die freie Wand des rechten Ventrikels. Die meisten Stenosen und Verschlüsse werden im R. interventricularis ant. der linken Kranzarterie nachgewiesen; die rechte Kranzarterie ist etwas weniger häufig betroffen. An dritter Stelle folgt die A. circumflexa. Nach der Zahl der erkrankten Gefäße wird zwischen koronaren Ein-, Zwei- und Drei-Gefäßerkrankungen unterschieden:

- *Verschluß des R. interventricularis ant.:* Vorderwandinfarkt
- *Verschluß der A. circumflexa:* Posterolateralinfarkt
- *Verschluß der A. coronaria dextra:* Hinterwandinfarkt

Die Wand des gesamten linken Ventrikels bewegt sich während der Systole deutlich und in allen Abschnitten gleichmäßig auf das Kammerzentrum zu. Bei koronarer Herzerkrankung werden **segmentale Kontraktionsanomalien** beobachtet:

- *Abnorm geringe systolische Ventrikelwandbewegung (Hypokinesie):* Kritisch minderperfundiertes oder vernarbtes Myokard.
- *Fehlende systolische/diastolische Ventrikelwandbewegung (Akinesie):* Myokardnarbe
- *Nach auswärts gerichtete („paradoxe") systolische Ventrikelwandbewegung (Dyskinesie):* Aneurysma

Die **Aorta thoracalis** erscheint als allseits glatt begrenztes krückstockförmiges Schattenband, das sich in Höhe von Th 4/5 von rechts ventral nach links dorsal wendet:

- **Sanduhrförmige Stenose am Aortenbogen**
  Aortenisthmusstenose
- **Umschriebene oder langstreckige Erweiterung des Aortenlumens**
  Aortenaneurysma
- **Rechts paravertebrale Lage der Aortenschleife**
  Arcus aortae dexter
- **Zwei getrennte Schattenbänder in Höhe der Aortenschleife**
  Arcus aortae duplex

1.2.2.3 Typische krankhafte Befunde im Computertomogramm

Das intakte Perikard ist am deutlichsten an der Vorderseitenwand des Herzens als etwa 2 mm breiter Streifenschatten vom epikardialen Fett abzugrenzen.

- **Das Myokard umfassender flüssigkeitsdichter Saum**
  Perikarderguß
- **Dem Myokard anliegende kalkdichte Läsionen**
  Panzerherz
- **Dem Myokard benachbarte flüssigkeitsdichte rundliche Läsion**
  Perikardzyste
- **Luftdichte Aufhellungen in der Perikardhöhle**
  Pneumoperikard (z. B. nach Punktion oder Operation)

1.2.3 Lungen und Pleura

1.2.3.1 Typische krankhafte Befunde im konventionellen Röntgenbild

Die Lungen werden im dorsoventralen Thoraxübersichtsbild in drei gleich hohe Felder (Geschosse) eingeteilt. Das Oberfeld, dessen supraklavikulärer Anteil gelegentlich als Spitzenfeld bezeichnet wird, ist dem ersten bis vierten, das Mittelfeld dem fünften bis achten und das Unterfeld dem neunten bis zwölften Segment der Brustwirbelsäule zugeordnet. Die Lungenfelder werden durch die Medioklavikularlinie in je eine Außen- und Innenzone unterteilt. Die Lungenfelder sind nicht identisch mit den Lungenlappen. Die Oberfelder enthalten zwar ausschließlich Parenchym der Oberlappen; in die Mittelfelder teilen sich aber Oberlappen, Mittellappen bzw. Lingula und Unterlappen und in die Unterfelder Mittellappen bzw. Lingula und Unterlappen. Mit Hilfe des Seitbilds kann man krankhafte Befunde, die in der dorsoventralen Projektion erhoben werden, präzise den verschiedenen Lungenlappen zuordnen (Abb. 1.3).

Ob ein in den Unterfeldern sichtbarer krankhafter Befund im Mittellappen bzw. der Lingula oder im Unterlappen liegt, kann allein mit dem p.a.-Bild entschieden werden, wenn man das sog. **Silhouettenzeichen** (*Felson*) beachtet. Voraussetzung dafür ist allerdings, daß die krankhafte Verschattung dem Herzschatten unmittelbar benachbart ist und ähnliche Dichte wie jene besitzt. Der Rand des Herzschattens wird nämlich dann ganz oder teilweise verwischt, wenn der krankhafte Prozeß ebenso wie das Herz in der vorderen Thoraxhälfte liegt, d. h. im rechten Mittellappen bzw. der Lingula. Nicht ausgelöscht, sondern lediglich überlagert wird dagegen der Rand des Herzschattens, wenn der krankhafte Prozeß in der dorsalen Thoraxhälfte liegt, d. h. im Unterlappen, im hinteren Mediastinum oder im dorsalen Abschnitt der Pleurahöhle.

1.2 Erhebung und Deutung krankhafter Befunde

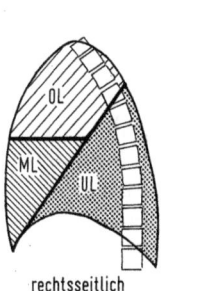
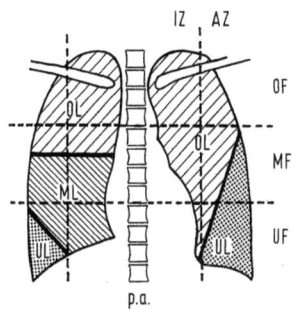
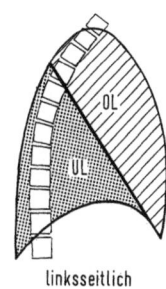

rechtsseitlich   p.a.   linksseitlich

Abb. 1.3. Lungenfelder und Lokalisation der Lungenlappen im Thoraxübersichtsbild (OL = Oberlappen, ML = Mittellappen, UL = Unterlappen, OF = Oberfeld, MF = Mittelfeld, UF = Unterfeld, IZ = Innenzone, AZ = Außenzone)

Am Aortenschatten werden ähnliche Beobachtungen gemacht. Läsionen, die den rechten Rand des Aortenschattens verwischen, befinden sich im anterioren Segment des rechten Oberlappens, im Mittellappen, im vorderen Mediastinum oder im ventralen Abschnitt der Pleurahöhle. Läsionen, die den linken Rand des Aortenschattens verwischen, liegen hingegen im apikoposterioren Segment des linken Oberlappens, im hinteren Mediastinum oder im dorsalen Abschnitt der Pleurahöhle.

Bevorzugt in den *Ober- und Mittelfeldern* manifestieren sich
- Bronchialkarzinom
- Tuberkulose
- Sarkoidose
- Silikose
- Aspergillose

Bevorzugt in den *Unterfeldern* manifestieren sich
- Metastasen
- Embolie/Infarkt
- Aspirationspneumonie
- Pseudomonas-Pneumonie

Neben den Knochenelementen werden im Übersichtsbild zahlreiche weitere Strukturen der Brustwand und des Schultergürtels in Projektion auf die Lungen abgebildet. Dabei entstehen Streifenschatten (durch die begleitenden Weichteile der beiden ersten Rippen, des Schlüsselbeins und der seitlichen Brustwand sowie die paravertebrale Muskulatur), Fleckschatten (durch die Mamillen) und Flächenschatten (durch die Mammae, Mm. sternocleidomastoidei und pectorales). Durch ihre typische Lokalisation und symmetrische Anordnung kann man sie zumeist rasch und sicher identifizieren. Der Schatten des großen Brustmuskels ist durch eine von der Achsel zum Rippenbogen verlaufende Linie nach kaudal begrenzt. Nach radikaler Mastektomie fehlen sowohl der Mamma- als auch der Pektoralis-Schatten.

Manchmal ist der Rand des Manubrium sterni dem Rand des Aortenschattens zum Verwechseln ähnlich. Verschattungen in der Lungenspitze können durch verkalkte Halslymphknoten, verkalkte Anteile des Rippenknorpels oder einer Struma vorgetäuscht werden. Unter den extrapulmonalen Läsionen, die im Röntgenbild intrapulmonale Herde nachahmen können, dominieren verheilte Rippenfrakturen, Rippentumoren, Hämatome, Haut- und Weichteiltumoren, Spondylophyten und Fremdkörper.

Die in gesunden Lungen erkennbaren Fleck- und Streifenschatten sind ausschließlich Gefäßschatten. Die sog. Lungenzeichnung ist also eine reine **Lungengefäßzeichnung.** In der Frontalebene verlaufende Gefäße werden als Streifen-, in der Horizontalebene verlaufende Gefäße als Rundschatten abgebildet; von nicht-gefäßbedingten Rundschatten unterscheiden sie sich dadurch, daß sie das gleiche Kaliber wie unmittelbar benachbarte vaskuläre Streifenschatten besitzen. Besonders häufig wird die Arterie des anterioren Oberlappensegments im p.a.-Bild orthograd getroffen. Die Lungenarterien ziehen annähernd senkrecht nach oben bzw. unten, die Lungenvenen verlaufen dagegen überwiegend horizontal. Eine relativ gefäßarme Zone wird konstant in der oberen Hälfte des rechten Mittelfeldes beobachtet.

- **Beidseits bis in die Peripherie vermehrte Lungenzeichnung mit scharfen Gefäßkonturen**
  Vorhofseptumdefekt. Lungenvenenfehleinmündung. Ventrikelseptumdefekt. Transposition der großen Gefäße. Offener Ductus *Botalli*. Arteriovenöse Fistel im großen Kreislauf (z. B. bei M. *Paget*).

Die beidseits bis in die Peripherie vermehrte Lungenzeichnung mit unscharfen Gefäßkonturen ist ein Hauptmerkmal des abnorm hohen pulmonalvenösen Drucks (s. 1.3.2.1).

- **Beidseits bis in die Peripherie verminderte Lungenzeichnung**
  Ebstein-Syndrom. *Fallot*sche Tetralogie. Trikuspidalinsuffizienz. Pulmonalstenose (selten). Emphysem.
- **Einseitig oder an umschriebener Stelle verminderte Lungenzeichnung**
  Aplasie bzw. Hypoplasie einer Lungenarterie (z. B. im Rahmen eines *Swyer-James*-Syndroms). Lokales Emphysem (z. B. nach Lobektomie, Fremdkörperaspiration oder beim Kollaps eines benachbarten Lungenareals). Lungenembolie.
  Die für die zentrale Lungenembolie typische Verminderung der Lungenzeichnung in dem distal des Gefäßverschlusses gelegenen keilförmigen Bezirk wird *Westermark*sches Zeichen genannt.

Die Kombination abnorm weiter zentraler mit abnorm schmalen peripheren Lungengefäßen ist ein Hauptmerkmal des abnorm hohen pulmonalarteriellen Drucks (s. 1.3.2.1). Man beobachtet sie bei akutem (z. B. durch multiple periphere Lungenembolien) und chronischem (z. B. bei *Eisenmenger*-Syndrom) Cor pulmonale.

1.2 Erhebung und Deutung krankhafter Befunde

Mit Ausnahme der Trachea und der beiden Hauptbronchien sind die Luftwege im biplanen Thoraxübersichtsbild vom lufthaltigen Lungenparenchym nicht abzugrenzen. Dafür sind ihre Wände zu dünn. Das durch die *Trachea* hervorgerufene Aufhellungsband projiziert sich beim Gesunden in ganzer Länge auf die obere BWS. In Höhe von BWK 4/5 kann es durch den Aortenbogen diskret nach rechts verlagert werden. Der Querdurchmesser der Luftröhre beträgt durchschnittlich 20 mm; bei tiefer In- bzw. Exspiration weicht er jeweils etwa 2–3 mm vom Mittelwert ab. An der Bifurkation mißt man gewöhnlich einen Winkel von 60 bis 70 Grad. Kalkschatten in der Wand der Trachea und großen Hauptbronchien sind ein bei Frauen im fortgeschrittenen Alter häufiger Befund, der keinen Krankheitswert besitzt.

- **Verlagerung der Trachea aus der Mittellinie zur kranken Seite**
  Zustand nach Pneumonektomie. Kollaps bzw. Schrumpfung des Oberlappens. Ausgedehnte Pleuraschwiele.
- **Verlagerung der Trachea aus der Mittellinie zur gesunden Seite**
  Raumfordernder Prozeß im oberen Mediastinum (meist endothorakale Struma).
  Das Seitbild zeigt, ob die Trachea auch nach ventral oder dorsal verdrängt wird, und gibt damit einen zusätzlichen Hinweis auf Lokalisation und Ausdehnung des Tumors.
- **Abnorm enges Tracheallumen**
  Raumfordernder Prozeß im oberen Mediastinum (meist endothorakale Struma). Intraluminaler Tumor. Fremdkörper. Narbe nach Langzeitintubation.
  Bilaterale Kompression erzeugt das Bild der sog. Säbelscheidentrachea. Die Verschmälerung des Tracheallumens beim Saugen auf weniger als die Hälfte des beim Pressen ermittelten Vergleichswerts weist auf Tracheomalazie hin. Im Extremfall kollabiert die Trachea beim *Müller*-Versuch.
- **Abnorm großer Bifurkationswinkel der Trachea**
  Vergrößerte tracheobronchiale Lymphknoten. Abnorm großer linker Vorhof (s. 1.2.2.1).

Die Lungen werden durch Bindegewebssepten und Venen in bronchopulmonale Segmente unterteilt. Jedes *Lungensegment* wird durch einen großen Bronchialast, neben dem die Segmentarterie verläuft, belüftet. Die Verzweigungen des Bronchialbaums (Abb. 1.4) machen die Lokalisation der Lungensegmente kenntlich. An der rechten Lunge werden zehn, an der linken acht Segmente unterschieden.

Der von der Körperlängsachse um 20–25 Grad abgewinkelte rechte Hauptbronchus (mittlerer Durchmesser: 15 mm) teilt sich nach 2–2,5 cm in den Oberlappen- und Zwischenbronchus, der von der Körperlängsachse um 40–45 Grad abgewinkelte linke Hauptbronchus (mittlerer Durchmesser: 13 mm) teilt sich nach 3,5–5 cm in den Ober- und Unterlappenbronchus.

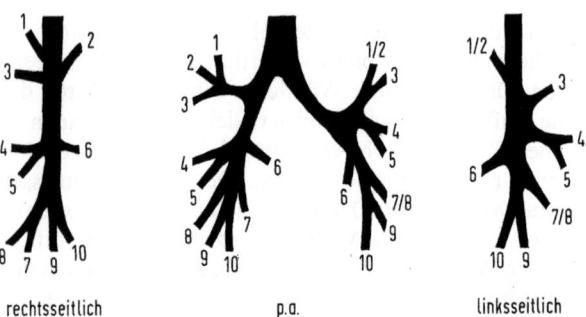

rechtsseitlich   p.a.   linksseitlich

Abb. 1.4. Der Bronchialbaum in der Transversal- und Sagittalebene

1	S. apicale	rechter – Oberlappen – linker		
2	S. posterius		S. apicoposterius	1/2
3	S. anterius		S. anterius	3
4	S. laterale	Mittellappen – Lingula	S. superius	4
5	S. mediale		S. inferius	5
6	S. apicale (superius)	rechter – Unterlappen – linker	S. apicale (superius)	6
7	S. mediobasale			
8	S. anterobasale		S. anteromediobasale	7/8
9	S. laterobasale		S. laterobasale	9
10	S. posterobasale		S. posterobasale	10

Der rechte Oberlappenbronchus ist etwa 1 cm lang und zweigt sich zumeist in drei Äste auf. Selten werden vier Segmentbronchien beobachtet; der überzählige belüftet das *axilläre Subsegment* des rechten Oberlappens, das im Winkel zwischen dem kranialen Anteil des großen Interlobärseptums und dem kleinen Interlobärseptum liegt. Aus dem 3–4 cm langen Zwischenbronchus entspringen in annähernd gleicher Höhe der nach ventrolateral gerichtete Mittellappenbronchus und der nach dorsal verlaufende Bronchus des apikalen Unterlappensegments. Der Mittellappenbronchus teilt sich nach 1–2 cm in den medialen und lateralen Segmentbronchus. Der linke Oberlappenbronchus gibt nach 1 cm den Lingulabronchus ab und teilt sich gewöhnlich in zwei Segmentäste auf. In beiden Unterlappen folgen sowohl von lateral nach medial als auch in ventrodorsaler Richtung der anterobzw. anteromediobasale, laterobasale und posterobasale Segmentbronchus (Merksilbe: ALP) aufeinander. Auf der rechten Seite schließt sich ventromedial noch der mediobasale Segmentbronchus an. In der Horizontalen verlaufende Bronchien werden als Ringschatten abgebildet; besonders häufig wird der Bronchus des anterioren Oberlappensegments im p.a.-Bild orthograd getroffen.

1.2 Erhebung und Deutung krankhafter Befunde

Wenn die Luft in den Alveolen partiell oder komplett durch Flüssigkeit oder solides Gewebe ersetzt wird, werden die Bronchien und Bronchiolen im Röntgenbild sichtbar (sog. *Luftbronchogramm*). Sie heben sich dabei vom abnorm dichten Lungenparenchym als Netzwerk streifiger Aufhellungen ab. Das sog. Luftbronchogramm kennzeichnet:

- Alveoläre Pneumonie
- Alveoläres Lungenödem
- Kontraktionsatelektase
- Bronchioloalveoläres Karzinom
- *Goodpasture*-Syndrom

Beim typischen alveolären Lungenödem ist nur das Parenchym im Lungenkern abnorm dicht, die Lungenspitzen, die Peripherie der Lungenfelder und die kostophrenischen Winkel bleiben dagegen weitgehend normal transparent. Die Figur, die durch die so in beiden Lungen verteilten Verdichtungen entsteht, ähnelt einem *Schmetterling* und wird gelegentlich auch bei Pneumocystis carinii-Pneumonie, Lymphangiosis carcinomatosa und *Goodpasture*-Syndrom angetroffen.

Die **Gerüstelemente** der gesunden Lunge sind im Röntgenbild nicht sichtbar. Da sie Septen bilden, ist das charakteristische Merkmal interstitieller Lungenerkrankungen der Streifenschatten.

Verdichtete und verbreiterte Interlobulärsepten werden als **horizontale Streifenschatten** (sog. Septum- oder *Kerley*-Linien) abgebildet. Man beobachtet sie bei:

- Lungenödem (ihre Rückbildung weist zuverlässig auf Senkung des vorher abnorm hohen pulmonalvenösen Drucks hin)
- Lymphangiosis carcinomatosa
- bronchioalveolärem Karzinom
- Silikose

und unterscheidet drei Formen:

Kerley A-Linien: Hilusnahe in den Oberfeldern gelegene unverzweigte Streifenschatten von 2–6 cm Länge und 1–3 mm Breite.

Kerley B-Linien: Meist in beiden kostrophrenischen Winkeln gelegene, etwa 5 mm voneinander entfernte, matte bis mitteldichte Streifenschatten von ca. 2 cm Länge und 1–2 mm Dichte.

Kerley C-Linien: Multiple Streifenschatten vom Typ der Kerley B-Linien.

Horizontale Streifenschatten werden außerdem durch Plattenatelektasen, Infarktnarben und Pleuraschwielen hervorgerufen.

Durch streifige Verdichtungen, die nach dem Verlauf der Bronchien angeordnet sind, werden charakterisiert:

- Interstitielle Pneumonie

- Chronische Bronchitis
- Bronchiektasen
- Lymphangiosis carcinomatosa
- Exogene allergische Alveolitis

Streifige Verdichtungen, die den Schatten des oberen Mediastinums auf einer oder beiden Seiten säumen, weisen auf Kollaps bzw. Schrumpfung (z. B. bei chronischer Pneumonie oder nach Bestrahlung) des (der) Oberlappen(s) hin.

Die Differentialdiagnose multipler polygonaler Rundschatten von 5–10 mm Durchmesser, die durch 2–3 mm dicke Wände voneinander getrennt sind und die Lunge in Waben („*Honigwabenlunge*") gegliedert erscheinen lassen, umfaßt:

- Kleinblasiges Emphysem
- Bronchiektasen
- Postprimäre Lungentuberkulose
- Sarkoidose (Stadium III)
- Silikose (Stadium III)
- Immunerkrankung (Spätstadium)
- „Beatmungslunge"
- Idiopathische interstitielle Fibrose

Die Kombination aus netzartig verstärkter Lungenzeichnung und kleinen Fleckschatten ist typisch für

- Mykoplasmenpneumonie
- Lymphangiosis carcinomatosa
- Sarkoidose (Stadium II)
- Silikose (Stadium I)
- Sog. Bleomycinlunge

Mit Ausnahme des durch ein orthograd getroffenes Gefäß verursachten Rundschattens ist jeder solitäre Fleckschatten („*Rundherd*") im Lungenübersichtsbild als krankhafter Befund zu werten. In der Liste der Differentialdiagnosen führen:

- Gutartiger Tumor (z. B. Hamartom)
- Bösartiger Tumor (meist Bronchialkarzinom)
- Solitäre Lungenmetastase
- Tuberkulom

Selten sind Lungeninfarkt, nicht eingeschmolzener Lungenabszeß, Echinokokkuszyste, arteriovenöse Lungenfistel oder ein orthograd getroffener Interlobärerguß die Ursache. Das Urteil über die Dignität eines Lungenrundherds basiert auf fünf radiologischen Unterscheidungsmerkmalen:

1.2 Erhebung und Deutung krankhafter Befunde

Benigner Rundherd	Merkmal	Maligner Rundherd
< 2 cm	Durchmesser	> 2 cm
Glatt	Rand	Wellig/Höckrig
Scharf	Begrenzung	Unscharf
Häufig	Verkalkung	Selten
Ja	Satellitenherde	Nein

Als *Satellitenherde* werden kleine Verdichtungen bezeichnet, die einen großen Fleckschatten umgeben.

Scharf voneinander getrennte, über beide Lungen verteilte Fleckschatten werden bei
- diffusem Befall durch Metastasen
- Befall durch ein malignes Lymphom
- postprimärer Lungentuberkulose (produktive Form)
- Sarkoidose (Stadium II)
- Silikose (Stadium II)
- *Wegener*scher Granulomatose
- sog. Busulfanlunge

multiple miteinander verschmelzende Fleckschatten bei
- toxischem Lungenödem
- Herdpneumonie (z. B. Bronchopneumonie, hypostatische Pneumonie, Aspirationspneumonie, Strahlenpneumonitis)
- postprimärer Lungentuberkulose (exsudative Form)
- bronchioloalveolärem Karzinom
- exogener allergischer Alveolitis
- *Goodpasture*-Syndrom und
- multiplen Lungeninfarkten beobachtet.

Als Ursache für zahllose („*miliare*") über beide Lungen verteilte Fleckschatten von jeweils wenigen Millimetern Durchmesser kommen in Betracht:

- Miliartuberkulose
- Diffuser Befall durch Metastasen
- Sarkoidose (Stadium II)
- Silikose (Stadium II) und
- Hämosiderose

Bisweilen bereitet es Probleme, umschriebene brustwandnahe Prozesse in der Lunge von pleuralen Läsionen zu differenzieren. Die Analyse der Konturen erlaubt keine sicheren Schlußfolgerungen, da pleurale Läsionen zwar stets, jedoch auch zahlreiche pulmonale Läsionen scharf begrenzt sind. In dieser Situation hilft die durchleuchtungsgezielte Tangentialaufnahme weiter (Abb. 1.5):

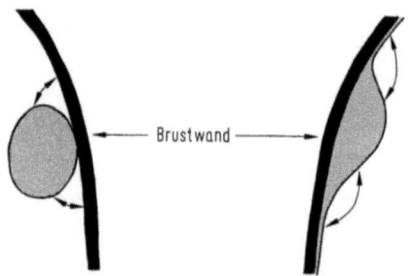

Abb. 1.5. Pulmonale (links) und pleurale Läsion (rechts) im tangentialen Strahlengang

Die der Brustwand von innen anliegende pulmonale Läsion bildet mit ihr einen spitzen, die zwischen den Pleurablättern gelegene Läsion einen stumpfen Winkel.

Von der intakten Pleura werden nur die Interlobärsepten, und auch diese nur, wenn sie vom Röntgenstrahl tangential getroffen werden, abgebildet. Jede andere Darstellungsform der Pleura und des Pleuraraums weist auf einen krankhaften Befund hin.

Das häufig sowohl im dorsoventralen als auch lateralen Strahlengang erkennbare kleine Interlobärseptum bildet in Höhe der 4. Rippe einen horizontalen oder nach oben angedeutet konvexen Streifenschatten; ausnahmsweise erkennt man dort auch zwei zarte Schattenlinien. Die großen Interlobärsepten zeigen sich nur im Seitbild. Das rechte setzt dorsal in Höhe von BWK 4/5 an, folgt dem Verlauf der 6. Rippe und endet ventral in Zwerchfellhöhe wenige Zentimeter dorsal des Recessus costomediastinalis; der Treffpunkt mit dem kleinen Interlobärseptum liegt in Höhe der 5. Rippe in der mittleren Axillarlinie. Das große Interlobärseptum der linken Seite verläuft etwas steiler als das kontralaterale. Der kraniale Anteil der großen Interlobärsepten ist im Seitbild diskret nach dorsal, der kaudale diskret nach ventral konvex gekrümmt.

Lungenareale, die einen raumfordernden Prozeß (z. B. Pneumonie, Abszeß, Bronchialkarzinom) beherbergen, drängen die Interlobärsepten ab, minderbelüftete ziehen sie an sich heran.

Auf einem von zweihundert Thoraxübersichtsbildern findet man im rechten Oberfeld eine dem Mediastinalschatten benachbarte nach lateral konvexe Linie, die in einem durch die V. azygos bedingten tropfenförmigen Schatten endet. Man bezeichnet sie deshalb als *Azygos-Septum* und den dadurch isolierten Abschnitt des Oberlappens als Lobus v. azygos. Andere akzessorische Septen werden im p.a.-Bild neben dem rechten Herzrand (Septum des mediobasalen Unterlappensegments) und im Seitbild in Fortsetzung des kleinen Interlobärseptums nach dorsal (Septum des apikalen Unterlappensegments) beobachtet. Selten sind linker Oberlappen und Lingula durch ein kleines Septum voneinander getrennt.

- **Über längere Strecken abnorm breiter und dichter Pleuraraum**
  Pleuraerguß. Pleuraempyem. Hämatothorax. Pleuraschwiele.

Der Charakter der Ergußflüssigkeit kann radiologisch nicht beurteilt werden. Die Seitenlokalisation freier Pleuraergüsse gestattet aber in beschränktem Umfang Rückschlüsse auf die Grunderkrankung. Beidseitige Pleuraergüsse werden bei Herzinsuffizienz, Kollagenosen und malignen Systemerkrankungen, der rechtsseitige bei Herzinsuffizienz, Lungenembolie und subphrenischem Abszeß und der linksseitige bei Lungenembolie, Pleuritis tuberculosa und Pankreatitis beobachtet.

Freie Flüssigkeit im Pleuraraum wird bei der Röntgenuntersuchung des stehenden Patienten ab einem Volumen von 300 ml und bei der des liegenden ab einem Volumen von 100 ml erkannt. Der Schwerkraft folgend sammelt sich der Erguß im dorsalen Sinus phrenicocostalis. Von dort läuft er, wenn sich der Patient auf die erkrankte Seite legt, nach oben aus. Aufnahmen im horizontalen Strahlengang demonstrieren dann eine glatt begrenzte Verschattung, die der seitlichen Thoraxwand aufliegt. Durch die Verschiebung der Flüssigkeit werden zugleich krankhafte Prozesse (z. B. Pneumonie oder Lungeninfarkt), die sich im Übersichtsbild hinter dem Ergußschatten verbergen, sichtbar. Abgekapselte Ergüsse und Pleuraschwielen behalten Lokalisation und Form trotz Lagewechsel des Patienten bei. Wenn das Volumen zunimmt, dehnt sich der Erguß nach lateral und ventral und schließlich mantelförmig nach kranial aus.

Zeichen des freien Pleuraergusses (Abb. 1.6)
- Vom dorsalen Sinus phrenicocostalis nach kranial ansteigende homogene flächenhafte Verschattung der Lunge
- Unscharfer, im p.a.-Bild von medial nach lateral, im Seitbild von ventral nach dorsal konkav geschwungener Rand
- Unscharf begrenzter bzw. nicht abgrenzbarer Zwerchfellschatten
- Lage- und Formwechsel bei Bewegung des Patienten

Große Pleuraergüsse (Abb. 1.6) verschatten die Lunge (sub)total, verlagern das Mediastinum zur Gegenseite und flachen die gleichseitige Zwerchfellkuppel ab.

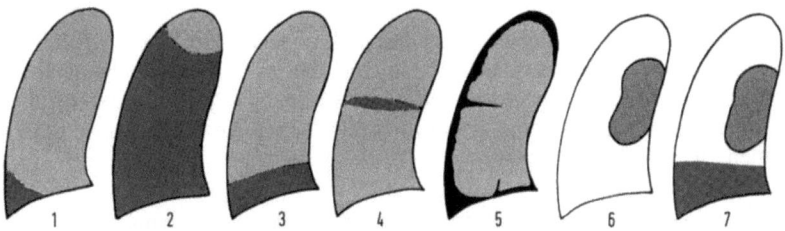

Abb. 1.6. Pleurale Läsionen im rechten Hemithorax
1 = Winkelerguß, 2 = Mantelerguß, 3 = Sog. subpulmonaler Erguß, 4 = Erguß im kleinen Interlobärspalt, 5 = Pleuraschwiele, 6 = Pneumothorax, 7 = Seropneumothorax

Der zwischen Zwerchfell und Lungenbasis lokalisierte sog. *subpulmonale* Erguß (Abb. 1.6) wird vorwiegend auf der rechten Seite nachgewiesen und dehnt sich häufig in den kaudalen Abschnitt der großen Interlobärfissur aus. Er bildet beim stehenden Patienten eine nach kranial konvex begrenzte, homogen dichte Verschattung des Lungenunterfelds und täuscht so Zwerchfellhochstand vor.

Zeichen der Pleuraschwiele (Abb. 1.6)
- Der Thoraxwand benachbarter dichter Streifenschatten von 2 bis 12 mm Breite, dessen Innenkontur im tangentialen Strahlengang scharf ist
- Lage- und Formkonstanz der Verschattung bei Bewegung des Patienten
- Gelegentlich Verkalkungen
- Unscharfer und hochgezogener Zwerchfellschatten
- Abnorm schmale Interkostalräume

Sichelförmige Streifenschatten über der Lungenspitze, die häufig zarte Linienschatten in durch Emphysemblasen abnorm helles Lungenparenchym entsenden, entsprechen **Pleurakuppenschwielen**. Meist nur wenige Millimeter lange flammenförmige Streifenschatten am Herzrand werden durch **pleuroperikardiale Adhäsionen** hervorgerufen.

- **An umschriebener Stelle abnorm breiter und dichter Pleuraraum**
  Abgekapselter Pleuraerguß. Abgekapseltes Pleuraempyem. Tumor der Pleura.

Die umschriebenen Verschattungen des Pleuraraums sind meist rund oder oval, formstabil, homogen dicht und besitzen einen zum Lungenparenchym konvexen Rand. *In den Interlobärspalten abgekapselte Ergüsse* werden meist zusammen mit einem freien basalen Pleuraerguß bei Herzinsuffizienz beobachtet. Sie laufen an beiden Enden spitz zu und erhalten dadurch die Form einer Spindel. Der im kleinen Interlobärspalt abgekapselte Erguß (Abb. 1.6) wird in beiden Ebenen scharf abgebildet, die im großen Interlobärspalt abgekapselte Flüssigkeit nur im seitlichen Strahlengang. Im dorsoventralen Übersichtsbild ruft sie eine matte, unscharf begrenzte Verdichtung in der Innenzone der Lunge hervor.

- **Über längere Strecken abnorm breiter und heller Pleuraraum**
  Pneumothorax

Die in den Pleuraraum eingedrungene Luft hebt die Pleura visceralis von der Brustwand ab und läßt die Lunge kollabieren (Abb. 1.6).

1.2 Erhebung und Deutung krankhafter Befunde

Zeichen des Pneumothorax
- Strukturlose streifige Aufhellung entlang der Thoraxwand
- Zarte Schattenlinie (durch Pleura visceralis) an der Grenze zwischen luftgefülter Pleurahöhle und retrahierter Lunge
- Abnorm breiter, polyzyklisch begrenzter Hilusschatten (bei Totalkollaps der Lunge)

Die Lunge kollabiert nur partiell, wenn sie geronnenes Blut (z. B. nach Kontusion) enthält, an Pleuraschwielen hängt oder der Pneumothorax geschlossen ist, d. h. der intrathorakale Druck negativ geblieben ist.
Beim **Spannungspneumothorax** erkennt man zusätzlich:

- Verlagerung des Mediastinums zur gesunden Seite
- Mediastinalwandern
- Gleichseitigen Zwerchfelltiefstand

Freie Flüssigkeit, die sich neben der Luft im Pleuraraum befindet (Abb. 1.6), bildet einen horizontalen Spiegel (*Sero-*, *Hämatopneumothorax*).

- **An umschriebener Stelle abnorm breiter und heller Pleuraraum**
  Abgekapselter Pneumothorax
- **An umschriebener Stelle die anatomischen Grenzen überschreitender Pleuraraum**
  Kongenitaler Lungenprolaps. Posttraumatischer Lungenprolaps (überwiegend an der vorderen Brustwand). Mediastinalhernie (meist vor der Aorta ascendens von rechts nach links).

Zeichen der Mediastinalhernie
- Aufhellung des Mediastinalschattens (durch über die Mittellinie verlagerten Anteil der Lunge)
- Abnorm heller Retrosternalraum
- Auf der gesunden Seite wird der Mediastinalschatten von einer zarten halbmondförmigen Verdichtungslinie (durch den pleuralen Bruchsack) gesäumt

---

Unter den **flächigen Verschattungen** der Lungen werden jene mit anatomischem Umriß von denen, die die Grenzen von Lappen und Segmenten überschreiten, unterschieden.

- **Verschattung eines Lungenlappens oder -segments**
  Pneumonie. Lungeninfarkt. Dystelektase/Atelektase. Sog. mucoid impaction.

Der partielle (Dystelektase) bzw. totale (Atelektase) Kollaps von Lungenparenchym wird beobachtet bei:

- Stenose/Verschluß eines Bronchus durch intraluminalen (z. B. Bronchialkarzinom) oder extraluminalen (z. B. abnorm großer Lymphknoten) raumfordernden Prozeß.
 Kollateralventilation über die interalveolären Poren (*Kohn*) und bronchioloalveolären Kanäle (*Lambert*) kann den durch die Obstruktion des Bronchus drohenden Kollaps verhindern.
- Unmittelbarer Kompression durch solide (z. B. Bronchialkarzinom im Lungenmantel), flüssige (z. B. ausgedehnter Pleuraerguß) oder lufthaltige (z. B. Pneumothorax) raumfordernde Prozesse.
- Narbigen und/oder schrumpfenden Läsionen (z. B. chronische Pneumonie).

Direkte Zeichen des Lungenkollaps
- Abnorm geringes Volumen des kollabierten Parenchyms
- Flächenhafte Verschattung des kollabierten Parenchyms
- Abnorm starke Gefäßzeichnung im kollabierten Parenchym
- Interlobärsepten in Richtung auf das kollabierte Parenchym verlagert und konvex gekrümmt

Indirekte Zeichen des Lungenkollaps
- Hilus in Richtung auf das kollabierte Parenchym verlagert
- Gleichseitiger Zwerchfellhochstand (vorwiegend bei Unterlappenatelektase). Das Hemidiaphragma ist abnorm wenig atemverschieblich und kann sich bei forcierter Inspiration nach oben bewegen
- Mediastinalschatten zur erkrankten Seite verlagert
- Interkostalräume auf der erkrankten Seite abnorm schmal
- Lungenzeichnung im ventilierten Nachbarparenchym vermindert. Die Gefäßschatten sind dort gespreizt und neigen sich dem kollabierten Parenchym zu

---

Die Oberlappen kollabieren nach ventral, medial und kranial (Abb. 1.7). Durch die **Atelektase** *des rechten Oberlappens* wird im p.a.-Bild der Schatten des oberen Mediastinums nach rechts verbreitert, das tracheale Aufhellungsband ist aus der Mittellinie nach rechts verlagert und der rechte Hilus steht abnorm hoch. Das kleine Interlobärseptum ist nach kranial verlagert und konvex gekrümmt. Im Seitbild erkennt man, daß sich das kleine Interlobärseptum und der kraniale Abschnitt des großen Interlobärseptums abnorm nahe stehen. Der Vorderrand des Schattens der Aorta ascendens wird zumindest teilweise von dem ventral gelegenen dreieckigen Schatten des kollabierten Lappens verwischt. Durch die Atelektase *des linken Oberlappens* werden im p.a.-Bild der Rand des Aortenschattens und der kraniale

1.2 Erhebung und Deutung krankhafter Befunde

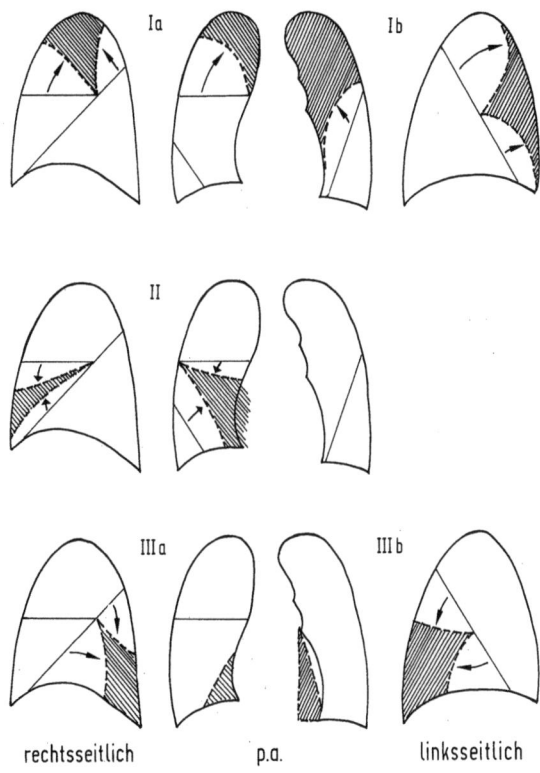

Abb. 1.7. Atelektatische Lungenlappen im biplanen Thoraxübersichtsbild
I a = Atelektase des rechten Oberlappens, I b = Atelektase des linken Oberlappens,
II = Atelektase des Mittellappens, III a = Atelektase des rechten Unterlappens,
III b = Atelektase des linken Unterlappens

Anteil des linken Herzrands ausgelöscht. Im Seitbild beobachtet man einen zwischen Hilus und Manubrium sterni ausgespannten Dreieckschatten, dessen Hinterrand vom nach ventral vorgebuckelten großen Interlobärseptum gebildet wird.

Der *Mittellappen* behält beim Kollaps seine anatomisch regelrechte Lage bei (Abb. 1.7). Das p.a.-Bild zeigt eine mitteldichte Verschattung der Innenzone des rechten Unterfelds, die den rechten Herzrand auslöscht. Im Seitbild sieht man einen mindestens 5 mm breiten Streifen- bzw. keilförmigen Schatten, der vom Hilus nach kaudal zur vorderen Brustwand zieht. Den Oberrand bildet das nach unten verlagerte kleine, den Unterrand der nach oben verlagerte kaudale Abschnitt des großen Interlobärseptums.

Die Mittellappenatelektase („Mittellappensyndrom") ist meist durch einen endobronchialen Tumor oder eine tuberkulöse Bronchusstenose bedingt, wird aber auch bei Sarkoidose und Silikose beobachtet. Sie läßt sich im dorsoventralen Strahlengang manchmal nicht von einer Mittellappenpneumonie abgrenzen. Und ähnlich wie ein im kranialen Abschnitt des großen Interlobärspalts abgekapselter Erguß einen Kollaps des Oberlappens und ein im kaudalen Abschnitt abgekapselter Erguß einen Kollaps des Unterlappens vortäuschen kann, ahmt gelegentlich ein im kleinen Interlobärspalt abgekapselter Erguß im dorsoventralen Strahlengang eine Mittellappenatelektase nach. In dieser Situation muß man das Seitbild zur Differentialdiagnose heranziehen. Während die pneumonische Verschattung gerade oder flach konvexe Ränder besitzt und die ergußbedingte bikonvex geformt ist, zeigt der Atelektase-Schatten einen allseits konkaven Saum.

Die Unterlappen kollabieren nach dorsal, medial und kaudal (Abb. 1.7). Die Atelektase des *rechten Unterlappens* erzeugt im p.a.-Bild eine überwiegend in der Innenzone des rechten Unterfelds gelegene Verschattung, die den rechten Herzrand nicht auslöscht. Im Seitbild beobachtet man eine zwischen Hilus und dorsalem Sinus phrenicocostalis ausgespannte rhomboide Verschattung, die durch die nach dorsal verlagerten und so einander stark angenäherten Abschnitte des großen Interlobärseptums begrenzt wird. Durch die Atelektase des *linken Unterlappens* entsteht im p.a.-Bild eine nach lateral glatt begrenzte dreieckige Verschattung, die den linken Herzrand nicht auslöscht. Innerhalb der abnorm tief stehenden linken Lungenwurzel sind die Gefäßschatten nicht abgrenzbar. Im Seitbild sind der Schatten der Aorta descendens und der dorsale Rand des Herzschattens unscharf.

Bronchialschleim, der nicht abgehustet wird („*mucoid impaction*"), kann mehrere Segment- und Subsegmentbronchien gleichzeitig verschließen. Man beobachtet dann meist in Hilusnähe lokalisierte homogen dichte Bandschatten, die teilweise gegabelt sind. Der Parenchymkollaps wird in der Regel durch Kollateralventilation verhindert. Als Ursachen der sog. mucoid impaction kommen chronische Bronchitis, Bronchiektasen, Mukoviszidose und Bronchustumoren in Betracht.

In den epidiaphragmalen Abschnitten der Lungenunterfelder lokalisierte, annähernd horizontal verlaufende, homogen dichte Schattenbänder von 4 bis 10 cm Länge und maximal 10 mm Breite werden als *Plattenatelektasen* bezeichnet. Man beobachtet sie nach chirurgischen Eingriffen im Oberbauch und bei Relaxatio diaphragmatica. Anders als *Kerley* B-Linien erstrecken sie sich meist bis zur Pleura.

- **Verschattung des rechten Herz-Zwerchfellwinkels**
  Atelektase des rechten Unterlappens. Unterlappensegmentpneumonie. Lungensequestration. Pleuraschwiele. Fettdepot. Perikardzyste. Sternokostale Hernie (s. 3.3.2.).
- **Totalverschattung einer Lunge**
  – *ohne wesentliche Verlagerung von Mediastinum und Zwerchfell:*
  Aplasie der Lunge. Totalatelektase und ausgedehnter Pleuraerguß (z. B. bei Bronchialkarzinom und Pleurakarzinose).

1.2 Erhebung und Deutung krankhafter Befunde

– *mit Verlagerung des Mediastinums zur kranken Seite und des Zwerchfells nach kranial*
Totalatelektase. Zustand nach Pneumonektomie. Pleuraschwiele.
– *mit Verlagerung des Mediastinums zur gesunden Seite und des Zwerchfells nach kaudal*
Ausgedehnte Pneumonie. Ausgedehnter Pleuraerguß.
- **Solitärer Flächenschatten ohne anatomische Grenze**
Aspirationspneumonie. Chronische Pneumonie. Primärtuberkulose. Lungeninfarkt.
- **Multiple Flächenschatten ohne anatomische Grenzen**
Herdpneumonie. Postprimärtuberkulose (exsudative Form). Sarkoidose (Stadium III). Silikose (Stadium III). Multiple Lungeninfarkte. Fettembolie. Schocklunge. Lungenkontusion.

Die Differentialdiagnose intrapulmonaler Verschattungen wird durch Verlaufskontrollen erleichtert. Konstante Größe und Form prägen die ruhende Läsion. Vergrößerung, Formwechsel und diskontinuierliche Ausbreitung in die Umgebung signalisieren autonomes Wachstum bzw. Unwirksamkeit z. B. einer antimikrobiellen Chemotherapie; ein weiteres zuverlässiges Zeichen für die Aktivität einer Läsion ist die Verwandlung des vormals scharfen in einen unscharfen Rand. Verkleinerung, Aufhellung und wachsende Konturschärfe charakterisieren die spontane bzw. therapeutisch induzierte Rückbildung der Läsion (z. B. einer Sarkoidose nach Gabe von Kortikosteroiden). Rasche, auch ohne Behandlung binnen weniger Tage abgeschlossene Entschattung ist bei eosinophilen Infiltraten, Lungenkontusionsherden, kleinen Lungeninfarkten und „mucoid impaction" bekannt.

Abnorm starke Verdichtungen in Projektion auf die Lungen bzw. innerhalb einer Läsion werden gewöhnlich durch **Verkalkungen** hervorgerufen. Verwechslungsgefahr droht lediglich von Kontrastmittelresten, die nach einer Bronchographie oftmals tagelang an den Wänden haften und nach einer Lymphographie bisweilen wochen- und monatelang am linken Venenwinkel nachweisbar bleiben. Verkalkungen sind ein Merkmal gutartiger Läsionen, insbesondere wenn sie in deren Zentrum liegen. Exzentrische Kalkschatten haben grundsätzlich die gleiche Bedeutung. Ausnahmsweise wird jedoch Kalk in der Peripherie von Bronchialkarzinomen, die in eine präexistente verkalkte Läsion eingewachsen sind, sowie von Metastasen maligner Tumoren der Schilddrüse, der Ovarien, der Mamma und des Gastrointestinaltrakts beobachtet. Lungenmetastasen von Osteosarkomen können verknöchern. Der Nachweis von Verkalkungen in Hilus und Lunge der gleichen Seite charakterisiert den verkalkten Primärkomplex. Pleurale Verkalkungen entwickeln sich grundsätzlich in einer Pleuraschwiele.

- **Verkalkter Fleckschatten**
Hamartom. Tuberkulom. Bronchusadenom. Arteriovenöse Lungenfistel. Silikose. Aspergillom.

- **Mantelförmiger Pleuralkalk**
  Pleurosis calcarea
- **Fleckiger Pleurakalk**
  Asbestose. Silikose (selten).

Die Differentialdiagnose der **umschriebenen Aufhellungen,** in denen keine Lungengefäßzeichnung nachzuweisen ist, fußt auf der Beurteilung des Höhleninhalts sowie der Form und Breite des Ringschattens. Hohlräume, in denen man einen Luft-Flüssigkeitsspiegel erkennt, besitzen Verbindung zu den Bronchien.

- **Strukturlose Aufhellung mit schmalem Ringschatten**
  Emphysemblase. Kongenitale Lungenzyste. Posttraumatische Lungenzyste. Pneumatozele. Tuberkulöse Kaverne.
- **Strukturlose Aufhellung mit breitem Ringschatten**
  Einschmelzender Lungenabszeß. Einschmelzendes Bronchialkarzinom. Einschmelzende Metastase.
- **Strukturlose Aufhellung mit schmalem Ringschatten und basalem Flüssigkeitsspiegel**
  Infizierte Zyste. Echinokokkuszyste. Pneumatozele. Infarktkaverne.
- **Strukturlose Aufhellung(en) mit breitem Ringschatten und basalem Flüssigkeitsspiegel**
  Einschmelzende pyämische Abszesse. Einschmelzendes Bronchialkarzinom. Einschmelzende Metastase(n). *Wegener*sche Granulomatose.
- **Strukturlose Aufhellung mit zentral gelegener rundlicher Verdichtung**
  Aspergillom

1.2.3.2 Typische krankhafte Befunde im konventionellen Tomogramm

Das konventionelle Tomogramm dient gewöhnlich dazu, krankhafte Befunde, die aus den Übersichtsbildern bereits bekannt sind, zu präzisieren. Gelegentlich werden durch die Schichtuntersuchung aber auch Läsionen (z. B. Lungenmetastasen, Lymphknotenmetastasen) bzw. bestimmte Charakteristika von Verschattungen (z. B. Verkalkung, Einschmelzung, streifige Verbindung zur Pleura) erstmals nachgewiesen. Die Darstellung raumfordernder Läsionen in den Haupt-, Lappen- und Segmentbronchien ist eine Domäne der konventionellen Schichtuntersuchung.

- **Stenose/Verschluß eines anatomisch regelrecht gelegenen Bronchus**
  Intrabronchialer raumfordernder Prozeß (z. B. Bronchialkarzinom, Bronchusadenom).
- **Stenose/Verschluß eines aus der regelrechten Position verdrängten Bronchus**
  Extrabronchialer raumfordernder Prozeß (z. B. abnorm große Lymphknoten).

Das Tomogramm liefert im allgemeinen detailliertere Informationen über Größe, Form, Begrenzung und Dichte von Rundherden und Einschmelzungshöhlen als die Übersichtsaufnahmen. Drainagebronchien werden ausschließlich im Schichtbild nachgewiesen.

Ausnahmsweise kann ein Rundherd durch den tomographischen Nachweis breiter, gefäßtypischer Streifenschatten, die ihn mit der Lungenwurzel verbinden, als arteriovenöse Lungenfistel identifiziert werden.

1.2.3.3 Typische krankhafte Befunde im Bronchogramm

Intakte Bronchien besitzen glatte Wände, verjüngen sich harmonisch und verzweigen sich nach anatomischen Gesetzen (s. Abb. 1.4).

- **Stenose/Verschluß eines großen Bronchus**
  Intrabronchialer (z. B. Bronchuskarzinom) oder extrabronchialer (z. B. abnorm große tuberkulöse Lymphknoten) raumfordernder Prozeß. Bronchusaplasie. Bronchusruptur. Chirurgischer Bronchusverschluß.
  Bei einem malignen intrabronchialen Tumor läuft die Kontrastmittelsäule vor dem Abbruch spitz zu, bei einem benignen endet sie glatt und zum Hilus konvex gekrümmt. Ein extrabronchialer raumfordernder Prozeß dellt die Kontrastmittelsäule ein. Die tumorbedingte Bronchusstenose ist oft in einem sonst weitgehend intakten Bronchialsystem nachzuweisen.
- **Multiple Füllungsdefekte in kleinen Bronchien („entlaubter Baum")**
  Chronische Bronchitis. Emphysem. Chronische Pneumonie.
- **Verlagerung von Bronchien aus der anatomisch regelrechten Position**
  Raumfordernder Prozeß. Narbige Schrumpfung eines Lungenareals. Zustand nach Lobektomie. Emphysem. Lungensequestration.
  In minderbelüfteten oder geschrumpften Bezirken sind die Bronchien gebündelt, in überblähten verlaufen sie gespreizt.
- **Abnorm weite Bronchien**
  Bronchiektasen
- **Diffus schwankendes Bronchialkaliber**
  Chronische Bronchitis. Bronchioloalveoläres Karzinom.
- **Nachweis von Kontrastmittel außerhalb des Bronchiallumens**
  Bronchusfistel
  Die bronchopleurale Fistel ist in der Regel Folge einer Verletzung, die bronchösophageale wird beim Ösophaguskarzinom beobachtet.

1.2.3.4 Typische krankhafte Befunde im Computertomogramm

Mit der computertomographischen Abbildung von Läsionen, die durch die konventionelle Röntgenuntersuchung aufgedeckt werden, gewinnt man in der Regel keine für die Differentialdiagnose entscheidenden Zusatzinformation. Da das subpleurale Lungenparenchym, die Lungenspitzen, der Retrosternalraum, der Retrokardialraum und die Sinus phrenicocostales aber im transversalen Schnittbild besser zu beurteilen sind als in biplanen Übersichtsaufnahmen, werden dort gelegene Läsionen nicht selten im CT erstmals nachgewiesen. Ihr Durchmesser muß dazu nur mindestens 3 bis 5 mm betragen. Allerdings kann man nicht zwischen gut- und bösartigen Herden unterscheiden. Da zudem etwa 25% der subpleuralen Läsionen entzündlichen Granulomen entsprechen, darf man sie selbst bei bekanntem malignen Grundleiden nicht grundsätzlich für Lungenmetastasen halten.

Die Differentialdiagnose pleuraler Herde wird durch die Messung der Dichte im CT verbessert:

- **Pleurale Läsion von liquider Dichte (+ 5 bis + 25 HE)**
  Pleuraerguß
- **Pleurale Läsion von solider Dichte (mehr als + 30 HE), die kein Kontrastmittel anreichert**
  Pleuraschwiele. Pleuraempyem.
- **Pleurale Läsion von solider Dichte, die Kontrastmittel anreichert**
  Tumor der Pleura (z. B. Mesotheliom)

1.2.3.5 Typische krankhafte Befunde im Angiogramm

Die rechte Pulmonalarterie besitzt gewöhnlich ein etwas stärkeres Kaliber als die linke.

- **Abnorm weite linke Pulmonalarterie**
  Pulmonalstenose. Idiopathische Dilatation des Hauptstamms der linken Pulmonalarterie.
- **Einseitig oder an umschriebener Stelle abnorm schmale bzw. fehlende Lungengefäße**
  Hypoplasie bzw. Aplasie einer Lungenarterie (z. B. im Rahmen eines *Swyer-James*-Syndroms). Lungenembolie.
- **Vorzeitiger Nachweis des pulmonalarteriell applizierten Kontrastmittels in einer Lungenvene**
  Arteriovenöse Lungenfistel
- **Multiple arteriovenöse Lungenfisteln**
  Morbus *Rendu-Osler-Weber*
- **Abbruch der Kontrastmittelsäule**
  Lungenembolie

1.3 Leitsymptome wichtiger Erkrankungen

1.3.1 Mediastinum

1.3.1.1 Mediastinitis

Die akute Mediastinitis wird vorwiegend nach Ruptur von Ösophagus oder Trachea und thoraxchirurgischen Eingriffen, die chronische Mediastinitis bei Tuberkulose oder als Fremdkörperreaktion beobachtet.

Übersichtsbild:
- Unscharfe Begrenzung und Verbreiterung des Mediastinalschattens nach beiden Seiten.
- Streifen- oder bläschenförmige Aufhellungen des Mediastinalschattens (als Zeichen der Perforation oder der Präsenz gasbildender Erreger).
- Luft-Flüssigkeitsspiegel außerhalb der Ösophagusloge (als Zeichen der Abszedierung).

CT:
- Verbreiterung vornehmlich des vorderen und oberen Mediastinums durch weichteildichte Masse.
- Verwischung der Fettsäume zwischen den Mediastinalorganen.
- Rundliche Aufhellungen von Luftdichte.
- Zentral liquide Läsion mit dichtem Randsaum, der Kontrastmittel aufnimmt (Abszeß).

Mediastinalphlebogramm:
- Verschmälerung/Verschluß der oberen Hohlvene
- Kollateralkreislauf

1.3.1.2 Tumoren

Die bevorzugte Lokalisation der häufigsten Mediastinaltumoren veranschaulicht Abb. 1.8.

Thymom

Thymome stellen knapp 10 % der Mediastinaltumoren. Betroffen sind überwiegend Kinder und Jugendliche.

Übersichtsbild:
- Meist einseitige Verbreiterung des Mediastinalschattens durch eine ventral gelegene, in der Regel homogene Läsion.

Durchleuchtung:
- Tumorschatten nicht schluckverschieblich.

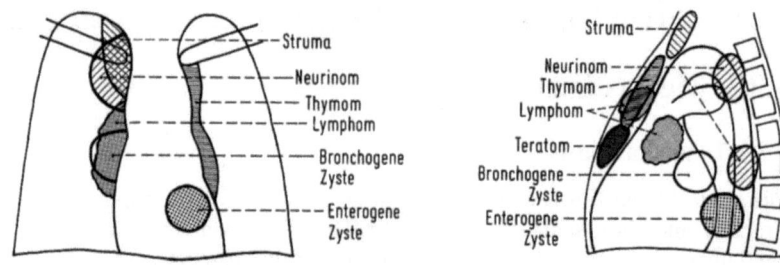

Abb. 1.8. Lokalisation häufiger Mediastinaltumoren im biplanen Thoraxübersichtsbild

CT:
- Unmittelbar ventral der Herzbasis und der Aorta gelegener rundlicher raumfordernder Prozeß mit glatter oder welliger Begrenzung.
- Der Tumor setzt sich aus fettdichten und soliden Arealen zusammen; letztere reichern Kontrastmittel an. Liquide Zonen sind selten.
- Diffus über den Tumor verteilte oder an seinem Rand angeordnete feinschollige Verkalkungen.

Große Thymome verdrängen Herzbasis und Aorta ascendens nach dorsal. Das Thymuskarzinom kann in die Brustwand einbrechen, das Thymuslipom (dominierende Dichte: − 30 bis − 50 HE) wächst häufig nach kaudal.

Teratom

Die meisten Teratome werden im 2. und 3. Lebensjahrzehnt beobachtet.

Übersichtsbild:
- Ein- oder beidseitige Verbreiterung des Mediastinalschattens durch eine ventral gelegene, häufig inhomogene Läsion.
- Verkalkungen und Verknöcherungen im Tumorschatten.

CT:
- Retrosternal lokalisierter, häufig gelappter raumfordernder Prozeß mit glattem oder höckrigem Rand.
- Mehr fettdichte als liquide und mehr liquide als solide Areale.
- Knochen, Zähne (pathognomonischer Befund).

Der Tumorschatten kann sich durch eine Blutung rapide vergrößern.

Lymphom

Der Anteil der − meist malignen (M. *Hodgkin*, Non-*Hodgkin*-Lymphom, Lymphknotenmetastasen) − Lymphome an den Mediastinaltumoren beträgt 15 bis 20%. Der M. *Hodgkin* manifestiert sich vornehmlich im vorderen Mediastinum.

1.3 Leitsymptome wichtiger Erkrankungen

Übersichtsbild:
- Ein- oder beidseitige Verbreiterung des Mediastinalschattens durch eine ventral oder in der Mitte gelegene meist homogene Verschattung.
- Der Mediastinalschatten ist an einer oder mehreren Stellen gebuckelt oder wird zur Säule („Schornstein") deformiert.
- Einengung und Verdrängung der Trachea aus der regelrechten anatomischen Lage.
- Häufiger Begleitbefund: Abnorm große(r) Hilusschatten.

CT (s. 2.3.3.2):
- Im vorderen (retrosternal, prätracheal) bzw. mittleren (retrotracheal, periaortal, perikaval) Mediastinum gelegener, rundlicher oder polyzyklisch begrenzter raumfordernder Prozeß. Die vergrößerten Lymphknoten bleiben getrennt oder verschmelzen miteinander.
- Lymphome haben Weichteildichte und nehmen kaum Kontrastmittel auf.

Endothorakale Struma

Häufigste Ursache für eine Verbreiterung des oberen Mediastinums.

Übersichtsbild:
- Scharf konturierte und glatt begrenzte Verbreiterung des Mediastinalschattens durch eine meist ventral und rechts paramedian gelegene Läsion von homogener Dichte.
- Häufig fleckige Verkalkungen.
- Einengung und bogige Verlagerung der Trachea zur Gegenseite.

Durchleuchtung:
- Verschattung in der Regel schluckverschieblich.

CT:
- Mit der Schilddrüse geweblich verbundener, meist retrosternaler raumfordernder Prozeß, der die Trachea, die brachiozephalen Gefäße und selten auch den Ösophagus komprimieren kann.
- Im Nativ-CT besitzt die Läsion gemischte, vorwiegend solide Dichte. Nach Kontrastmittelgabe färbt sie sich lange und intensiv an.

Bronchogene Zyste

Die meisten bronchogenen Zysten werden bis zum frühen Erwachsenenalter diagnostiziert.

Übersichtsbild:
- Rechtsseitige Verbreiterung des Mediastinalschattens durch eine meist oben und in der Mitte gelegene, glatt begrenzte, rundliche Läsion (Durchmesser: 5–15 cm).
- Rechter Hilusschatten häufig verdeckt.

- Luft-Flüssigkeitsspiegel innerhalb der Läsion weist auf die – seltene – Verbindung zum Bronchialbaum hin.

CT:
- Unmittelbar hinter oder unter der Trachealbifurkation gelegener, glattwandiger raumfordernder Prozeß.
- Der Tumor besitzt liquide oder solide Dichte und nimmt kein Kontrastmittel auf.

Enterogene Zyste

Die enterogenen oder Duplikations-Zysten werden gelegentlich zusammen mit Halb- oder Blockwirbeln angetroffen.

Übersichtsbild:
- Meist einseitige Verbreiterung des Mediastinalschattens durch eine dorsal und kaudal gelegene, glatt begrenzte, runde oder ovale Läsion (Durchmesser: 3–10 cm).
- Impression, selten auch Verdrängung des Ösophagus (Breischluck!).

CT:
- Stets ösophagusnahe gelegener, dünnwandiger raumfordernder Prozeß.
- Der Tumor besitzt homogene Binnenstruktur und ist weichteildicht.

Lipom, Lipomatose

Übersichtsbild:
- Umschriebene einseitige bzw. beidseitige Verbreiterung des Mediastinalschattens durch eine glatt oder wellig begrenzte Läsion.
- Tumor weniger schattendicht als Mediastinum.

CT:
- Scharfrandiger raumfordernder Prozeß, der Trachea, Ösophagus und die mediastinalen Gefäße nicht aus der anatomisch regelrechten Lage verdrängt.
- Der Tumor besitzt in allen Anteilen eine Dichte von -50 bis -100 HE.

Neurogener Tumor

Die Geschwülste gehen vom sympathischen Grenzstrang, vom N. vagus und den Interkostalnerven aus. Neurinome können Wirbelkörper und Rippenköpfchen destruieren und die Foramina intervertebralia erweitern (s. 6.2.1.2).

Übersichtsbild:
- Einseitige Verbreiterung des Mediastinalschattens durch eine stets paravertebral lokalisierte scharfrandige Läsion (Durchmesser: 6–8 cm).
- Gelegentlich Verkalkungen im Tumorschatten nachweisbar.

1.3 Leitsymptome wichtiger Erkrankungen

CT:
- Prä- bzw. paravertebral lokalisierter rundlicher oder ovaler raumfordernder Prozeß.
- Der Tumor besitzt ausschließlich solide Dichte.

1.3.1.3 Verletzungsfolgen

Mediastinalhämatom

Übersichtsbild:
- Ein- oder beidseitige Verbreiterung des Mediastinalschattens durch eine meist kranial lokalisierte, unscharf begrenzte Läsion.
- In kurzen Abständen angefertigte Kontrollaufnahmen zeigen, daß sich die Läsion rasch vergrößert.

CT:
- Den Gefäßen benachbarter raumfordernder Prozeß, der die Fettgrenzen zwischen den Mediastinalorganen verwischt.
- Frische Hämatome haben eine Dichte von + 50 bis + 70 HE.

Mediastinalemphysem

Das Mediastinalemphysem ist häufig mit einem supraklavikulären bzw. kollaren Haut- und Weichteilemphysem kombiniert.

Übersichtsbild:
- Dem linken Herzrand parallele streifige Aufhellung (durch Luft), die vom Lungenparenchym durch einen zarten Streifenschatten (= Pleura mediastinalis) getrennt wird.
- Seltener sind streifige Aufhellungen entlang des rechten Herzrands, an der Herzspitze und in Nachbarschaft des Aortenschattens.

1.3.2 Herz und herznahe Gefäße

1.3.2.1 Herzinsuffizienz

Das radiologische Bild des chronisch insuffizienten Herzens ist durch die Zeichen des abnorm großen linken Ventrikels und Vorhofs charakterisiert. Bei akuter Herzinsuffizienz fehlen die Zeichen des abnorm großen linken Vorhofs häufig. Außerdem ist zu bedenken, daß ein Herz mit abnorm großem Schatten suffizient und umgekehrt ein Herz mit normal großem Schatten insuffizient sein kann. Für den Nachweis der **Linksherzinsuffizienz** sind daher die **Zeichen des abnorm hohen pulmonalvenösen Drucks** essentiell.

Übersichtsbild:
- Beide Hili abnorm groß und dicht.
- Abnorm breite Oberfeld- und abnorm schmale Unterfeldgefäße (Frühzeichen!).
- Unscharfe und beidseits bis in die Peripherie vermehrte Lungengefäßzeichnung.
- Peribronchiale Ringschatten (s. 1.3.3.11).
- *Kerley*-Linien (s. 1.2.3.1).
- Pleuraerguß (auf der rechten Seite früher und häufiger als auf der linken).

Rückbildung der Zeichen des abnorm hohen pulmonalvenösen Drucks und Verkleinerung des Herzschattens weisen auf linksventrikuläre Rekompensation hin. Wenn nur die Zeichen des abnorm hohen pulmonalvenösen Drucks rückläufig sind, der Herzschatten aber gleich groß bleibt oder sogar noch größer wird, darf man annehmen, daß auch der rechte Ventrikel insuffizient geworden ist.

Radiologische Leitsymptome des global insuffizienten Herzens
- Abnorm breiter Herzschatten
- Abnorm breiter Cava- und Azygosschatten
- Leicht bis mäßig ausgeprägte Zeichen erhöhten Drucks im kleinen Kreislauf
- Rechtsseitiger Zwerchfellhochstand

1.3.2.2 Cor pulmonale

Die radiologische Stadieneinteilung des chronischen Cor pulmonale korreliert nur locker mit der Höhe des Pulmonalarterienmitteldrucks. Im Frühstadium liegt der Querdurchmesser des Herzschattens im unteren Normbereich. Das fortgeschrittene Stadium ist durch die Zeichen des abnorm großen rechten Ventrikels und die Verlagerung der Herzspitze nach oben gekennzeichnet. Im Spätstadium werden zusätzlich abnorm breiter Cava- und Azygos-Schatten und die Zeichen des abnorm großen rechten Vorhofs beobachtet. Gesichert wird der Nachweis des chronischen Cor pulmonale durch die **Zeichen des abnorm hohen pulmonalarteriellen Drucks**.

Übersichtsbild:
- Abnorm vorgewölbtes Pulmonalsegment.
- Abnorm breite zentrale Lungenarterien (der Durchmesser der rechten Unterlappenarterie nach Kreuzung mit dem Hauptbronchus übersteigt 15 mm).
- Abnorm geringes Kaliber der Segmentarterien (sog. Kalibersprung im Vergleich mit den Lappenarterien).
- Abnorm geringe Gefäßzeichnung in der Peripherie beider Lungen.

Die Zeichen des abnorm hohen pulmonalarteriellen Drucks bleiben, wenn das rechte Herz dekompensiert, im Gegensatz zu den Zeichen des abnorm hohen pulmonalvenösen Drucks unverändert bestehen.

1.3.2.3 Mißbildungen

Vorhofseptumdefekt
(♀>♂, ca. 15% der angeborenen Herzfehler)
Übersichtsbild:
- Abnorm großer rechter Vorhof.
- Abnorm großer rechter Ventrikel.
- Abnorm vorgewölbtes Pulmonalsegment.
- Beidseits bis in die Peripherie vermehrte Lungengefäßzeichnung.
  Bei der *Eisenmenger*-Reaktion nimmt der Durchmesser der kleinen Lungenarterien ab, während die großen Gefäße erweitert bleiben (s. 1.2.3.1).
- Abnorm flaches Aortensegment.

Durchleuchtung:
- Abnorm starke Pulsationen der Lungenwurzeln.
  Bei der *Eisenmenger*-Reaktion normalisieren sich die Hiluspulsationen.
- Abnorm schwache Pulsationen des Aortensegments.

Lungenvenenfehleinmündung
(♂=♀, ca. 1% der angeborenen Herzfehler)

Meist münden die Lungenvenen in eine persistierende linke obere Hohlvene, nur selten direkt in den rechten Vorhof.

Übersichtsbild:
- Verbreiterung des oberen Mediastinums nach rechts.
- Abnorm großer rechter Vorhof.
- Abnorm großer rechter Ventrikel.
- Abnorm vorgewölbtes Pulmonalsegment.
- Beidseits bis in die Peripherie vermehrte Lungengefäßzeichnung.

Im typischen Fall besitzt der Herzschatten die Form einer plumpen „Acht".

***Ebstein*-Syndrom**
(♂=♀, ca. 1% der angeborenen Herzfehler)

Die Trikuspidalklappen sind in den rechten Ventrikel verlagert, dort teilweise mit der Wand verwachsen und dadurch insuffizient.

Übersichtsbild:
- Abnorm breiter Herzschatten (Kugelform).
- Abnorm großer rechter Vorhof.

- Abnorm vorgewölbtes Pulmonalsegment.
- Beidseits verminderte Lungengefäßzeichnung.
- Abnorm flaches Aortensegment.

Ventrikelseptumdefekt
($\male = \female$, ca. 25% der angeborenen Herzfehler)

Beim kleinen Ventrikelseptumdefekt (M. *Roger*) ist der Herzschatten normal groß und regelrecht konfiguriert.

Übersichtsbild:
- Nach beiden Seiten, jedoch vorwiegend nach links verbreiterter Herzschatten.
- Abnorm vorgewölbtes Pulmonalsegment.
- Beidseits bis in die Peripherie stark vermehrte Lungengefäßzeichnung.
- Meist regelrechtes Aortensegment.

Durchleuchtung:
- Abnorm starke Pulsationen der Lungenwurzeln.

Transposition der großen Gefäße
($\male = \female$, ca. 10% der angeborenen Herzfehler)

Bei der kompletten Transposition entspringt die Aorta aus dem rechten, der Truncus pulmonalis aus dem linken Ventrikel; ein intra- oder extrakardialer Shunt ist obligat nachweisbar. Bei der partiellen Transposition entspringen beide Gefäße aus dem rechten oder linken Ventrikel.

Übersichtsbild:
- Nach beiden Seiten, jedoch gewöhnlich nach links mehr als nach rechts verbreiterter Herzschatten (Eiform).
- Beidseits vermehrte Lungengefäßzeichnung.
- Abnorm tiefe Herztaille.
- Häufig abnorm flaches Aortensegment.

***Fallot*sche Tetralogie**
($\male = \female$, ca. 10% der angeborenen Herzfehler)

Die *Fallot*sche Tetralogie (Pulmonalstenose, Ventrikelseptumdefekt, sog. reitende Aorta, Hypertrophie des rechten Ventrikels) ist der häufigste zyanotische Herzfehler älterer Kinder.

Übersichtsbild:
- Häufig normal großer, manchmal (durch abnorm großen rechten Ventrikel) nach links verbreiterter Herzschatten.
- Abnorm tiefe Herztaille.
- Gerundete und nach oben verlagerte Herzspitze („Holzschuhherz").

- Beidseits verminderte Lungengefäßzeichnung.
- Abnorm helles aortopulmonales Fenster.
- Abnorm vorgewölbtes Aortensegment.

Aortenisthmusstenose
(♂>♀, ca. 6% der angeborenen Herzfehler)

Übersichtsbild:
- Verbreiterung des oberen Mediastinums nach rechts (durch die prästenotisch dilatierte Aorta) und gelegentlich auch nach links (durch die erweiterte A. subclavia sin.).
- Verlagerung des mittleren Ösophagusdrittels (Breischluck!) nach rechts und ventral (durch poststenotisch dilatierte Aorta).
- Abnorm großer linker Ventrikel (nicht obligat).
- Usuren an den Unterkanten der dorsalen Abschnitte der 3. bis 9. Rippen.

Durchleuchtung:
- Abnorm starke Pulsationen der Aorta ascendens.

Am Umgehungskreislauf nehmen die Aa. thoracicae intt., intercostales und epigastricae inff. teil.

Offener Ductus *Botalli*
(♀>♂, ca. 13% der angeborenen Herzfehler)

Übersichtsbild:
- Abnorm vorgewölbtes Pulmonalsegment.
- Beidseits vermehrte Lungengefäßzeichnung.
- Abnorm großer linker Vorhof.
- Abnorm großer linker Ventrikel.
- Abnorm vorgewölbtes Aortensegment.

Durchleuchtung:
- Abnorm starke Pulsationen der Lungenwurzeln, des linken Herzrands und der Aorta ascendens.

1.3.2.4 Klappenfehler

Trikuspidalstenose

Übersichtsbild:
- Rechtsseitiger Zwerchfellhochstand (durch gestaute Leber).
- Verbreiterung des oberen Mediastinums nach rechts durch abnorm breiten Cava-Schatten.
- Abnorm großer rechter Vorhof.
- Meist regelrechte, selten verminderte Lungengefäßzeichnung.

Trikuspidalinsuffizienz

Sowohl die organische als auch die funktionelle Trikuspidalinsuffizienz ist häufig mit einem Mitralvitium kombiniert. Wenn sich z. B. bei einer Mitralstenose die Zeichen erhöhten Druckes im kleinen Kreislauf ohne adäquate Therapie zurückbilden, darf man folgern, daß die Trikuspidalklappe insuffizient geworden ist.

Übersichtsbild:
- Verbreiterung des oberen Mediastinums nach rechts durch abnorm breiten Cava-Schatten.
- Abnorm großer rechter Vorhof.
- Abnorm großer rechter Ventrikel.
- Meist abnorm geringe Lungengefäßzeichnung.

Durchleuchtung:
- Abnorm starke Pulsationen des rechten Herzrands.

Pulmonalstenose

Die Kombination aus Pulmonalstenose, Vorhofseptumdefekt und Hypertrophie des rechten Ventrikels wird als *Fallot*sche Trilogie bezeichnet.

Übersichtsbild:
- Abnorm großer rechter Ventrikel.
- Abnorm großer Hilus (durch poststenotisch dilatierten Hauptstamm der linken Pulmonalarterie; der ebenfalls dilatierte Hauptstamm der rechten Pulmonalarterie verschwindet im Mediastinalschatten).
- Meist regelrechte, selten abnorm geringe Lungengefäßzeichnung.

Pulmonalinsuffizienz

Übersichtsbild:
- Abnorm großer rechter Ventrikel.
- Beide Hili abnorm groß.
- Regelrechte Lungengefäßzeichnung.

Mitralstenose

($♀>♂$, ca. 25% der erworbenen Klappenfehler)

Übersichtsbild (Abb. 1.9):
- Abnorm großer linker Vorhof.
- Zeichen abnorm hohen pulmonalvenösen Drucks.
- Abnorm flaches Aortensegment.

Durchleuchtung:
- Mitralklappenkalk (die Verkalkungen projizieren sich auf den dorsokaudalen Sektor des Herzschattens).

- Verkalkungen des linken Vorhofs (durch verkalkte Thromben bzw. Narben).

Die Zeichen abnorm hohen pulmonalvenösen Drucks werden bereits bei leichter Mitralstenose beobachtet. Zum Lungenödem kann es in jedem Stadium der Erkrankung kommen. Der Herzschatten verbreitert sich jedoch erst dann nach beiden Seiten, wenn die Zeichen abnorm hohen pulmonalarteriellen Drucks ausgeprägt sind. Ein seltenes Spätsymptom sind dichte, beidseits perihilär angeordnete, miliare Fleckschatten, die gelegentlich verknöchern.

Mitralinsuffizienz
($♀>♂$, ca. 10% der erworbenen Klappenfehler)
Übersichtsbild (Abb. 1.9):
- Abnorm großer linker Vorhof.
- Abnorm großer linker Ventrikel.
- Zeichen abnorm hohen pulmonalvenösen Drucks. Meist sind sie weniger stark ausgeprägt als bei Mitralstenose.

Durchleuchtung:
- Verkalkungen der Mitralklappe und des linken Vorhofs (selten).

Kombinierter Mitralfehler
($♀>♂$, ca. 15% der erworbenen Klappenfehler)
Übersichtsbild:
- Abnorm großer rechter Ventrikel.
- Zeichen abnorm hohen pulmonalarteriellen und pulmonalvenösen Drucks.
- Abnorm großer linker Vorhof.
- Abnorm großer linker Ventrikel.

Klappenkalk ist nahezu obligat. Wenn hämodynamisch die Stenosekomponente überwiegt, ist der linke Vorhof nur leicht bis mäßig vergrößert, der pulmonalvenöse Druck dagegen bereits frühzeitig stark erhöht. Umgekehrt ist, wenn hämodynamisch die Insuffizienzkomponente überwiegt, der linke Vorhof frühzeitig massiv vergrößert, der pulmonalvenöse Druck aber lange nur mäßig über die Norm erhöht.

Aortenstenose
($♂>♀$, ca. 5% der erworbenen Klappenfehler)
Übersichtsbild (Abb. 1.9):
- Der Herzschatten bleibt lange Zeit normal groß. Erst im fortgeschrittenen Stadium beobachtet man die Zeichen des abnorm großen linken Ventrikels.

- Der Schatten der (poststenotisch dilatierten) Aorta ascendens lädt in weitem Bogen über den Rand des Mediastinalschattens nach rechts aus.
- Abnorm vorgewölbtes Aortensegment.

Durchleuchtung:
- Aortenklappenkalk (die Verkalkungen projizieren sich auf den ventrokranialen Sektor des Herzschattens).

Die Zeichen abnorm hohen pulmonalvenösen Drucks werden erst beobachtet, wenn der linke Ventrikel dekompensiert.

Aorteninsuffizienz
(♂>♀, ca. 5% der erworbenen Klappenfehler)

Übersichtsbild (Abb. 1.9):
- Abnorm großer linker Ventrikel.
- Der Schatten der Aorta ascendens lädt in der Regel weniger weit über den Rand des Mediastinalschattens nach rechts aus als bei der Aortenstenose.

Durchleuchtung:
- Aortenklappenkalk (selten).
- Abnorm starke Pulsationen des linken Herzrands und des Aortenschattens.

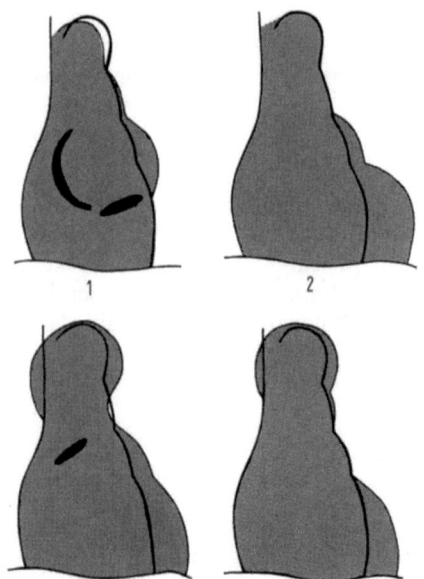

Abb. 1.9. Form des Herzschattens im dorsoventralen Thoraxbild bei Mitralstenose (1), Mitralinsuffizienz (2), Aortenstenose (3) und Aorteninsuffizienz (4)

1.3 Leitsymptome wichtiger Erkrankungen

Beim **kombinierten Aortenfehler** (♂>♀, ca. 10% der erworbenen Klappenfehler) wird meist Klappenkalk nachgewiesen. Die Form der Aortenschattens gibt keinen sicheren Aufschluß darüber, ob hämodynamisch die Stenose- oder die Insuffizienzkomponente überwiegt.

Unter den **bi- und trivalvulären Vitien** (♀>♂, ca. 30% der erworbenen Klappenfehler) wird am häufigsten die Kombination von Mitralstenose und Aorteninsuffizienz beobachtet. Wenn das Übersichtsbild zusätzlich zu den Leitsymptomen eines Mitralfehlers ein abnorm vorgewölbtes Aortensegment zeigt, besteht möglicherweise außerdem ein Aortenfehler. Umgekehrt muß man bei bekanntem Aortenfehler Verdacht auf einen zusätzlichen Mitralfehler äußern, wenn der linke Vorhof abnorm groß ist. Trivalvuläre Vitien sind stets durch einen extrem breiten Herzschatten charakterisiert. Die Zeichen abnorm hohen pulmonalarteriellen Drucks sind dabei meist stärker ausgeprägt als die Zeichen abnorm hohen pulmonalvenösen Drucks.

1.3.2.5 Koronare Herzerkrankung

Die Röntgennativdiagnostik der Thoraxorgane bei koronarer Herzerkrankung ist wenig ergiebig. Sowohl bei stabiler Angina pectoris als auch beim kleinen bzw. hämodynamisch unkomplizierten Myokardinfarkt ist der Herzschatten in der Regel normal groß und die Lungengefäßzeichnung regelrecht. Der ausgedehnte bzw. hämodynamisch (z. B. durch Papillarmuskeldysfunktion) komplizierte Myokardinfarkt bietet hingegen häufig die radiologischen Zeichen der Herzinsuffizienz (s. 1.3.2.1). Eine im Übersichtsbild erkennbare umschriebene Vorwölbung des linken Herzrands als Hinweis auf ein dort lokalisiertes Aneurysma ist selten. Koronarkalk ist nur bei Kranken, die das 40. Lebensjahr noch nicht überschritten haben, ein einigermaßen verläßliches radiologisches Merkmal der koronaren Herzerkrankung. Im höheren Alter wird er zunehmend häufiger auch bei asymptomatischen Personen beobachtet.

1.3.2.6 Kardiomyopathie

Übersichtsbild:
- Abnorm großer, vorwiegend nach links verbreiterter Herzschatten.
- Abnorm großer linker Vorhof.
- Deutliche Zeichen des abnorm hohen pulmonalvenösen Drucks.
- Regelrechtes Aortensegment.

Durchleuchtung:
- Abnorm schwache Pulsationen der Herzränder.

Im Frühstadium der hypertrophisch-obstruktiven Form der Kardiomyopathie kann der Herzschatten normal groß sein.

1.3.2.7 Erkrankungen des Perikards

Pericarditis exsudativa

Im konventionellen Röntgenbild ist der Perikarderguß erst ab einem Mindestvolumen von 500 ml sicher nachzuweisen.

Übersichtsbild:
- Abnorm breiter, gelegentlich kugeliger Herzschatten.
- Verstrichene Herztaille.
- Bei hämodynamisch wirksamen Ergüssen können Cava- und Azygos-Schatten abnorm breit und die Lungengefäßzeichnung beidseits vermindert sein.

Durchleuchtung:
- Abnorm schwache Pulsationen der Herzränder.

CT:
- Das Myokard sichel- oder halbkreisförmig umfassende flüssigkeitsdichte Zone (Durchmesser: 3–30 mm).
  Kleine Ergüsse werden gewöhnlich an der Hinterwand des linken Ventrikels nachgewiesen. Wenn die Exsudation anhält, breiten sie sich über die Seiten- und Vorderwand aus.

Pericarditis constrictiva

Übersichtsbild:
- Häufig normal großer und regelrecht konfigurierter Herzschatten.
- Spangenartige Verkalkungen (Durchmesser: Bis 10 mm) an den Herzrändern. Der Nachweis von Kalkplatten erlaubt die Diagnose des Panzerherzens.

Durchleuchtung:
- Abnorm schwache Pulsationen der Herzränder.

CT:
- Meist multiple, fleckige, kalkdichte Läsionen zwischen Myokard und epikardialem Fettgewebe, am häufigsten an der Herzspitze sowie an der Vorder- und Seitenwand des linken Ventrikels.

Perikardzyste

Die meisten Perikardzysten sitzen dem rechten Hemidiaphragma auf.

Übersichtsbild:
- Rundliche, homogene, vom Herzschatten nicht abtrennbare Vorwölbung am Herzrand.

CT:
- Glatt begrenzte, dünnwandige, flüssigkeitsdichte (0 bis + 25 HE) Läsion (Durchmesser: Bis 10 cm), die dem Myokard eng benachbart, von ihm jedoch eindeutig abgegrenzt ist.

1.3.2.8 Aneurysma der Brustaorta

Die meisten thorakalen Aortenaneurysmen entstehen auf dem Boden von Lues oder Arteriosklerose. In die ätiologische Differentialdiagnose des Ascendens-Aneurysma ist das *Marfan*-Syndrom (s. 6.3.1) in die des Descendens-Aneurysma das Thoraxtrauma einzubeziehen.

Übersichtsbild:
- Abnorm breites oberes Mediastinum.
  Durch das Aneurysma der **Aorta ascendens** wird der Mediastinalschatten in Höhe von BWK 5/6 großbogig und glattrandig nach rechts und ventral verbreitert; die Trachea und der rechte Hauptbronchus liegen abnorm weit dorsal. Durch das Aneurysma des **Aortenbogens** wird der Mediastinalschatten in Höhe von BWK 5/6 nach rechts und/oder links sowie nach ventral und dorsal verbreitert; Trachea und Ösophagus werden zur Seite verlagert und eingeengt, das aortopulmonale Fenster ist verschattet. Durch das Aneurysma der **Aorta descendens** wird der Mediastinalschatten in Höhe von BWK 5/6 nach links verbreitert; die Trachea liegt abnorm weit rechts. Hinter dem Herzschatten kann ein breiter, mitunter geschlängelter Streifenschatten erkennbar sein.
- Streifige Verkalkungen an den Rändern des verbreiterten Aortenschattens.

Das posttraumatische Aortenaneurysma gibt sich durch eine rasch progrediente Verbreiterung und häufig unscharfe Konturierung des Mediastinalschattens zu erkennen.

Angiogramm (s. 2.2.1.1):
- Das Aortenlumen ist an umschriebener Stelle sack- oder über eine längere Strecke spindelförmig erweitert. Durch wandständige Thromben kann das wahre Ausmaß der Gefäßdilatation verschleiert werden.
- Beim dissezierenden Aortenaneurysma findet man zusätzlich innerhalb des Kontrastbands eine durch das Dissekat bedingte schmale Aufhellungslinie, die am proximalen und distalen Ende der Aussackung in die Gefäßwand übergeht. Das wahre Aortenlumen ist zumeist dichter kontrastiert als das falsche.

Topographische Klassifikation des Aneurysma dissecans aortae
Typ I: Alle Abschnitte der Brustaorta befallen, Fortsetzung in die Bauchaorta möglich
Typ II: Vom Sinus aortae bis zum Ostium des Tr. brachiocephalicus
Typ III: Vom Ostium der A. subclavia sin. bis zum Hiatus aorticus. Fortsetzung in die Bauchaorta häufig.

CT (s. 2.2.1.2 und 2.3.1.2):
- Der Querdurchmesser der Brustaorta überschreitet 4 cm.
- Beim thrombosierten Aortenaneurysma färbt sich ein gefäßwandnahes Areal nicht mit Kontrastmittel an.
- Beim dissezierenden Aortenaneurysma erkennt man eine doppelte Gefäßlichtung. Die Grenze zwischen wahrem und falschem Lumen bildet der gelegentlich kalkhaltige Intimaschatten.

1.3.2.9 Das operierte Herz

Die meisten **künstlichen Herzklappen** können im konventionellen Röntgenbild lokalisiert und identifiziert werden. Mitralklappenprothesen liegen im dorsokaudalen, Aortenklappenprothesen im ventrokranialen Sektor des Herzschattens. Von Bioprothesen (z. B. *Hancock*-Bioprothese) erkennt man nur den schmalen Basisring und/oder ein daran befestigtes feingesponnenes Drahtgitter. Bei den mechanischen Ventilen (z. B. *Starr-Edwards*-Prothese, *Björk-Shiley*-Prothese) sind der breite Basisring, der zwei- bis vierstrebige Käfig und oft auch das mobile Element (Ball oder Scheibe) röntgendicht.

Nach der erfolgreichen Korrektur einer Mitralstenose ändern sich Größe und Konfiguration des Herzschattens kaum; die Zeichen abnorm hohen pulmonalvenösen Drucks bilden sich jedoch häufig weit zurück. Wenn eine Mitralinsuffizienz operativ behoben worden ist, kann der Herzschatten hingegen fast zur Normalgröße zurückkehren. Nach Eingriffen an der Aortenklappe verblassen die Zeichen des abnorm großen linken Ventrikels oft weitgehend, der Aortenschatten gewinnt aber kaum jemals normale Größe und Form zurück.

Nach **koronarchirurgischen Eingriffen** sind vornehmlich im basisnahen Abschnitt des Herzschattens häufig stiftchenförmige Metallschatten erkennbar, die durch Gefäßklammern hervorgerufen werden.

Die Position von Aggregat und Sonde(n) eines **Herzschrittmachers** kann im biplanen Übersichtsbild sowie ggf. mit Hilfe der Durchleuchtung sicher beurteilt werden. Der Impulsgeber projiziert sich entweder auf die Außenzone des rechten (selten des linken) Lungenoberfelds oder den Oberbauch. Den Kopf einer im rechten Ventrikel verankerten Reizelektrode erkennt man in Nachbarschaft zur Herzspitze; der Kopf einer Vorhofsonde projiziert sich auf den 7. oder 8. Brustwirbel. Als Ursachen für die Insuffizienz eines Schrittmachersystems können radiologisch differenziert werden:

- Sondenbruch
- Diskonnektion von Impulsgeber und Kabel
- Dislokation des Sondenkopfs in den Einflußtrakt des rechten Ventrikels
- Dislokation des Sondenkopfs in den Ausflußtrakt des rechten Ventrikels
- Perforation des Sondenkopfs in die Perikardhöhle

1.3.3 Lungen und Pleura

1.3.3.1 Anomalien, Mißbildungen

Lungenaplasie

Übersichtsbild:
- Homogen dichte Totalverschattung des erkrankten Hemithorax.
- Abnorm geringe Gefäßzeichnung der kontralateralen Lunge (durch kompensatorische Überblähung).
- Mediastinalhernie.

Im Angiogramm werden auf der kranken Seite keine oder nur spärliche Lungengefäße nachgewiesen. Häufiger als die komplette Aplasie ist die Hypoplasie einer Lunge bzw. Aplasie eines Lappens.

Swyer-James-Syndrom

Das kongenitale unilaterale oder lobäre Emphysem wird gelegentlich erst im Erwachsenenalter entdeckt.

Übersichtsbild:
- Abnorm geringe Gefäßzeichnung der erkrankten Lunge.
- Abnorm kleiner Hilus

Durchleuchtung:
- Mediastinalwandern

Bronchogramm:
- Multiple Bronchiektasen

Im Angiogramm werden auf der kranken Seite abnorm schmale zentrale und periphere Lungenarterien nachgewiesen.

Lungenzyste

Kongenitale Lungenzysten werden vorwiegend in den Oberlappen beobachtet.

Übersichtsbild:
- Homogene Aufhellung mit glattem, schmalem Ringschatten (Durchmesser: 2–5 cm).
- Basaler Flüssigkeitsspiegel (bei Infektion).

Die durch Ventilstenose des Bronchus entstehende **Spannungszyste** ist zusätzlich gekennzeichnet durch:

- Abnorm dichte Lungengefäßzeichnung in der unmittelbaren Umgebung der Aufhellung (durch Bündelung der Gefäße).

- Verlagerung des Mediastinums zur gesunden Seite.
- Gleichseitigen Zwerchfelltiefstand.

Arteriovenöse Lungenfistel

Die angeborenen arteriovenösen Lungenfisteln werden vorwiegend in den Unterlappen nachgewiesen.

Übersichtsbild:
- Glatt begrenzter, homogen dichter Rundschatten (Durchmesser: 1–3 cm).
- Verbindung zum Hilus durch gefäßtypische Streifenschatten.

Durchleuchtung:
- Eigenpulsation.
- Der Durchmesser der Läsion nimmt beim *Valsalva*-Manöver ab.

Angiogramm:
- Abnorm starke Anfärbung der Läsion.
- Vorzeitige Kontrastierung der drainierenden Gefäße.

Lungensequestration

Der kongenitale intralobäre Lungensequester liegt meist im posterobasalen Segment des linken (selten des rechten) Unterlappens, der kongenitale extralobäre Lungensequester (Nebenlunge) zwischen Unterlappen und Zwerchfell.

Übersichtsbild:
- Meist scharf begrenzte flächenhafte Verschattung.
- Oft werden im Zentrum der Verschattung zahlreiche strukturlose Aufhellungen beobachtet. Wenn der Sequester infiziert ist, zeigen sie einen basalen Flüssigkeitsspiegel.

Bronchogramm:
- Die Bronchien des Lungensequesters füllen sich nicht.
- Die der Läsion benachbarten Bronchien sind gebündelt.

Angiogramm:
- Arterielle Versorgung aus einem Ast der Brust- oder Bauchaorta.
- Venöse Drainage des intralobären Sequesters in die Pulmonalvenen; venöse Drainage des extralobären Sequesters in die untere Hohlvene oder V. azygos.

1.3.3.2 Entzündungen

Radiologische Leitsymptome der **akuten Bronchitis** fehlen. Die **chronische Bronchitis** gibt sich im Übersichtsbild manchmal an paarweise parallel verlaufenden mitteldichten Linienschatten (durch Peribronchitis) in der Innenzone beider Unterfelder zu erkennen. Die typischen krankhaften Befunde im Bronchogramm werden meist zufällig anläßlich einer aus anderer Indikation durchgeführten Untersuchung erhoben:

- Abnorm enge, z. T. perlschnurartig deformierte Bronchien
- Gezähnelte Wandkonturen
- Säckchenförmige Ausstülpungen (durch erweiterte Schleimdrüsenausführungsgänge) an den Wänden der großen Bronchien
- Unvollständige Füllung der kleinen Bronchien („entlaubter Baum")

Pneumonie

Die in der Regel durch Pneumokokken verursachte **Lobärpneumonie** wird in den Ober- und Mittellappen häufiger beobachtet als in den Unterlappen.

Übersichtsbild:
- Annähernd homogene, von der gesunden Umgebung scharf abgegrenzte, flächenhafte Verschattung mit konvexen Rändern.
- Luftbronchogramm
- Pleuraerguß

Die **Klebsiellen**pneumonie (*Friedländer*) zeichnet sich durch besonders dichte Verschattung eines oder mehrerer Lungenlappen und die frühzeitige Entwicklung eines Pleuraempyems oder Lungenabszesses aus

Lungenabszesse werden meist pleuranahe, vorwiegend in den Segmenten 3, 6 und 10 und auf der rechten häufiger als auf der linken Seite nachgewiesen. Solange der Abszeß keine Verbindung zu den Bronchien besitzt, erzeugt er im Übersichtsbild eine homogen dichte, rundliche Verschattung (Durchmesser: Bis 5 cm). Wenn er nach innen drainiert wird, erkennt man eine strukturlose Aufhellung mit basalem Flüssigkeitsspiegel, die durch einen meist 5 bis 10 mm breiten, innen scharf, außen unscharf begrenzten, homogen dichten Ringschatten von der häufig abnorm dichten Umgebung abgegrenzt wird.

Die **Staphylokokken**pneumonie ist charakterisiert durch meist zahlreiche, unterschiedlich große, rundliche Aufhellungen (**Pneumatozelen**), die einen schmalen Ringschatten besitzen und sich innerhalb von ein bis zwei Wochen spontan und ohne Residuen zurückbilden.

Im Stadium der Lyse wird die vorher homogene Verschattung durch fleckige Aufhellungen aufgelockert und die Lungengefäßzeichnung wieder sichtbar. Die **chronische** Pneumonie erkennt man im Übersichtsbild an der Schrumpfung und streifigen Verschattung des erkrankten Parenchymbezirks und im Bronchogramm an der Bündelung der Bronchien und Füllungsdefekten in den kleinen Bronchialästen („entlaubter Baum").

Wesentlich häufiger als die Lobär- ist die meist auf dem Boden einer schweren Grunderkrankung entstehende **Bronchopneumonie**.

Übersichtsbild:
- Zahlreiche unscharf begrenzte und teilweise miteinander verschmelzende Fleckschatten *oder*
- Solitäre/multiple mitteldichte, häufig homogene Flächenschatten ohne/ mit anatomischen Grenzen.
- Pleuraerguß (selten)

Die bronchopneumonischen Verschattungen werden häufig in mehreren Lungenlappen bzw. beiden Lungen gleichzeitig oder kurz nacheinander beobachtet, sind aber in der Regel durch normal transparente Parenchymbezirke getrennt.

Die **Stauungspneumonie** manifestiert sich gewöhnlich bilateral, rechts jedoch deutlicher als links, in den Segmenten 9 und 10, die **Aspirationspneumonie** in den Segmenten 2, 6, 9 und 10 vorwiegend der rechten Lunge. Wenn der Kranke im Liegen aspiriert, gelangt das Material in den Ober-, wenn in aufrechter Haltung, in den Unterlappen.

Die **interstitielle Pneumonie** breitet sich in der Regel multisegmental über beide Lungen aus. Ein typisches Beispiel ist die Ornithose (Psittakose).

Übersichtsbild:
- An den Rändern verwaschene matte („Milchglas") Flächenschatten ohne anatomische Grenzen, in die zahlreiche mitteldichte Fleckschatten eingestreut sind, *oder*
- Den Bronchien folgende streifige Verdichtungen, in deren Netzwerk zarte Fleckschatten liegen.
- Abnorm große Hili (selten)

Die **Pneumocystis carinii-Pneumonie** ist im Frühstadium durch multiple, in Nähe der Lungenwurzeln lokalisierte Fleckschatten charakterisiert. Im Spätstadium ähnelt ihr Bild dem eines alveolären Lungenödems (s. 1.3.3.11).

Die Bestrahlung der Lunge mit 40 bis 60 Gray führt nach sechs bis acht Wochen fast regelmäßig zur **Strahlenpneumonie** (Pneumonitis).

Übersichtsbild:
- Mitteldichte, miteinander verschmelzende Fleckschatten innerhalb eines scharf umschriebenen Areals.
- Luftbronchogramm

Die Verschattungen sind exakt auf das Bestrahlungsfeld begrenzt. Nach vier bis sechs Monaten ist das bestrahlte Parenchym geschrumpft und wird von dichten Streifenschatten (als Zeichen der irreversiblen Fibrose) durchquert.

Unter den **Pilzinfektionen** der Lunge haben Candidiasis und sekundäre **Aspergillose** die größte Bedeutung. Die **Candidiasis** manifestiert sich bevorzugt in den Mittel- und Unterfeldern.

1.3 Leitsymptome wichtiger Erkrankungen

Übersichtsbild:
- Multiple mitteldichte Flächenschatten ohne/mit anatomischen Grenzen, *oder*
- Multiple gelegentlich miteinander verschmelzende Fleckschatten.
- Abnorm große Hili
- Pleuraerguß (selten)

Die Aspergilluspneumonie ist sehr selten. Meist besiedelt der Schimmelpilz in den Oberlappen gelegene präexistente Höhlen (tuberkulöse Kavernen, eingeschmolzene Abszesse, Lungenzysten, Emphysemblasen) und bildet dort Myzelballen (*Aspergillom*). Aspergillome sind meist beweglich, behalten ihre Größe über lange Zeit bei und verkalken selten.

Übersichtsbild:
- Homogen dichter, rundlicher Fleckschatten (Durchmesser: 2–5 cm), der durch einen Aufhellungssaum vom umgebenden Ringschatten getrennt wird.
- Ringschatten der Höhle nach Pilzbesiedlung breiter als vorher.

Tomogramm:
- Aufhellungssaum beim liegenden Patienten ring-, beim stehenden sichelförmig (da die Pilzkugel der Schwerkraft folgt).

Der **Echinococcus cysticus** besiedelt vorwiegend die Unterlappen. Das Übersichtsbild zeigt zunächst einen meist solitären, glatt begrenzten, rundlichen Fleckschatten (Durchmesser: 1–10 cm) von homogener Dichte. Eine sichelförmige Aufhellung am Oberpol des Rundherds zeigt an, daß Luft zwischen Peri- und Exozyste eingedrungen ist. Wenn die Echinokokkuszyste von einem Bronchus drainiert wird, erkennt man eine strukturlose Aufhellung mit schmalem Ringschatten und basalem Flüssigkeitsspiegel, der durch die auf der Zystenflüssigkeit schwimmende Zystenmembran gewellt ist (sog. Wasserlilienzeichen). Die Lungenzeichnung in der Umgebung der Echinokokkuszyste ist regelrecht.

Auf **Pleuritis sicca** weisen Hochstand und abnorm geringe Beweglichkeit des Zwerchfells, auf **Pleuritis exsudativa** ein freier und auf frisches Pleuraempyem ein freier oder abgekapselter Erguß hin. Dem chronischen Pleuraempyem entspricht im Übersichtsbild eine manchmal verkalkte Pleuraschwiele.

1.3.3.3 Bronchiektasen

Bronchiektasen werden überwiegend in den Mittel- (bzw. Lingula) und Unterlappen und in etwa der Hälfte der Fälle beidseits nachgewiesen. Meist sind die Bronchien 2. bis 4. Ordnung betroffen. Man unterscheidet die oft angeborenen sackförmigen von den meist erworbenen (z. B. durch Tuberkulose) zylindrischen Bronchiektasen.

Die irreversibel erweiterten Bronchien werden im Leerbild erst sichtbar, wenn sie sich entzünden und/oder der erkrankte Lungenlappen schrumpft.

Übersichtsbild:
- Zwischen Hilus und Zwerchfell bzw. seitlicher Brustwand paarweise parallel verlaufende, mitteldichte Streifenschatten (bei zylindrischen Bronchiektasen).
- Dichte, rundliche Fleckschatten oder strukturlose Aufhellungen mit zartem Ringschatten und basalem Flüssigkeitsspiegel (durch entzündete sackförmige Bronchiektasen).
- Meist glatt begrenzte, durch streifige Verdichtungen inhomogene flächenhafte Verschattung (durch geschrumpften bronchiektatischen Lungenlappen), in deren Nachbarschaft die Lungengefäßzeichnung abnorm gering ist (durch kompensatorische Überblähung).

Bronchogramm:
- Bronchiallumina über längere Strecken gleichmäßig erweitert (zylindrische Bronchiektasen).
- Lumina der Bronchien 3. Ordnung an umschriebener Stelle abnorm breit (sackförmige Bronchiektasen).
- Abnorm weite und gebündelte Bronchien (in geschrumpften bronchiektatischen Lappen).
- Zeichen der chronischen Bronchitis (s. 1.3.3.2).

1.3.3.4 Emphysem

Das als irreversible Erweiterung der alveolären Lufträume definierte chronische Emphysem ist im Röntgenbild grundsätzlich nicht von der reversiblen Überblähung (durch Ventilstenose eines oder mehrerer Bronchien) der Lunge zu unterscheiden. Das akute obstruktive Emphysem bildet sich aber zurück, sobald das bronchiale Strömungshindernis beseitigt wird.

Allgemeine Kennzeichen überblähten Lungenparenchyms

Übersichtsbild:
- Abnorm geringe Lungengefäßzeichnung

Durchleuchtung:
- Strahlentransparenz bei In- und Exspiration gleich

Bronchogramm:
- Multiple Füllungsdefekte in den kleinen Bronchien („entlaubter Baum")
- Bronchiale Verzweigungswinkel abnorm groß

1.3 Leitsymptome wichtiger Erkrankungen

Das *umschriebene* Emphysem wird gewöhnlich durch Läsionen verursacht, die im Übersichtsbild unmittelbar zu erkennen sind (z. B. silikotische Narbe, Pleuraschwiele, Zustand nach Pneumonektomie/Lobektomie, Kyphoskoliose der BWS). Das *generalisierte* Emphysem bietet dagegen ein einheitliches Bild, so daß man nicht entscheiden kann, ob es durch altersbedingte Atrophie (primäre Form) oder multiple Bronchusstenosen auf dem Boden einer chronischen Bronchitis (sekundäre Form) entstanden ist.

Übersichtsbild:
- Zwerchfelle abgeflacht.
- Zwerchfellrippenwinkel annähernd rechtwinklig.
- Insertionszacken der Pars costalis erkennbar.
- Retrosternalraum abnorm breit und transparent.
- Abnorm großer Thoraxsagittaldurchmesser (sog. Faßthorax).
- Abnorm weite untere Thoraxapertur (sog. Glockenthorax).
- Abnorm starke Kyphose der BWS.
- Abnorm weite Interkostalräume durch annähernd horizontalen Verlauf der dorsalen Abschnitte der Rippen. Die ventralen Rippensegmente stehen abnorm steil.

Wenn in den überblähten Lungen strukturlose Aufhellungen mit schmalem Ringschatten zu erkennen sind, liegt ein *bullöses* Emphysem vor. Man unterscheidet dabei zwischen der kleinblasigen (die maximal 20 mm großen Bläschen werden vorwiegend in den Lungenspitzen angetroffen) und der großblasigen Form (die Blasen besitzen Durchmesser von maximal 15 cm und komprimieren das benachbarte Lungenparenchym).

Mit der im fortgeschrittenen Stadium des chronischen Empyhsems obligatorischen pulmonalarteriellen Hypertonie entwickeln sich die Zeichen des chronischen Cor pulmonale (s. 1.3.2.2).

1.3.3.5 Tuberkulose

Primäre und postprimäre Tuberkulose zeichnen sich im Röntgenbild durch ein charakteristisches Muster von Verschattungen und Aufhellungen der Lunge aus. In einzelnen Fällen lassen sich die Phasen jedoch ebenso wenig voneinander wie gegenüber einer Infektion mit anderen Erregern abgrenzen. Die Frage, ob eine im Röntgenbild erkennbare tuberkulöse Läsion aktiv oder inaktiv ist, kann meist nur durch Verlaufsdokumentation zuverlässig beantwortet werden.

Primärinfektionsperiode

Kennzeichen der frischen Erstinfektion mit Mycobacterium tuberculosis ist der **unverkalkte Primärkomplex**. Man beobachtet ihn häufiger auf der rechten als auf der linken Seite. Der Lungenherd liegt gewöhnlich in den subpleuralen Abschnitten der Segmente 2 und 3. Der Lymphknotenherd befindet sich an der Trachealbifurkation.

Übersichtsbild:
- Unscharf begrenzter, mitteldichter Fleckschatten von maximal 10 mm Durchmesser.
- An umschriebener Stelle abnorm großer Hilus.
- Zarte Linienschatten zwischen Lungenherd und Hilus.

Die überstandene Erstinfektion erkennt man am **verkalkten Primärkomplex.** Er wird in der Regel zufällig entdeckt und ist in der Hälfte der Fälle die einzige röntgenologisch faßbare Manifestation der Tuberkulose.

Übersichtsbild:
- Verkalkter Fleckschatten im Lungenoberfeld.
- Kalkschatten im ipsilateralen Hilus.

Nur selten schmilzt der Primärherd ein und gewinnt Anschluß an das Bronchialsystem; dann tritt an die Stelle des Fleckschattens eine strukturlose Aufhellung mit schmalem Ringschatten. Vor allem bei Kindern und Jugendlichen kann die Infektion auf die paratrachealen Lymphknoten übergreifen und von dort in die Bronchien einbrechen. Im Übersichtsbild erscheinen dann beide Hili abnorm groß und das obere Mediastinum uni- oder bilateral verbreitert. Die tuberkulöse Bronchitis erkennt man an obstruktions- bzw. aspirationsbedingten flächenhaften Verschattungen in den Grenzen der Segmente 2 bis 5, den tuberkulösen Pleuraerguß beobachtet man hauptsächlich bei Erwachsenen.

Die **hämatogen generalisierte Lungentuberkulose** ist im Röntgenbild an multiplen, entweder diffus über beide Lungen verteilten (miliare Streuung bzw. Miliartuberkulose) oder in den apikoposterioren Oberlappensegmenten lokalisierten (Spitzenstreuung) Fleckschatten zu erkennen. Die miliaren Herde haben einen Durchmesser von 1 bis 2 mm (selten bis 20 mm) und durchsetzen die Oberlappen meist etwas dichter als die Unterlappen. Frische Spitzenherde erscheinen als unscharf begrenzte, matte bis mitteldichte Fleckschatten von 3 bis 5 mm Durchmesser. Sie können unmittelbar nach Streuung oder auch später einschmelzen. Meistens vernarben und verkalken sie jedoch und umgeben sich mit einer Pleuraschwiele. Die narbige Schrumpfung führt zum umschriebenen Emphysem und zu Bronchiektasen. Nach dem verkalkten Primärkomplex ist der unter einer Pleurakuppenschwiele und inmitten von Emphysemblasen gelegene, scharf begrenzte, dichte und kalkhaltige Fleckschatten (verkalkter *Simonscher* Spitzenherd) die häufigste radiologisch nachweisbare Manifestation der Lungentuberkulose.

Postprimäre Lungentuberkulose

Die postprimäre Lungentuberkulose beginnt nahezu ausnahmslos in den Lungenspitzensegmenten und breitet sich von dort nach kaudal (vor allem ins apikale Unterlappensegment) aus.

1.3 Leitsymptome wichtiger Erkrankungen

Das sog. **Frühinfiltrat** entsteht gewöhnlich durch bronchogene Streuung von Tuberkulosebakterien aus einem Spitzenherd.

Übersichtsbild:
- Solitärer, unscharf begrenzter, homogen mitteldichter Rundschatten von maximal 30 mm Durchmesser.

Das Frühinfiltrat schmilzt häufig ein. Es kann sich jedoch auch abkapseln und so zum Ausgangspunkt für ein **Tuberkulom** werden.

Übersichtsbild:
- Gewöhnlich solitärer, scharf begrenzter, runder/ovaler und dichter Fleckschatten (Durchmesser: 1–5 cm).
- Diffus verteilte oder randständige Verkalkungen.
- Zahlreiche kleine Fleckschatten (sog. Satellitenläsionen) in der nahen Umgebung.

Tuberkulome können über Jahre hinweg gleich groß bleiben. Größenzunahme, unscharfe Konturen, begleitender Pleuraerguß und Einschmelzung signalisieren Aktivität.

Das Bild der *fortgeschrittenen* postprimären Lungentuberkulose wird meist von einer Kombination aus exsudativen Läsionen, Einschmelzungen (Kavernen) und produktiven Läsionen bestimmt.

Die **exsudative Lungentuberkulose** bietet das Bild der Bronchopneumonie.

Übersichtsbild:
- Unscharf begrenzte, häufig miteinander verschmelzende, homogene, matte bis mitteldichte Flächenschatten ohne anatomische Grenzen.

Die Herde der gelatinösen Pneumonie bilden sich unter adäquater Therapie meist vollständig zurück, die der käsigen Pneumonie werden abgekapselt oder schmelzen ein.

Als tuberkulöse **Kaverne** bezeichnet man die Höhle, die erweichte und über einen Drainagebronchus abtransportierte käsige Nekrosen in der Lunge hinterlassen. Das Übersichtsbild bzw. Tomogramm zeigt eine strukturlose Aufhellung (Durchmesser: 1–10 cm) mit zartem Ringschatten, wenn die Kaverne frisch ist, und einem breiten Saum, wenn sie bereits länger besteht. Das unmittelbar benachbarte Lungenparenchym ist meist abnorm dicht. Der ableitende Bronchus, der gewöhnlich abnorm dicke Wände besitzt, kann nur im Schichtbild nachgewiesen werden. Frische Kavernen können miteinander verschmelzen und so ein ausgedehntes Hohlraumsystem bilden, subpleurale Kavernen in den Pleuraraum durchbrechen und einen Pyopneumothorax verursachen. Der Durchmesser einer Kaverne nimmt zu, solange nekrotisches Material abgehustet wird oder wenn sie durch eine Ventilstenose im Drainagebronchus unter Spannung gerät, und er nimmt ab, wenn ihre Wand und die unmittelbare Umgebung durch Vernarbung schrumpfen. Nur kleine Kavernen können vollständig kollabieren.

Die **produktive Lungentuberkulose** breitet sich langsam, aber kontinuierlich aus und wird meist einseitig beobachtet.

Übersichtsbild:
- Multiple, nicht miteinander verschmelzende, scharf begrenzte, homogen dichte Fleckschatten (Durchmesser: 2–5 mm).

Die Zerstörung von Lungenparenchym und -interstitium durch die tuberkulösen Herde führt zur narbigen Schrumpfung und Fibrose der Oberlappen (**zirrhotische** Lungentuberkulose).

Übersichtsbild:
- Starke, vorwiegend streifige Verdichtung der Innenzone beider Oberfelder.
- Beide Hili nach oben gerafft.
- Abnorm geringe Lungenzeichnung in den Mittel- und Unterfeldern (durch kompensatorisches Emphysem).
- Pleurakuppenschwielen.
- Annähernd kraniokaudal verlaufende breite Streifenschatten in der Innenzone der Mittel- und Unterfelder (durch gestrecke Unterlappengefäße).

Gleichzeitig werden die Zeichen des chronischen Cor pulmonale beobachtet.

1.3.3.6 Sarkoidose

Die Sarkoidose geht von mediastinalen Lymphknoten aus, für die Beurteilung im Röntgenbild haben jedoch die bronchopulmonalen Lymphknoten größere Bedeutung.

Im **Stadium I** ist die Lunge noch nicht erkrankt.

Übersichtsbild:
- Symmetrische Verbreiterung beider Hili.
  Die Hilusschatten sind im Tomogramm homogen dicht, besitzen einen mehrfach gebuckelten, jedoch scharfen Rand und sind vom Herz- bzw. Aortenschatten meist durch eine schmale Aufhellungslinie getrennt.
- Ein- oder beidseitige Verbreiterung des oberen Mediastinums (selten).
- Ösophagus, Trachea und große Bronchien weder verlagert noch verengt.

Das **Stadium II** ist durch Rückbildung der hilären und mediastinalen Lymphome und diffuse Infiltration des Lungenparenchyms gekennzeichnet.

Übersichtsbild:
- Multiple, zarte Streifenschatten, die über die Mittelfelder ein feingesponnenes Netz legen.
- Multiple, dichte, gelegentlich miteinander verschmelzende Fleckschatten (Durchmesser: 2–5, selten 10 mm).

1.3 Leitsymptome wichtiger Erkrankungen

Im **Stadium III** ist die Lunge vernarbt.

Übersichtsbild:
- Dichte Streifenschatten in den Mittelfeldern.
- Rundliche, gelegentlich miteinander verschmelzende Fleckschatten in den Oberfeldern.
- Hili nach oben gerafft
- Pleuraschwiele(n)
- Umschriebenes Emphysem
- Honigwabenlunge

1.3.3.7 Tumoren

Bronchusadenom

80% der Bronchusadenome werden in den großen Bronchien nachgewiesen. Im Übersichtsbild kann man den Tumorschatten selbst meist nicht erkennen, sondern allenfalls die durch die Bronchusobstruktion verursachte Läsion (meist Atelektase oder Retentionspenumonie, selten Überblähung durch Ventilstenose) im zugehörigen Lappen bzw. Segment. Das Tomogramm zeigt einen das Bronchiallumen stenosierenden oder verschließenden, glatt begrenzten, homogenen Rundschatten (Durchmesser: 1–4 cm). Das periphere Bronchusadenom imponiert als glatt begrenzter Rundherd innerhalb intakten Lungenparenchyms.

Hamartom

Hamartome werden meist dicht unterhalb der Pleura nachgewiesen. Sie wachsen sehr langsam.

Übersichtsbild:
- Scharf und glatt begrenzter dichter Rundherd (Durchmesser: 1–4 cm), dessen Rand gewellt oder an umschriebener Stelle vertieft sein kann.
- Stippchenförmige Verkalkungen.

Bronchialkarzinom

Das Bronchialkarzinom wird in der rechten Lunge häufiger als in der linken und in den Oberlappen häufiger als in den Unterlappen beobachtet. 70% der Geschwülste liegen in der Lungenwurzel, 30% im Lungenmantel. Etwa drei Viertel der in der Lungenwurzel gelegenen Tumoren gehen von den Segmentbronchien aus. Großzellige Bronchialkarzinome haben zum Zeitpunkt ihrer Entdeckung meistens einen Durchmesser von mehr als vier Zentimetern; sie stellen den größten Teil der einschmelzenden Tumoren. Dagegen werden kleinzellige Bronchialkarzinome, da sie frühzeitig metastasieren, klinisch so rasch erkannt, daß der Tumorkernschatten im Röntgenbild oft nicht abgrenzbar ist.

Das **Karzinom der Lungenwurzel** breitet sich kontinuierlich sowie broncho- und lymphogen in die Nachbarschaft aus.

Übersichtsbild:
- Abnorm großer Hilus.
Dabei kann man oft nicht zwischen Tumorkern und Hiluslymphknotenmetastasen unterscheiden.
- Flächenhafte Verdichtung in den Grenzen eines oder mehrerer Segmente bzw. Lappen.
Wenn die Verschattung homogen ist, liegt eine Atelektase, wenn sie ein Luftbronchogramm zeigt, eine Retentionspneumonie vor. Gelegentlich ist der Tumorkernschatten am Fußpunkt der flächenhaften Verdichtung abzugrenzen. Wenn der Tumor nur zu einer Ventilstenose im Bronchus führt, wird ein umschriebenes Emphysem beobachtet. Es ist selten so ausgeprägt, daß der Hilus dadurch zur Gegenseite verlagert wird und abnorm klein erscheint (sog. paradoxes Hiluszeichen).
- Vom Hilus in die Peripherie gerichtete zarte Streifenschatten (als Zeichen der Lymphangiosis carcinomatosa).
- Pleuraerguß.

Durchleuchtung:
- Einseitiger Hochstand und paradoxe Beweglichkeit des Zwerchfells (als Zeichen der Phrenikusparese auf der kranken Seite).
- Mediastinalwandern (bei Ventilstenose).

Im *Tomogramm* wird die Stenose bzw. der Verschluß des erkrankten Bronchus durch den endoluminalen Anteil des Tumorschattens exakt lokalisiert; gewöhnlich kann man auch den Tumorkern besser von den bronchopulmonalen Lymphknotenmetastasen abgrenzen als im Übersichtsbild.

Die beim kleinzelligen Bronchialkarzinom vergleichsweise häufigen Absiedelungen in die mediastinalen Lymphknoten sind an einer oft nur im Schichtbild nachweisbaren, weil diskreten, einseitigen Verbreiterung des oberen Mediastinums erkennbar. Außerdem kann man beurteilen, wie weit die Bronchien durch den Tumor selbst, dessen Lymphknotenmetastasen oder infolge der Atelektase aus der regelrechten anatomischen Position verlagert sind. Metastasen in den tracheobronchialen Lymphknoten vergrößern den Bifurkationswinkel der Luftröhre.

Im *Bronchogramm* erkennt man eine meist asymmetrische Verschmälerung bzw. einen trichterförmigen Abbruch der endobronchialen Kontrastmittelsäule an der Stelle des Tumors. Proximal davon besitzt der Bronchus ein normal weites Lumen und glatte Wände.

Das Mediastinalphlebogramm zeigt, ob und wenn ja, wie weit ein Tumor, der direkt ins Mediastinum einbricht oder dorthin metastasiert, die obere Hohlvene verlagert und stenosiert bzw. ob er sie verschließt.

Das **Karzinom des Lungenmantels** breitet sich vorwiegend intraalveolär aus.

Übersichtsbild:
- Oft glatt und scharf begrenzter Rundherd (Durchmesser: Meist mehr als 4 cm) innerhalb intakten Lungenparenchyms. Große Tumoren können Flächenschatten hervorrufen und das benachbarte Interlobärseptum vorbuckeln.
- Abnorm großer gleichseitiger Hilus (häufig).
- Zarte Streifenschatten zwischen Rundherd und Pleura (sog. Pleurafinger).

Das eingeschmolzene Karzinom des Lungenmantels imponiert im Tomogramm als strukturlose Aufhellung mit breitem, glattrandigem Ringschatten. Die subpleuralen Geschwülste, vor allem der in der Spitze des Oberlappens gelegene *Pancoast*-Tumor, brechen relativ häufig in die Brustwand ein. Man erkennt dann im konventionellen Röntgenbild unscharf begrenzte Aufhellungen in den Rippen bzw. Wirbeln, die dem Tumor benachbart sind, und im CT neben der Osteodestruktion die von der Geschwulst verdrängten bzw. infiltrierten Weichteile der Brustwand.

Bronchioloalveoläres Karzinom

Das bronchioloalveoläre Karzinom stellt etwa 1% der malignen Lungentumoren.

Übersichtsbild:
- Multiple, anfangs örtlich gruppierte, später diffus über beide Lungen verteilte, unscharf begrenzte Fleckschatten (Durchmesser: 1–10 cm) *oder*
- Multiple, häufig miteinander verschmelzende Flächenschatten ohne anatomische Grenzen. Dabei ist gewöhnlich ein Luftbronchogramm erkennbar.
- *Kerley* B-Linien
- Pleuraerguß

Lungenmetastasen

Meistens werden multiple Lungenmetastasen nachgewiesen; nur etwa jede vierte hämatogene Tochtergeschwulst in der Lunge ist solitär. Die Liste der Primärtumoren wird von Karzinomen der männlichen und weiblichen Geschlechtsorgane, der Nieren, der Schilddrüse und des Magens, sämtlichen Sarkomen und dem malignen Melanom angeführt. Ohne Therapie nehmen Größe und Zahl von Lungenmetastasen im allgemeinen binnen Wochen zu. Die *solitäre* Lungenmetastase erscheint im konventionellen Bild als glatt und scharf begrenzter Rundherd (Durchmesser: 3–60 mm) inmitten intakten Lungenparenchyms. Besonders große Metastasen werden beim Hypernephrom, besonders zahlreiche beim Mammakarzinom beobachtet. Nur fünf Prozent schmelzen ein. *Multiple* Lungenmetastasen sind vornehmlich in den Außenzonen der Mittel- und Unterfelder lokalisiert und nehmen von kranial nach kaudal an Größe und Zahl zu. Manchmal deckt das CT zusätzlich kleine subpleurale Tochtergeschwülste auf.

Lymphangiosis carcinomatosa

Lymphogene Aussaat in die Lungen ist vor allem von Bronchial-, Magen- und Mammakarzinomen bekannt.

Übersichtsbild:
- Meist bilateral symmetrisch angeordnete, dem Verlauf der Bronchien folgende zarte Streifenschatten.
- Miliare Fleckschatten
- *Kerley* B-Linien

Bei jedem vierten Fall von **M. Hodgkin** erkrankt das Lungenparenchym mit. Das Übersichtsbild zeigt neben der Verbreiterung des Mediastinums und/oder der Hili die für Lymphangiosis carcinomatosa typischen Verschattungen. Sehr selten schmelzen die Fleckschatten ein.

Pleuramesotheliom

Das Pleuramesotheliom manifestiert sich stets einseitig und kann im Spätstadium die Rippen zerstören.

Übersichtsbild:
- Meist multiple, umschriebene Verdichtungen (Durchmesser: 1–4 cm) oder bandförmige Verschattung der Pleura costalis und diaphragmatica.
- Pleuraerguß
- Flächenhafte Verschattung des Unterfelds

Pleurametastasen

In die Pleura metastasieren Bronchial-, Mamma-, Pankreas-, Magen-, Genital-, Nieren- und Blasenkarzinome. Die Absiedelungen werden ein- oder beidseitig beobachtet.

Übersichtsbild:
- Multiple, umschriebene Verdichtungen der Pleura, die der Brustwand breitbasig aufsitzen und einen zur Lunge konvexen Rand besitzen.
- Pleuraerguß
- Manchmal werden gleichzeitig Lungenmetastasen oder Hiluslymphome nachgewiesen.

1.3.3.8 Pneumokoniosen

Silikose

Die Silikose manifestiert sich vornehmlich in den Mittelfeldern und basalen Abschnitten der Oberfelder und läßt die Lungenspitzen und -unterfelder oft frei.

Übersichtsbild im **Frühstadium:**
- Multiple, bilateral verteilte, nicht miteinander verschmelzende Fleckschatten (Durchmesser: 1–10 mm) von gleicher Dichte.
- Zahlreiche, dem Verlauf der Bronchien folgende Streifenschatten.
- Abnorm große Hili
  Die Hiluslymphknoten verkalken an der Peripherie (sog. Eierschalenverkalkungen)

Übersichtsbild im **Spätstadium:**
- Multiple, vornehmlich im Lungenmantel lokalisierte, unscharf begrenzte, homogen dichte Flächenschatten.
  Diese sog. Konglomeratschatten können einschmelzen.
- Honigwabenlunge
- Pleuraschwielen

Asbestose

Die Asbestose manifestiert sich hauptsächlich in den Unterfeldern und an der Pleura. Hiluslymphome fehlen.

Übersichtsbild:
- Multiple, zu einem Netz verwobene Streifenschatten.
- Multiple, kleine und mittelgroße Fleckschatten.
  Die Herde schmelzen nicht ein.
- Meist multiple, fleckige Verkalkungen (Durchmesser: 1–3 mm) der Pleura diaphragmatica (selten auch der Pleura costalis) auf beiden Seiten.

Im Spätstadium sind die Unterlappen geschrumpft und die Oberlappen kompensatorisch überbläht.

1.3.3.9 Immunerkrankungen

Eosinophiles Infiltrat (*Löffler*)

Eosinophile Infiltrate werden gewöhnlich zufällig entdeckt. Sie bilden sich ohne Therapie binnen sechs bis zehn, maximal 14 Tagen zurück, können jedoch an anderer Stelle rezidivieren. Das Übersichtsbild zeigt in den Außenzonen beider Lungen einen oder mehrere unscharf begrenzte, matte bis mitteldichte, homogene Flächenschatten ohne anatomische Grenzen.

***Goodpasture*-Syndrom**

Das *Goodpasture*-Syndrom manifestiert sich in einer oder beiden Lungen, kann im Röntgenbild vorübergehend einem alveolären Lungenödem gleichen und hinterläßt eine netzartig verstärkte Lungenzeichnung.

Übersichtsbild:
- Multiple, unscharf begrenzte, häufig miteinander verschmelzende Fleckschatten.
- Luftbronchogramm.

Wegenersche Granulomatose

Von der *Wegener*schen Granulomatose werden gewöhnlich beide Lungen ergriffen.

Übersichtsbild:
- Multiple, scharf begrenzte Rundherde (Durchmesser: 5–50 mm), die sich nicht überlappen.
  Die Rundherde schmelzen häufig ein. Man erkennt dann multiple strukturlose Aufhellungen mit breitem Ringschatten und basalem Flüssigkeitsspiegel.
- Netzartig verstärkte Lungenzeichnung.
- Abnorm große Hili

Exogene allergische Alveolitis

Die exogene allergische Alveolitis, deren bekanntestes Beispiel die Farmerlunge ist, manifestiert sich in den Mittel- und Unterfeldern.

Übersichtsbild im **akuten Stadium:**
- Multiple, unscharf begrenzte, teilweise miteinander verschmelzende Fleckschatten (Durchmesser: 1–4 mm).
- Zum Netz verwobene Streifenschatten, die dem Verlauf der Bronchien folgen.

Selten und nur nach wiederholter Exposition bleibt eine Honigwabenlunge zurück.

1.3.3.10 Lungenembolie

Von Lungenembolien werden vorwiegend die Unterlappen und zwar besonders häufig die Segmente 6 und 10 betroffen. Die rechte Lunge erkrankt häufiger als die linke. Viele Embolien können im Übersichtsbild nicht nachgewiesen werden, einige geben sich erst nach sechs, zehn oder 24 Stunden zu erkennen.

Übersichtsbild im **akuten Stadium:**
- *Westermark*sches Zeichen (s. 1.2.3.1).
- Abnorm großer oder abnorm kleiner Hilus (beim embolischen Verschluß eines großen Lungenarterienasts).

1.3 Leitsymptome wichtiger Erkrankungen

- Meist unscharf begrenzte, homogene, flächenhafte Verschattung im Lungenunterfeld.
  Nur selten beobachtet man den für die Embolie einer Segmentarterie typischen glatt begrenzten Keilschatten, dessen Spitze auf den Hilus weist und dessen Basis der Pleura anliegt.
- Zwerchfellhochstand und Pleuraerguß auf der erkrankten Seite.
- Plattenatelektasen

Angiogramm (s. 2.3.1.4):
- Glatter Abbruch der intravasalen Kontrastmittelsäule in einem Lungenarterienast.
- Der vor dem Verschluß gelegene Gefäßabschnitt kann abnorm weit sein.
- Die distal des Verschlusses gelegenen Gefäßäste sind nicht kontrastiert.

Da sich dem von der Embolie betroffenen Areal meist regelrecht durchblutetes Parenchym überlagert, ist die Gefäßzeichnung zumeist nur aufgelockert, jedoch nicht aufgehoben.

Wenn der durch die Embolie entstandene Lungeninfarkt vernarbt, erkennt man im Übersichtsbild meist einen dichten Streifenschatten, der in die Pleura einstrahlt, wenn er einschmilzt, eine strukturlose Aufhellung mit schmalem Ringschatten und basalem Flüssigkeitsspiegel.

1.3.3.11 Lungenödem

Die für das Lungenödem charakteristischen Verschattungen breiten sich von den Hili in die Peripherie und vom Interstitium in die Alveolen aus. Sie bilden sich in umgekehrter Reihenfolge zurück. Die Läsionen sind gewöhnlich bilateral symmetrisch nachweisbar.

Leitsymptome des interstitiellen Lungenödems im Übersichtsbild
- Abnorm große, dichte und unscharf begrenzte Hili
- Dem Verlauf der Bronchien und Gefäße folgende Streifenschatten. In der orthograden Projektion sind sie als Ringschatten abgebildet, die sich wie Manschetten („peribronchial cuffing", „perivascular cuffing") um ihre Leitstrukturen legen.
- *Kerley* A- und B-Linien
- Zum Netz verwobene zarte Streifenschatten in den Außenzonen der Lungenfelder.

Leitsymptome des alveolären Lungenödems im Übersichtsbild
- Zahlreiche unscharf begrenzte, miteinander verschmelzende Fleckschatten, die im typischen Fall eine zu beiden Seiten des Mediastinalschattens angeordnete Schmetterlingsfigur bilden.
- In der Umgebung der Hili wird häufig ein Luftbronchogramm beobachtet.

1.3.3.12 Verletzungsfolgen

Der **traumatische Pneumothorax** (s. 1.2.3.1) ist häufig mit Rippenfrakturen und einem Weichteilemphysem kombiniert, das man an meist zahlreichen fleckigen oder streifigen Aufhellungen im Weichteilschatten der Brustwand erkennt.

Hinter einer durch einen **traumatischen Hämatothorax** bedingten flächenhaften Verschattung können sich umschriebene Läsionen des Lungenparenchyms (Kontusionsherd, Hämatom) verbergen. Ein **Kontusionsherd** ist im Röntgenbild spätestens sechs Stunden nach dem Trauma erkennbar. Die in aller Regel am Ort der Gewalteinwirkung nachweisbare fleckige Verschattung ist unscharf begrenzt und löst sich binnen 48 bis 96 Stunden ohne Residuen auf. Meist werden multiple Kontusionsherde beobachtet. Dagegen erscheint das **Lungenhämatom** als scharf begrenzter, homogener Rundschatten (Durchmesser: 2–10 cm), dessen Rückbildung Monate dauert. Die **traumatische Lungenzyste** liegt gewöhnlich subpleural und bildet dort eine strukturlose Aufhellung mit schmalem Ringschatten.

Die **Bronchusruptur** wird auf der rechten Seite häufiger als auf der linken beobachtet und nahezu regelmäßig von Rippenfrakturen begleitet. Meistens ist der Hauptbronchus betroffen; der Defekt in der Bronchuswand kann manchmal im Tomogramm direkt dargestellt werden.

Übersichtsbild:
- Pneumothorax
  Kurzfristige Verlaufskontrollen zeigen, daß sich die Lunge auch unter adäquater Drainage des Pleuraraums nicht entfaltet.
- Mediastinalemphysem
- Emphysem der supraklavikulären Thoraxweichteile.
- Gleichseitiger Zwerchfellhochstand.
- Verlagerung des Mediastinums zur kranken Seite.

Die **Schocklunge** manifestiert sich während der ersten zwölf Stunden nach dem auslösenden Ereignis röntgenologisch gewöhnlich nicht. Dann entwickelt sich rasch ein Bild, das dem eines alveolären Lungenödems gleicht. Am zweiten Tag sind die Lungen bis weit in die Peripherie annähernd homogen verschattet. Bei adäquater Behandlung kehrt die regelrechte Lungenzeichnung in den folgenden Tagen schrittweise zurück. Zarte, ein Netzmuster bildende Streifenschatten können zurückbleiben.

1.3.3.13 Die operierte Lunge

Unmittelbar nach einer **Pneumonektomie** ist der Hemithorax im Röntgenbild homogen hell. Doch bereits nach 24 Stunden hat sich die durch die Operation geschaffene Höhle mit so viel Serum und Fibrin gefüllt, daß an ihrem Boden ein Flüssigkeitsspiegel nachweisbar ist (Serothorax). Er verschiebt sich kontinuierlich nach kranial und erreicht spätestens nach ein bis zwei Monaten die Pleurakuppel. Nach etwa einem halben Jahr ist die Flüssigkeit vollständig organisiert (Fibrothorax).

Übersichtsbild:
- Totalverschattung des operierten Hemithorax.
- Abnorm geringe Lungenzeichnung auf der Gegenseite (durch kompensatorisches Emphysem).
- Konstante Verlagerung des Mediastinums zur operierten Seite.
- Zwerchfellhochstand auf der operierten Seite.

Nach einer **Lobektomie** liegen die Interlobärsepten dem Resektionsgebiet abnorm nahe und im belassenen Parenchym erkennt man abnorm geringe Lungengefäßzeichnung. Durch eine Keil- oder Segmentresektion wird die Lungenzeichnung kaum verringert.

2. Radiologische Diagnostik des Gefäßsystems

2.1	Methoden	78
2.1.1	Leeraufnahmen	78
2.1.2	Arteriographie	79
2.1.3	Phlebographie, Cavographie	82
2.1.4	Lymphographie	84
2.1.5	Computertomographie	85
2.2	Erhebung und Deutung krankhafter Befunde	87
2.2.1	Arterielle Strombahn	87
2.2.1.1	Typische krankhafte Befunde im Arteriogramm	87
2.2.1.2	Typische krankhafte Befunde im Computertomogramm	90
2.2.2	Venöse Strombahn	90
2.2.2.1	Typische krankhafte Befunde im Phlebogramm und Cavogramm	90
2.2.2.2	Typische krankhafte Befunde im Computertomogramm	92
2.2.3	Lymphstrombahn	92
2.2.3.1	Typische krankhafte Befunde im Lymphogramm	92
2.2.3.2	Typische krankhafte Befunde im Computertomogramm	93
2.3	Leitsymptome wichtiger Erkrankungen	95
2.3.1	Arterielle Strombahn	95
2.3.1.1	Anomalien, Mißbildungen	95
2.3.1.2	Arterielle Verschlußkrankheit	96
2.3.1.3	Entzündungen	97
2.3.1.4	Thromboembolie	98
2.3.1.5	Verletzungsfolgen	98
2.3.2	Venöse Strombahn	99
2.3.2.1	Mißbildungen	99
2.3.2.2	Akute Phlebothrombose	99
2.3.2.3	Postthrombotisches Syndrom	100
2.3.3	Lymphstrombahn	101
2.3.3.1	Lymphödem	101
2.3.3.2	Lymphatische Systemerkrankungen	101
2.3.3.3	Lymphknotenmetastasen	102

2.1 Methoden

2.1.1 Leeraufnahmen

Von der Aorta thoracalis abgesehen, sind gesunde Gefäße im Nativbild nicht zu erkennen. Verkalkungen in den Gefäßwänden stellen sich hingegen oft in Übersichtsbildern dar und werden als Nebenbefund auf seitlichen Schädelaufnahmen (Carotissiphon in Projektion auf das Cavum sellae), Weichteilaufnahmen des Halses (A. carotis bds., vor allem an der Bifurkation), Thoraxübersichtsbildern (vor allem am Aortenbogen),

Abdomen-Leeraufnahmen (Aorta abdominalis), seitlichen LWS-Bildern (Aorta abdominalis), Becken-Übersichtsaufnahmen (Aa. iliacae) und Röntgenbildern der unteren Extremitäten (A. femoralis superficialis, A. poplitea, Unterschenkelarterien) registriert. Zur gezielten Suche nach Gefäßverkalkungen, z. B. im Rahmen der Langzeitbetreuung von Dialysepatienten, sollten Aufnahmen in **Weichteiltechnik** (Aufnahmespannung: 30–40 kV, feinkörnige Filme) herangezogen werden.

Punkt- oder strichförmige Verkalkungen der Gefäßwände können gelegentlich nicht von Weichteilverkalkungen anderer Art differenziert werden. Kalkdichte Längsschatten, zumal wenn sie gepaart und über eine längere Strecke annähernd parallel zu verfolgen sind, gehören jedoch sicher der Gefäßwand an. Manchmal kann man aus der Lokalisation und Morphologie der Verkalkungen auf Elongation (bogiger Verlauf!), Dilatation (abnorm große Distanz paariger Kalkschatten!) oder ein Aneurysma (verkalkte Thromben) schließen.

Die Venenwände sind im Leerbild nicht zu erkennen. **Phlebolithen** (verkalkte Thromben) imponieren als rundliche bis ovale Verschattungen von meist wenigen Millimetern Durchmesser. Sie werden – solitär oder multipel – am häufigsten im Becken-Übersichtsbild nachgewiesen und müssen dort von tief sitzenden Konkrementen der ableitenden Harnwege abgegrenzt werden.

Normal große Lymphknoten werden im Nativbild nicht dargestellt, vergrößerte imponieren als weichteildichter raumfordernder Prozeß (z. B. auf Tomogrammen der Lungenhili). **Verkalkte Lymphknoten** erscheinen als dichte, bisweilen fleckig gemusterte Verschattungen. Sie werden oft auf Übersichtsbildern von Thorax und Abdomen sowie in den Halsweichteilen nachgewiesen. Das zur Lymphographie verwendete ölige Kontrastmittel wird vier bis zwölf Monate lang in den Lymphknoten gespeichert.

2.1.2 Arteriographie

Kontrastdarstellung des arteriellen Gefäßsystems
Durch die Arteriographie wird die Anatomie des arteriellen Kreislaufs ausschnittweise abgebildet. Der arteriellen schließen sich die parenchymatöse (Kontrastierung der Kapillaren im Versorgungsgebiet der punktierten bzw. sondierten Arterie) und die venöse (Kontrastierung der Venen des Stromgebiets) Phase der Untersuchung an. Die Auswertung der Aufnahmeserie unter funktionellen Gesichtspunkten trägt dazu bei, die hämodynamische Wirksamkeit von Strömungshindernissen und Kurzschlußverbindungen richtig einzuschätzen.

Die Arteriographie wird in der Regel in Lokalanästhesie durchgeführt; für Kinder und Probanden mit bekannter Kontrastmittelallergie ist die Allgemeinnarkose vorzuziehen. Die Untersuchung darf nur nach Aufklärung und mit Einverständnis des Patienten durchgeführt werden.

Zugang zum Gefäßsystem gewinnt man durch perkutane Punktion einer großen Arterie (A. femoralis, A. axillaris). Die Applikation des Kontrastmittels über die Punktionskanüle bzw. den zugehörigen Kunststoffkatheter ist auf spezielle Indikationen (z.B. bei der translumbalen Aortographie) beschränkt. In der Regel wird nach der von *Seldinger* angegebenen Technik ein flexibler Katheter ins Gefäßsystem eingebracht und unter Bildverstärker-Fernseh-Kontrolle in der gewünschten Position plaziert. Dazu wird, sobald die Punktionsnadel sicher intravasal liegt, der Mandrin entfernt und durch einen biegsamen Führungsdraht ersetzt. Anschließend zieht man die Punktionskanüle zurück und schiebt über den Führungsdraht einen Kunststoffkatheter ins Gefäßlumen vor. Schließlich wird der Führungsdraht entfernt und der Katheter mit Ansatzstück und Hahn verschlossen. Katheterwechsel ist jederzeit über einen neu plazierten Führungsdraht möglich.

Für Übersichtsangiogramme (z.B. der Aorta abdominalis) wird der „pig tail"-Katheter bevorzugt, über den rasch große Volumina injiziert werden können. Katheter, die der Anatomie des Gefäßsystems angepaßte Länge und Form besitzen, erlauben selektive und superselektive Sondierungen. Vor der Seriographie sollte die Position des Katheters durch eine Probeinjektion von Kontrastmittel unter Durchleuchtung überprüft werden. Zur Analyse eines vaskulären Kompressionssyndroms (z.B. Kostoklavikular-Syndrom) wird die Angiographie stets in Ruhe- und Provokationshaltung durchgeführt. Unmittelbar vor der Injektion des Kontrastmittels applizierte *Pharmaka* können die Gefäßdarstellung verbessern: Vasokonstriktiva (z.B. Epinephrin) lassen Tumoren besser erkennen (Tumorgefäße reagieren auf den pharmakologischen Reiz kaum!), Vasodilatantien (z.B. Tolazolin) steigern die Beurteilbarkeit der Gefäßperipherie (wichtig z.B. bei *Raynaud*-Syndrom!).

Zur angiographischen Darstellung der **Arterien der oberen Extremität** wird die Spitze des über eine der beiden Femoralarterien eingeführten Katheters ins proximale Drittel der A. subclavia (distal des Ostiums der A. vertebralis!) vorgeschoben. Wenn die Katheterspitze in der A. brachialis liegt, gelingt die komplette Kontrastierung der Arterien der Hand.

Die **Aorta abdominalis und die Becken- und Beinarterien** werden – je nach Pulsstatus – transfemoral, transaortal oder transaxillär dargestellt. Zur üblichen Arteriographie der unteren Extremitäten wird die Katheterspitze etwa 2 cm proximal der Aortenbifurkation plaziert. Soll lediglich ein Bein arteriographiert werden, dann wird die A. iliaca communis oder externa sondiert. Wenn die Katheterspitze im distalen Drittel der A. femoralis superficialis liegt, können die Arterien des Fußes vollständig gefüllt werden. Zur **translumbalen Punktion** der Aorta abdominalis liegt der Patient auf dem Bauch. Der Untersucher sticht ca. 6 cm links der Dornfortsatzlinie in der Mitte zwischen Rippenbogen und Beckenkamm ein und schiebt die um etwa 45 Grad angehobene Kanüle in Richtung auf LWK 2 bzw. BWK 12 (hohe translumbale Aortographie, die die Nierenarterien miterfaßt) vor. Ein z.B.

2.1 Methoden

durch Sonographie gesichertes Aneurysma der Bauchaorta verbietet die translumbale Punktion des Gefäßes.

Die Ursache reduzierter Förderleistung von artefiziellen arteriovenösen Shunts (überwiegend *Cimino*-Fisteln am Unterarm) kann durch Angiographie geklärt werden. Dazu wird Kontrastmittel über die zur Hämodialyse verwendete Punktionskanüle manuell injiziert, nachdem man eine am Oberarm angelegte Blutdruckmanschette auf 250 mmHg aufgeblasen hat. So werden zu- und abführender Schenkel des Shunts kontrastiert. Zielaufnahmen in verschiedenen Projektionen dokumentieren die Füllung der Gefäße. Der venöse Abfluß kann unter Durchleuchtung beurteilt werden.

Für Übersichtsarteriographien (z. B. der Aorta abdominalis) benötigt man 60 bis 80 ml eines nierengängigen Kontrastmittels. Volumen und Geschwindigkeit der Injektion können exakt gesteuert werden, wenn man eine automatische Hochdruckspitze benutzt. Auch bei vielen selektiven Gefäßdarstellungen (z. B. des Truncus coeliacus) bevorzugt man die maschinelle Injektion. Superselektiv sondierte Gefäße (z. B. A. pancreatica magna) werden manuell kontrastiert. Während einer Sitzung sollten nicht mehr als 3–4 ml 60%igen Kontrastmittels pro kg Körpergewicht appliziert werden. Wenn der Patient an Niereninsuffizienz leidet, muß man sich mit weniger begnügen. Hyperosmolares Kontrastmittel verursacht in den Extremitäten brennenden Schmerz, in den Bauchorganen passageres Wärmegefühl. Neben den kontrastmittelbedingten Lokal- und Allgemeinreaktionen zählen zu den typischen

Komplikationen der Arteriographie:
- Hämatom an der Punktionsstelle
- Intramurale Kontrastmittelinjektion, Paravasat
- Gefäßobstruktion durch Katheter (bei selektiven Angiographien)
- Thrombose, Thromboembolie
- Aneurysma spurium
- Arteriovenöse Fistel

Die Arteriogramme werden auf Filmen dokumentiert, die die kontrastierte Region vollständig abbilden. Vielen selektiven Gefäßdarstellungen geht eine Übersichtsarteriographie voraus. Gelegentlich wird die angiographische Aussage durch Vergrößerung und Zusatzaufnahmen in der zweiten oder einer schrägen Ebene verbessert. Die Kontrastmittelpassage in der sondierten Gefäßprovinz wird von Geräten mit programmierbarem automatischen Filmwechsel (z. B. AOT-Blattfilmwechsler) aufgezeichnet. Eine arterielle Seriographie umfaßt meist 10–15 Bilder; die Bildfrequenz wird dabei schrittweise reduziert. Die arterielle Phase wird mit 2–3 Bildern pro Sekunde, die parenchymatöse mit je einem Bild pro Sekunde und die venöse mit je einem Bild im Abstand von durchschnittlich drei Sekunden fixiert.

Wichtige Indikationen zur Arteriographie
- Arterielle Verschlußkrankheit
- Aneurysma (vor allem der Aorta abdominalis)

- Arterielle Embolie
- Traumatische Blutung
- Iatrogene Gefäßläsion
- Vaskuläres Kompressionssyndrom
- Entzündliche Gefäßerkrankung
- Diabetische Angiopathie
- Gefäßmißbildung
- Gefäßtumor

Die Arteriographie der parenchymatösen Organe steht in der Regel am Ende der radiologischen Diagnostik.

Arteriographien werden im allgemeinen nur bei stationären Patienten vorgenommen. Die Patienten erhalten nach der Untersuchung einen Druckverband an der Punktionsstelle und müssen 24 Stunden Bettruhe einhalten. Dagegen wird die **digitale Subtraktionsangiographie (DSA)** auch ambulant durchgeführt. Das Kontrastmittel wird hierbei über einen – vorzugsweise zentral gelegenen – Venenkatheter appliziert. Die Füllung der Gefäße wird unter Durchleuchtung verfolgt.

Zum Zeitpunkt der optimalen Kontrastierung wird das sog. Füllungsbild festgehalten. Davon kann auf elektronischem Wege das Leerbild der untersuchten Region subtrahiert und so der gemeinsame Informationsgehalt ausgelöscht werden. Das Resultat ist ein von störenden Überlagerungen freies Arteriogramm.

2.1.3 Phlebographie, Cavographie

Kontrastdarstellung des venösen Gefäßsystems
Mit der Phlebographie werden Anatomie und Dynamik des venösen Kreislaufs beurteilt. Übersichtsaufnahmen dokumentieren die Füllungsphase, die Durchleuchtung demonstriert Richtung und Geschwindigkeit der Kontrastmittelströmung.

Zur **Phlebographie der oberen Extremität** liegt der Patient auf dem Rücken. Nach der Punktion einer Vene in der Ellenbeuge (notfalls auch am Handrücken) werden ca. 50 ml wasserlösliches Kontrastmittel rasch appliziert. Während der Injektion fertigt man Serienaufnahmen von Oberarm und Schulter mit Hilfe eines Blattfilmwechslers an. Eine am Oberarm angelegte Staubinde lenkt das Kontrastmittel in die tiefen Venen (V. brachialis, V. axillaris, V. subclavia). Der Patient soll dabei ruhig atmen; die im inspiratorischen Atemstillstand geschlossene Klappe in der V. subclavia könnte sonst eine Obstruktion des Gefäßlumens vortäuschen. Eine funktionelle Abflußbehinderung im Schulterbereich wird durch Aufnahmen in Provokationsstellung (Elevation, Hyperabduktion) gesichert.

2.1 Methoden

Wichtige Indikationen zur Phlebographie der oberen Extremität
- Akute und chronische Achselvenenstauung
- Schultergürtelsyndrom
- Traumatische und iatrogene Gefäßläsionen

Zur aszendierenden **Phlebographie der unteren Extremitäten** wird der Patient auf einem Kipptisch in halb aufgerichteter Position (ca. 65 Grad) gelagert. Das Kontrastmittel (50–100 ml einer 30%igen Lösung) wird unter mäßigem Druck in eine Vene am Fußrücken injiziert. Schulmäßig punktiert man am medialen Fußrand. Wenn dort kein Gefäß aufzufinden ist, darf man auch in jede andere oberflächliche Vene des Fußes injizieren; das Kollateralnetz sichert die Verteilung des Kontrastmittels auf die Unterschenkelvenen. Eine oberhalb des Knöchels angelegte Staubinde komprimiert die superfiziellen Venen und lenkt das Kontrastmittel ins tiefe Venensystem. Der Transport des Kontrastmittels wird unter Durchleuchtung verfolgt; dabei können die Funktionstüchtigkeit der Venenklappen und die Suffizienz der Verbindungsvenen beurteilt werden. Zielaufnahmen dokumentieren die Füllung der Venen zum Zeitpunkt der jeweils optimalen Kontrastierung. Dabei werden fünf Standardprojektionen gewählt: Unterschenkel a.p. innenrotiert, Unterschenkel seitlich, Knieregion a.p., Oberschenkelregion a.p., Leisten- und Darmbeinregion a.p..

Häufig werden die großen Beckenvenen miterfaßt. Eine kontrastreiche Darstellung von V. iliaca ext. und comm. gelingt allerdings meist nur, wenn man das Kontrastmittel transfemoral appliziert. Die Einmündung der linken V. iliaca comm. in die V. cava inf. bleibt meist unsichtbar. Die Äste der V. iliaca int. bilden sich nur ab, wenn das Kontrastmittel in den Trochanter major injiziert wird (intraspongiöse Phlebographie). Mit der retrograden Preß-Phlebographie kann die Klappenschlußfunktion besonders exakt beurteilt werden; dazu injiziert man Kontrastmittel in die V. femoralis und läßt den Patienten die Bauchpresse betätigen.

Krankhafte Befunde sollten stets in zwei verschiedenen Ebenen dokumentiert werden.

Wichtige Indikationen zur Phlebographie der unteren Extremität und des Beckens
- Akute Bein- oder Beckenvenenthrombose (im Anschluß an die Ultraschall-Doppleruntersuchung, aber vor nuklearmedizinischen Tests), insbesondere vor, während und nach Fibrinolyse.
- Primäre und sekundäre Varikosis (besonders zur Operationsvorbereitung).
- Abflußbehinderung durch raumfordernden Prozeß (z.B. Tumor im kleinen Becken).
- Schwere Verletzung der unteren Körperhälfte.
- Kongenitale Anomalie.

Zur **Darstellung der V. cava inferior** wird ein großlumiger Katheter mit zahlreichen seitlichen Öffnungen von einer Femoralvene aus bis in die Höhe des 5. LWK vorgeschoben; dort vereinigen sich die Vv. iliacae comm. Unmittelbar nach der Druckinjektion von 80 ml Kontrastmittel wird eine biplane Seriographie des Abdomens ausgelöst. Im allgemeinen genügen sechs im Abstand von 1 Sekunde aufgenommene Bilder zur Beurteilung des venösen Abstroms. Die Untersuchung deckt Form- und Verlaufsabweichungen der unteren Hohlvene auf und trägt so dazu bei, die Ausdehnung primärer und sekundärer raumfordernder Prozesse des Retroperitonealraums abzuschätzen. Thrombotische Stenosen bzw. Verschlüsse werden sicher erfaßt.

2.1.4 Lymphographie

Kontrastdarstellung von Lymphknoten und Lymphgefäßen
Die Lymphographie wird in aller Regel von den unteren Extremitäten aus durchgeführt. Das Lymphsystem von Arm und Schulter wird nur selten dargestellt; relativ häufigste Indikation dafür ist das Lymphödem der oberen Extremität nach Ablatio mammae und Ausräumung der axillären Lymphknoten.

Zur bipedalen Lymphographie liegt der Patient bequem auf dem Rücken. Um die oberflächlichen Lymphbahnen des Fußrückens für den Untersucher sichtbar zu machen, wird – zusammen mit dem Lokalanästhetikum – hypertoner Farbstoff (Patentblau) in die Interdigitalfalte zwischen erster und zweiter Zehe beidseits injiziert. Nach 30 bis 60 Minuten kann von einem queren Hautschnitt auf der Mitte des Fußrückens ein Lymphgefäß freigelegt und kanüliert werden. Anschließend instilliert man auf beiden Seiten je 5–6 ml öliges Kontrastmittel (Lipiodol®) simultan. Die maschinelle Injektion nimmt 60 bis 120 Minuten in Anspruch. Unmittelbar danach werden das Lymphangiogramm (= Einlaufbilder), 24 Stunden später das Lymphadenogramm (= Speicherbilder) angefertigt.

Als *Standardprojektionen* gelten:
- Beckenübersicht a.p. sowie im rechts- und linksschrägen Durchmesser
- LWS seitlich sowie im rechts- und linksschrägen Durchmesser
- Thorax seitlich sowie evtl. a.p.

Das Lymphogramm zeigt die Lymphonodi
- inguinales profundi
- iliaci externi et communes
- lumbales

Ausnahmsweise werden die Lymphknoten im Stromgebiet der A. iliaca int. dargestellt. Alle anderen Lymphknotengruppen, insbesondere die diagnostisch bedeutsamen Lymphknoten an den Nierenstielen, werden nicht erfaßt.

Wichtige Indikationen zur Lymphographie
- Lymphatische Systemerkrankung (Stadieneinteilung, Verlaufskontrolle unter Therapie).
- Suche nach Lymphknotenmetastasen bei malignen Tumoren der unteren Extremitäten und Beckenorgane.
- Darstellung der Lymphfistel bei Chylurie, Chylaszites und Chylothorax.
- Differentialdiagnose des Lymphödems der unteren Extremitäten.

Nur ein positiver lymphographischer Befund besitzt Beweiskraft. Für falsch positive Resultate werden vor allem regressive und entzündliche Läsionen des Lymphsystems sowie das von der Phlebographie bekannte Einstromphänomen (durch simultanen Zufluß kontrastierter und nicht-kontrastierter Lymphe hervorgerufene Füllungsdefekte in iliakalen und lumbalen Lymphknoten) verantwortlich gemacht. Falsch negative Ergebnisse beruhen häufig auf Abbildungsmängeln (z. B. fehlende oder ungenügende Füllung der Lymphbahnen auf einer Seite). Fehldeutungen können auch dadurch provoziert werden, daß der pathologische Befund zu ausgedehnt ist, so daß sein wahrer Umfang unerkannt bleibt (Kontrastmittel wird nur in den intakten Anteilen des Lymphknotens gespeichert!).

Das Lymphogramm demonstriert im Gegensatz zu CT und Sonographie auch die Binnenstruktur der Lymphknoten. Dennoch gestattet es keine Artdiagnose. Als Instrument für das Staging maligner Neubildungen ist die Lymphographie der Computertomographie unterlegen, da mit ihr die relevanten Lymphknotenstationen nicht komplett erfaßt werden können.

2.1.5 Computertomographie

Die CT liefert bei der Diagnostik von Erkrankungen der Arterien und Venen wertvolle Zusatzinformationen, ersetzt die Gefäßdarstellung jedoch nicht. In der radiologischen Diagnostik von Erkrankungen der Lymphknoten besitzt die CT die führende Stellung.

Arterien können computertomographisch in der Regel erst ab einem Durchmesser von 8 bis 10 mm zuverlässig beurteilt werden. Neben der Aorta, den großen Kopf- und Halsgefäßen und den Beckenarterien sind der Truncus coeliacus, die A. mesenterica sup. und die Nierenarterien meist eindeutig zu identifizieren. Gefäße, deren Hauptrichtung der Körperlängsachse folgt, werden als Scheibchen, solche, die in der Schnittebene verlaufen, als Band abgebildet. Gefäßwand und Gefäßlumen können im Nativ-CT nicht unterschieden werden; oft markieren jedoch Verkalkungen die Arterienwand. Arterien besitzen im Nativ-CT eine Dichte von + 50 bis + 70 HE, im Kontrast-CT werden maximal + 400 HE gemessen.

Wichtige Indikationen zur CT der großen Arterien
- Dilative Arteriopathie, besonders Aneurysma der Aorta abdominalis (selten der Aa. iliacae, renales und lienalis).

- Aortenverschluß
- Aortenruptur
- Kontrolle von Gefäßprothesen (vor allem bei Verdacht auf Leck oder Infektion).
- Retroperitoneales Hämatom (z. B. nach translumbaler Aortographie, Nierenbiopsie oder unter Antikoagulantienbehandlung).

Die großen **Venen** des Körperstamms sind – ebenso wie die benachbarten Arterien – bereits im Nativ-CT ausreichend abzugrenzen. Intravasales Kontrastmittel läßt, besonders wenn das Gefäß in Fettgewebe eingebettet ist, Lumen und Wand unterscheiden. Die Venen erscheinen in der Axialschicht meist ovalär. Die Segmente der venösen Strombahn werden bei jeder computertomographischen Untersuchung mitbeurteilt. Bei

- Anomalien der oberen und unteren Hohlvene
- Beckenvenenthrombose
- Thrombose der Nierenvenen und der unteren Hohlvene
- Thrombose der V. subclavia

kann die CT zur Sicherung der Diagnose beitragen.

In der Diagnostik **lymphatischer Systemerkrankungen** und von **Lymphknotenmetastasen** macht ein positiver computertomographischer Befund die Lymphographie überflüssig. Die Computertomographie sollte deshalb neben der Biopsie am Beginn des diagnostischen Prozedere stehen. In Becken und Bauch sind normal große (3–6 mm Durchmesser) oder leicht vergrößerte Lymphknoten, auch wenn sie maligne infiltriert sind, nicht zu erkennen. Große Lymphome (mit mehr als 20 mm Durchmesser) fallen hingegen bereits im Nativ-CT auf. Zur sicheren Differenzierung retroperitonealer Lymphknoten gegenüber Darm und Gefäßen sollten oral (evtl. auch rektal) verdünntes Gastrografin® und parenteral nierengängiges Kontrastmittel appliziert werden. Auch die comptertomographische Diagnostik mediastinaler Lymphome wird durch intravenöses Kontrastmittel verbessert. Lymphknoten besitzen Weichteildichte und reichern Kontrastmittel kaum an. Ihre Binnenstruktur ist auch im Kontrast-CT nicht zu beurteilen. Tumoröse Anteile des Lymphknotens können nicht von gesunden oder entzündeten abgegrenzt werden. Der Seitenvergleich ist besonders bei der Diagnostik von Lymphomen im Becken oft hilfreich.

Wichtige Indikationen zur Computertomographie des Lymphsystems
- M. *Hodgkin*
- Non-*Hodgkin*-Lymphom
- Suche nach Lymphknotenmetastasen

Das CT eignet sich sowohl zur primären Stadieneinteilung maligner Tumoren als auch zur Verlaufskontrolle unter Therapie.

2.2 Erhebung und Deutung krankhafter Befunde

2.2.1 Arterielle Strombahn

2.2.1.1 Typische krankhafte Befunde im Arteriogramm

Gesunde Gefäße werden im Arteriogramm als homogene, glatt begrenzte Schattenbänder abgebildet, die sich zur Peripherie hin harmonisch verjüngen. An Teilungsstellen nimmt das Kaliber abrupt ab. Eine technisch einwandfreie Kontrastdarstellung läßt die Arterien des großen Kreislaufs bis zu einem Querdurchmesser von 0,5 bis 1 mm identifizieren. Die Strömungsgeschwindigkeit des Blutes in den kontrastierten Gefäßen kann unter Durchleuchtung grob abgeschätzt werden. Die angiographische Diagnostik deckt Abweichungen vom regulären anatomischen Verlauf, von der normalen Größe und Kontur sowie krankhafte Neubildungen von Gefäßen auf (Abb. 2.1).

- **Verdrängung von Arterien aus der normalen anatomischen Lage**
  Dem Gefäß benachbarter raumfordernder Prozeß, z. B. Hämatom, vergrößerte Lymphknoten, Tumor (Annäherung an die Artdiagnose durch CT!).
- **Auslenkung (Elongation) und vermehrte Schlängelung der Gefäße**
  Arteriosklerose. Unter der verstärkten Krümmung kann die Gefäßachse knicken (*Kinking*).
- **Langstreckige Verschmälerung des Gefäßquerschnitts**
  Hypoplasie. Spasmus.
- **Lokalisierte Verschmälerung des Gefäßlumens (Stenose)**
  Arteriosklerose. Entzündliche Gefäßerkrankung. Schrumpfender oder raumfordernder Prozeß in der Nachbarschaft (selten).
  Im Angiogramm lassen sich kurz- und langstreckige, symmetrische und asymmetrische sowie zylindrische und Fadenstenosen sicher differenzieren. Knickstenosen können manchmal erst in der zweiten Ebene erkannt werden. Die für die arteriosklerotische Form der Stenose verantwortlichen Atherome und Thromben engen das vasale Kontrastband mehr oder minder stark ein. Die Randkonturen der Gefäße werden dadurch aufgerauht bzw. höckrig. Wenn ein Atherom exulzeriert, dringt Kontrastmittel in die Ulkusnische ein und ruft im Arteriogramm eine lokale Aussackung des Gefäßlumens hervor. Die Kombination von Stenosen und Ausstülpungen deformiert das Gefäßlumen bisweilen grotesk. Flottierende Thromben verursachen zentrale Füllungsdefekte.
  Nur Stenosen, in deren Bereich die Gefäßlichtung um mindestens 70 bis 75% reduziert ist, gelten als hämodynamisch wirksam. Monoplane Arteriogramme lassen den Stenosegrad grob abschätzen.

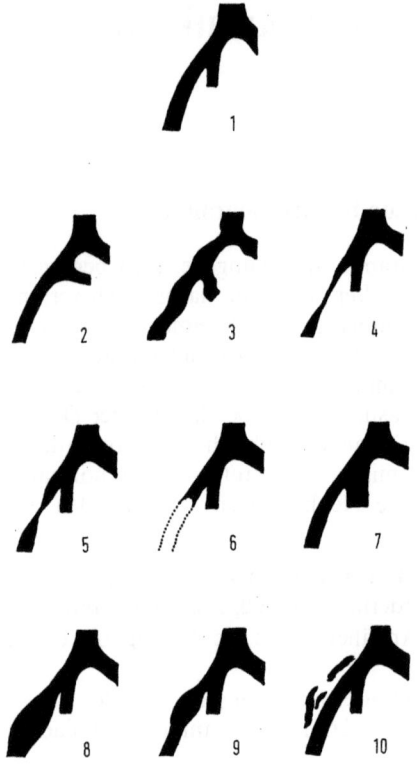

Abb. 2.1. Typische krankhafte Befunde im Arteriogramm
1. Normalbefund, 2. Verdrängung von Arterien aus der normalen anatomischen Lage, 3. Auslenkung und vermehrte Schlängelung der Gefäße, 4. Langstreckige Verschmälerung des Gefäßlumens, 5. Lokalisierte Verschmälerung des Gefäßlumens, 6. Abbruch der intraarteriellen Kontrastmittelsäule, 7. Erweiterte Nebenstrombahn, 8. Langstreckige Erweiterung des Gefäßquerschnitts, 9. Lokalisierte Erweiterung des Gefäßquerschnitts, 10. Nachweis von Kontrastmittel außerhalb des Gefäßlumens

- **Abbruch der intraarteriellen Kontrastmittelsäule**
  Gefäßverschluß bei obliterierender Arteriosklerose oder Embolie. Traumatischer Gefäßabriß. Chronisch-rezidivierendes Trauma.
  Der arteriosklerotische Gefäßverschluß ist oft, der embolische im typischen Fall nicht kollateralisiert.
- **Erweiterte Nebenstrombahn (Kollateralkreislauf)**
  Sicherer Hinweis auf hochgradige Stenose oder Verschluß einer großen Arterie.
  Weitlumige Kollateralen deuten eine seit langem bestehende Gefäßenge an. Das distal des Verschlusses lokalisierte Gefäßsegment kann sich über Kollateralgefäße verspätet kontrastieren (*retrograde Füllung*).
- **Langstreckige Erweiterung des Gefäßquerschnitts (Dilatation, Ektasie)**
  Arteriosklerose
  Dilatierte Gefäße sind oft zugleich vermehrt gewunden. Poststenotische Dilatation weist auf hohe hämodynamische Wirksamkeit der Gefäßenge hin.

- **Lokalisierte Erweiterung des Gefäßlumens (Aneurysma)**
  In den meisten Fällen Manifestation einer fortgeschrittenen Arteriosklerose. Angeborene, entzündliche und posttraumatische Aneurysmen sind selten.
  Arteriographisch kann zwischen kugeligen und spindelförmigen Aneurysmen gut unterschieden werden. Viele Aneurysmen sind teilweise thrombosiert; die röntgenologische Kontrastdarstellung erfaßt nur den durchströmten Anteil. Eine sichere Differenzierung zwischen wahrem (sämtliche Schichten der Gefäßwand vorgebuckelt) und falschem (durch Gefäßwanddefekt austretendes Blut sammelt sich in einem nicht-präformierten Hohlraum) Aneurysma läßt das Angiogramm nicht zu. Das dissezierende (Ablösung der Intima von den übrigen Schichten der Gefäßwand) Aneurysma wird an einem schmalen Aufhellungsstreifen innerhalb der kontrastmittelgefüllten Aussackung erkannt; er entspricht der im fließenden Blut flottierenden Gefäßinnenwand und bezeichnet die Grenze zwischen wahrem und falschem Lumen.
- **Nachweis von Kontrastmittel außerhalb des Gefäßlumens (Extravasat)**
  Traumatische Gefäß- bzw. Organruptur. Iatrogene Gefäßwandläsion. Gefäßarrosion durch malignen Tumor.
  Extravasales Kontrastmittel bildet im Röntgenbild mehr oder minder dichte, unscharf begrenzte Flecken, die einerseits umso leichter nachweisbar sind, andererseits umso rascher verschwinden, je stärker die arterielle Blutung ist.
- **Verspätete Kontrastierung**
  Verlangsamte Zirkulation (Hypotonie, Bradykardie, Schock). Stenose bzw. Gefäßverschluß. Raumfordernder Prozeß (lokale Kompression!).
- **Vorzeitiger Nachweis des intraarteriell applizierten Kontrastmittels in der venösen Strombahn**
  Arteriovenöse Fistel, z. B. nach penetrierenden Verletzungen oder Ruptur eines Aneurysmas sowie bei malignen Tumoren.

Die Abgrenzung maligner von benignen Neubildungen sowie zystischen und entzündlichen Läsionen gelingt vielfach durch die Arteriographie. Hypervaskularisierte Tumoren sind einfacher zu diagnostizieren als gefäßarme. Zystische Läsionen sind ebenfalls a- bis hypovaskulär. Ein glatter Rand spricht mehr für eine zystische, ein welliger eher für eine solide Läsion. Zysten geben sich gleich gefäßarmen raumfordernden Prozessen in der arteriellen und parenchymatösen Phase des Angiogramms als Aussparung innerhalb der kontrastierten Gefäßprovinz zu erkennen. Anders als Tumoren verdrängen sie die benachbarten Gefäße jedoch, ohne deren Wandkontur zu zerklüften. Gelegentlich gelingt es, zystische und solide Anteile eines Tumors angiographisch zu differenzieren.

Gutartige Tumoren besitzen normalkalibrige oder leicht erweiterte Arterien, färben sich homogen mit Kontrastmittel an und sind glatt begrenzt; die Kapillarphase kann verlängert sein, die venöse Phase ist regelrecht.

Maligne Tumoren erkennt man im Arteriogramm an den pathologischen Gefäßen, der verstärkten Kontrastierung des neoplastischen Gewebes („blush") und ihrer raumfordernden Wirkung (Expansion, Infiltration). Bereits ein einziges sicher pathologisches Gefäß beweist den bösartigen Charakter einer Geschwulst. Als Kriterien der neoplastischen Vaskularisation im Arteriogramm gelten:

- Anarchischer Verlauf der Gefäße
- Kaliberschwankungen
- Korkenzieherartige Deformierung der Kontrastbänder
- Neugebildete Gefäße
- Arteriovenöse Shunts
- Lakunäre Kontrastmitteldepots („Kontrastmittel-Seen")

2.2.1.2 Typische krankhafte Befunde im Computertomogramm

- **Punktförmige/schollige Verdichtungen in der Gefäßwand**
  Verkalkungen (häufiger Nebenbefund).
- **Erweiterung des Gefäßlumens**
  Dilatation. Aneurysma.
  Der Transversaldurchmesser der großen Arterien (Aorta, Aa. iliacae, Aa. femorales) kann im CT exakt bestimmt werden.
- **Fehlendes Enhancement nach Kontrastmittel-Applikation**
  Gefäßverschluß. Großer arteriosklerotischer Plaque, wandständiger Thrombus (bei ex- oder konzentrisch fehlendem Enhancement der wandnahen Anteile des Gefäßlumens).
  Durchströmter und thrombosierter Anteil eines Aneurysma können im CT sicher differenziert werden.
- **Zarte streifige Verdichtung innerhalb einer erweiterten Gefäßlichtung**
  Aneurysma dissecans
- **Auslöschung der Gefäßkonturen**
  Ummauerung der Gefäße durch z. B. Tumor, vergrößerte Lymphknoten, retroperitoneale Fibrose, Hämatom.
- **Nachweis von Kontrastmittel außerhalb des Gefäßsystems**
  Frische Blutung.
  Das CT ist der Angiographie in der Lokalisation frischer Blutungen überlegen. Kleine Hämatome können aber übersehen werden.

2.2.2 Venöse Strombahn

2.2.2.1 Typische krankhafte Befunde im Phlebogramm und Cavogramm

Das normale Phlebogramm der **oberen Extremität** zeigt die paarigen Begleitvenen der A. brachialis, die sich zur V. axillaris vereinigen, und die V.

subclavia. Die V. basilica und die V. cephalica füllen sich nur, wenn der Abstrom durch die tiefen Venen behindert ist.

Das normale Phlebogramm der **unteren Extremität** stellt die paarigen Begleitvenen von A. tibialis ant., A. tibialis post. und A. peronea dar, die sich in je etwa der Hälfte der Fälle unter- bzw. oberhalb des Kniegelenkspalts zur V. poplitea vereinigen. Die Vv. tib. postt. sucht man im a.p.-Bild lateral, die Vv. tib. antt. medial und die Vv. peroneae etwa in der Mittellinie auf. Die supramalleoläre Staubinde kann die Kontrastierung der Vv. tib. antt. verhindern, ohne daß eine Wadenvenenthrombose vorliegt. Die V. profunda femoris stellt sich bei der aszendierenden Phlebographie meist nicht dar. Wenn der Klappenapparat der Verbindungsvenen suffizient ist, kontrastieren sich die Vv. saphena magna und parva nicht. Von den Vv. perforantes wird allenfalls die den tiefen Venen nahe Verlaufsstrecke sichtbar; die weitere Füllung verhindern die Venenklappen, die nur eine in die Tiefe gerichtete Blutströmung zulassen. Gesunde Venen haben glatte Wände, die Klappen sind gut abgrenzbar.

Die **untere Hohlvene** stellt sich als breites homogenes Kontrastmittelband dar, das einen flachen linkskonvexen Bogen beschreibt. An den Mündungsstellen der viszeralen Zuflüsse wird die Kontrastmittelsäule durch einströmendes nicht-kontrastiertes Blut fingerförmig aufgehellt. Sieht man das Ostium im Bild en face, so wirkt der Füllungsdefekt rund. Diese als Einstrom- („Astloch"-)phänomen bekannten Aussparungen werden auch an den tiefen Beinvenen beobachtet und können thrombusbedingte Füllungsdefekte nachahmen. Der frische Thrombus besitzt jedoch meist glatte Konturen, während Kontrastmitteldefekte, die durch Mischung nichtkontrastierten Blutes mit kontrastiertem hervorgerufen werden, an den Grenzen verdämmern.

- **Verdrängung der Venen aus ihrer normalen anatomischen Lage**
  Raumfordernder Prozeß in der Nachbarschaft, z. B. Hämatom, Abszeß, Tumor.
- **Füllungsdefekt bzw. Auslöschung der Kontrastmittelsäule**
  Frische oder ältere Thrombose. Tumorinvasion.
- **Kollateralkreislauf (verbunden mit Insuffizienz der Vv. perforantes)**
  Postthrombotisches Syndrom.
- **Fehlende Darstellung der Venenklappen**
  Postthrombotisches Syndrom. Kongenitale Avalvulie (sehr selten).
- **Erweiterung und Schlängelung der Venen**
  Primäre und sekundäre Varikosis. Phlebektasie (betrifft meist Vv. tib. postt.).
- **Zerklüftete Venenwandkonturen**
  Postthrombotisches Syndrom. Tumorinvasion.

2.2.2.2 Typische krankhafte Befunde im Computertomogramm

Im CT können in der Regel nur Venen mit einem Durchmesser von mehr als 10 mm sicher beurteilt werden. Orthograd getroffene Venen besitzen ein querovales Lumen; bei Inspiration flacht sich der Gefäßquerschnitt ab, bei Exspiration nimmt er runde Gestalt an.

Durch einen Thrombus vollständig verschlossene Venen färben sich nach Gabe nierengängigen Kontrastmittels nicht an. Das Gefäßlumen kann dabei normal oder erweitert sein. Wandständige Thromben und einwachsende Tumorzapfen sind im Kontrast-CT als Zonen verminderter Dichte zu erkennen. Die Ausdehnung einer Thrombose kann aus der Zahl und Dicke der Tomogramme, in denen sich der Kontrastmitteldefekt nachweisen läßt, abgeschätzt werden. Organisierte Thromben imponieren bereits im Nativ-CT als hypodense Areale innerhalb der Gefäßlichtung.

2.2.3 Lymphstrombahn

2.2.3.1 Typische krankhafte Befunde im Lymphogramm

Periphere *Lymphgefäße* haben einen Durchmesser von 1–2 mm, der Ductus thoracicus mißt 4–6 mm. Die zahlreichen Klappen verleihen den Lymphbahnen im Röntgenbild das Aussehen von Perlschnüren. Die Lymphknoten werden stets von mehr Gefäßen (Vasa afferentia) gespeist als drainiert. Die Vasa efferentia treten am Hilus aus. Auf die Beschaffenheit der Lymphpassage kann aus Form, Weite und Verlauf der Lymphbahnen geschlossen werden.

- **Verschmälerung der Lymphbahnen**
  Hypoplasie. Entzündung. Bestrahlungsfolge.
- **Erweiterung der Lymphbahnen**
  Abflußbehinderung z. B. bei lymphatischer Systemerkrankung, Lymphknotenmetastasen oder als Operations- und Bestrahlungsfolge. Entzündung.
  Selten: Idiopathische Lymphangiektasie. Lymphangiom. Lymphozele.
- **Verdrängung und Abbruch von Lymphgefäßen/Abfluß über Kollateralen**
  Lymphblockade durch – meist maligne – primäre und sekundäre Neubildungen.
- **Nachweis von Kontrastmittel außerhalb des Lymphsystems**
  Lymphfistel (häufig in eine der großen Körperhöhlen).

Gesunde *Lymphknoten* haben einen Durchmesser von maximal 2 bis 3 cm und erscheinen im Röntgenbild oval, oblong oder nierenförmig. Sie besitzen einen glatten Rand und reichern das Kontrastmittel gleichmäßig an. In der Füllungsphase zeigen sie radiäre, in der Speicherphase feingranuläre Binnenstruktur. Der en face getroffene Hilus kann einen Speicherdefekt vortäuschen. Gesunde Lymphknoten werden im Lymphogramm bis 2 cm lateral der Seitkante und maximal 3 cm ventral der Vorderkante der Lendenwirbelkörper nachgewiesen. Zahl und Form lymphographisch dargestellter Lymphknoten haben bei der großen physiologischen Variationsbreite kaum diagnostische Bedeutung.

- **Vergrößerung der Lymphknoten**
  Lymphatische Systemerkrankung. Lymphknotenmetastasen. Lymphadenitis.
- **Läsionen der nodalen Kontrastmittelanreicherung**
  Herabgesetzte Speicherdichte wird sowohl bei benignen wie malignen Erkrankungen der Lymphknoten angetroffen. Füllungsdefekte erkennt man im Lymphogramm ab einem Durchmesser von 3 bis 5 mm. Entzündungen und Frühformen maligner Systemerkrankungen sind durch feinkörnig oder grobschollig aufgelockerte Speicherstruktur charakterisiert, maligne Lymphome in fortgeschrittenen Stadien durch Lochdefekte oder blasige Binnenstruktur. Für Lymphknotenmetastasen ist die lokalisierte grobschollige Speicherung typisch. Der Lymphknoten kann durch Metastasen aber auch komplett destruiert werden.
  Extremitäten-Lymphknoten, die einen zentral gelegenen Füllungsdefekt aufweisen, die Lymphpassage aber nicht behindern, sind häufig lediglich verfettet (Fibrolipomatose).
- **Konturdefekt des angefärbten Lymphknotens**
  Randständige Speicherdefekte, die die Kontur des Lymphknotens partiell auslöschen, deuten auf Lymphknotenmetastasen hin. Bei lymphatischen Systemerkrankungen bleibt der Umriß dagegen meist erhalten, auch wenn die Binnenstruktur destruiert ist.

Lymphographische Merkmale des maligne infiltrierten Lymphknotens

Lymphatische Systemerkrankung
- Vergrößerung
- Totale Desintegration der Binnenstruktur
- Integrität der Randkontur

Lymphknotenmetastase
- Starke Vergrößerung
- Umschriebene Zerstörung der Binnenstruktur
- Unterbrechung der Randkontur

2.2.3.2 Typische krankhafte Befunde im Computertomogramm

Die Lymphgefäße können im CT nicht beurteilt werden.

Lymphome sind je nach Größe und Lokalisation unterschiedlich gut zu erkennen. Als sicher pathologisch vergrößert gelten Lymphknoten, deren Durchmesser 20 mm überschreitet. Exakt identifizierbar sind:

- Retrokrurale Lymphknoten ab einem Durchmesser von 5–10 mm
- Pelvine, retroperitoneale und mediastinale Lymphknoten ab einem Durchmesser von 15–20 mm und
- Mesenteriale Lymphknoten ab einem Durchmesser von 30 mm.

Jede zwischen Aortenbifurkation und Nierenhilus gelegene weichteildichte Formation, deren Durchmesser 20 mm überschreitet und die kein Kontrastmittel anreichert, ist als vergrößerter Lymphknoten anzusehen.

Im CT besonders gut zu beurteilen sind die Lymphonodi
- mediastinales antt. (aortopulmonales Fenster)
- mediastinales postt. (periösophageal, paratracheal)
- coeliaci (um den Truncus coeliacus) und
- lumbales (prä- und paraaortal, prä- und parakaval, im Nierenhilus).

Schwieriger sind vergrößerte bronchopulmonale sowie im Leber- und Milzhilus gelegene Lymphknoten zu erfassen.

Nach dem computertomographischen Erscheinungsbild können *drei Formen der malignen Lymphadenopathie* differenziert werden (Abb. 2.2):
- Wenige, voneinander gut abgrenzbare, diskret vergrößerte Lymphknoten.
- Zahlreiche, allenfalls durch spärliches Fett voneinander getrennte, mäßig bis deutlich vergrößerte Lymphknoten.

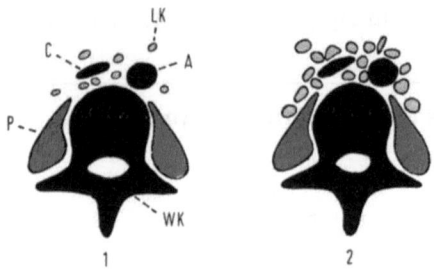

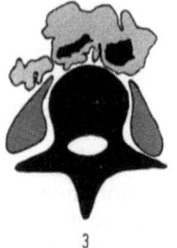

Abb. 2.2. Formen der malignen Lymphadenopathie im CT
1. Wenige, voneinander gut abgrenzbare, diskret vergrößerte Lymphknoten, 2. Zahlreiche, voneinander noch abgrenzbare, mäßig bis deutlich vergrößerte Lymphknoten, 3. Zahlreiche, miteinander verbackene, stark vergrößerte Lymphknoten
A = Aorta, C = V. cava, LK = Lymphknoten, P = M. psoas, WK = Wirbelkörper

- Zahlreiche, voneinander nicht mehr abgrenzbare, stark vergrößerte Lymphknoten. Das Lymphknotenkonglomerat ummauert in vielen Fällen die großen retroperitonealen Gefäße und löscht dabei deren Konturen aus, verdrängt und/oder komprimiert benachbarte Organe und verwischt die Umrißlinien der Psoasmuskulatur. Große Lymphknotenmetastasen können nekrotisch einschmelzen; ihr Zentrum erscheint dann hypodens.

Retroperitoneale Hämatome und Abszesse reichern im Gegensatz zu Lymphomen manchmal Kontrastmittel an. Lymphzysten (posttraumatischer oder postoperativer Genese) können an ihrer niedrigen Dichte (+ 10 bis + 20 HE) von Lymphomen unterschieden werden. Oft sind computertomographisch nach Radio- und Chemotherapie noch vergrößerte Lymphknoten nachzuweisen; in dieser Situation kann zwischen Narbe, Entzündung und residualer Neoplasie nicht differenziert werden. Ein Rezidiv gibt sich an neuerlicher Vergrößerung der Lymphknoten zu erkennen.

2.3 Leitsymptome wichtiger Erkrankungen

2.3.1 Arterielle Strombahn

2.3.1.1 Anomalien, Mißbildungen

Das arterielle Gefäßsystem weist insgesamt weniger Varianten auf als das venöse. A- bzw. Hypoplasie großer Arterien, kongenitale Doppelung, Persistenz embryonaler Gefäße sowie Ursprungs- und Verlaufsanomalien normalkalibriger Gefäße sind oft arteriographische Zufallsbefunde, denen kaum Krankheitswert zukommt. Gefäßvarianten können für die Fehldeutung von Arteriogrammen verantwortlich sein.

Klinische Bedeutung kann der retroösophageale Verlauf einer aus dem distalen Anteil des Aortenbogens entspringenden A. subclavia dextra besitzen, wenn das die Mittellinie kreuzende Gefäß (*A. lusoria*) Speise- (Schlingbeschwerden) und Luftröhre (Atemnot) einengt. Die Diagnose der Dysphagia lusoria wird durch Arteriographie und Ösophagus-Breischluck (seitliche Projektion: Ösophagus von dorsal imprimiert) gesichert.

Fibromuskuläre Hyperplasie
Die Erkrankung wird überwiegend bei jungen Frauen nachgewiesen.

Hauptlokalisationen:
- A. renalis
- A. carotis
- A. vertebralis

Arteriogramm:
- Perlschnurartige Deformierung des Gefäßlumens durch Wechsel von Stenosen und kurzstreckigen Aussackungen.
- Der distale Abschnitt des erkrankten Gefäßes ist meist stärker betroffen als der proximale.

2.3.1.2 Arterielle Verschlußkrankheit

Die obliterierende Arteriosklerose wird im Angiogramm durch

- Elongation
- Dilatation
- Kinking
- Stenosen
- Verschlüsse
- Kollateralen und
- Aneurysmen

der betroffenen Gefäße charakterisiert. Im Leerbild finden sich Verkalkungen.

Stenosen kommen besonders häufig an Gefäßverzweigungen und scharfen Kurven sowie in Gelenknähe vor. Meist werden multiple Stenosen und/oder Okklusionen an einem oder mehreren Gefäßen nachgewiesen; distal einer hochgradigen Stenose oder eines Verschlusses sind die Zeichen der Arteriosklerose dagegen oft nur diskret ausgeprägt. Die arterielle Verschlußkrankheit befällt vornehmlich die großen supraaortischen Äste, die Bauchaorta, die Becken- und die Oberschenkelarterien. Für die diabetische Angiopathie sind peripher gelegene Verschlüsse typisch.

Die Arteriographie demonstriert Art und Weite der Kollateralbahnen. Beim Verschluß des distalen Abschnitts der Aorta abdominalis (*Leriche*-Syndrom) wird der Umgehungskreislauf in erster Linie von

- A. mesenterica sup. und A. mesenterica inf. (*Riolansche* Anastomose)
- A. hämorrhoidalis superior und A. hämorrhoidalis media
- Aa. lumbales und A. iliolumbalis sowie
- A. epigastrica sup. und A. epigastrica inf.

gebildet.

Verschlüsse der A. iliaca externa werden u. a. von der A. iliolumbalis, die mit der A. circumflexa ilium profunda anastomosiert, der A. glutea sup., die mit Ästen der A. circumflexa femoris lat. in Verbindung steht, und der A. obturatoria, deren Ramus ant. mit Zweigen der A. circumflexa femoris med. anastomosiert, überbrückt. Wichtigstes Kollateralgefäß für die A. femoralis superficialis, deren distales Drittel (Adduktorenkanal!) besonders häufig eingeengt oder verschlossen wird, ist die kräftige A. profunda femoris.

Kraniokaudale Ausdehnung und Thrombosierungsgrad von Bauchaortenaneurysmen werden durch das CT zuverlässig erfaßt. Da computertomographisch die Nierenarterien meist eindeutig zu identifizieren sind, kann man zwischen supra- und infrarenaler Lokalisation sicher differenzieren. Die meisten Aneurysmen findet man im infrarenalen Abschnitt der Aorta abdominalis; gelegentlich setzen sie sich in die Beckenarterien fort. Die Thromben sitzen der Aortenwand meist halbmondförmig auf.

Das CT eignet sich gut für Kontrolluntersuchungen nach Aneurysmektomie und Gefäßersatz. **Thrombosierte Anteile** des Prothesenlumens bieten im Kontrast-CT dasselbe Bild wie das thrombosierte Kompartiment eines Aneurysma. Auf **Nahtinsuffizienz** ist zu schließen, wenn die Prothese in eine Kontrastmittel anreichernde weichteildichte Formation (= Hämatom) eingebettet oder ein umschriebenes paravasales Kontrastmitteldepot (= Aneurysma spurium) nachzuweisen ist. Dorsal der Prothese lokalisierte multiple Lufteinschlüsse sprechen, sofern sie länger als zehn Tage nach einer Operation nachzuweisen sind, für eine **Infektion.**

2.3.1.3 Entzündungen

Thrombendangiitis obliterans *Winiwarter-Buerger*

Arteriogramm:
- Gefäßwände nicht verkalkt
- Multiple segmentale Stenosen und Verschlüsse kleiner und mittelgroßer Arterien.
- Zarte, zu den obliterierten Gefäßen parallel verlaufende Kollateralen.

Die großen Gefäße sind erst im späten Erkrankungsstadium befallen. Häufig sind neben den unteren auch die oberen Extremitäten betroffen.

Periarteriitis nodosa

Arteriogramm:
- Meist gut kollateralisierte Verschlüsse kleiner Extremitätenarterien.
- Kleine Aneurysmen der Fingerarterien

Sklerodermie

Arteriogramm:
- Engstellung der Fingerarterien
- Teils segmentale, teils komplette Verschlüsse kleiner Extremitätenarterien ohne suffiziente Kollateralen.

Raynaud-**Syndrom**

Arteriogramm:
- Passagere Engstellung der Fingerarterien
- Segmentale Verschlüsse

- Keine Kollateralen
- Rarefizierte akrale Gefäßaufzweigungen

2.3.1.4 Thromboembolie

Die Arteriographie dient der exakten Lokalisation des Embolus und der Suche nach der Emboliequelle. Auf einen embolischen Arterienverschluß weisen hin:

- Abrupter, glatter, nach proximal konvex begrenzter Abbruch der intravasalen Kontrastmittelsäule.
- Bevorzugte Lokalisation an den Gefäßaufzweigungen (dadurch entsteht das charakteristische Bild des „reitenden Embolus").
- Fehlende oder insuffiziente Kollateralen.
- Verlängerte arterielle Phase durch verzögerten Abstrom des Kontrastmittels in die Peripherie.

Rund 75 % der arteriellen Embolien werden in den unteren Extremitäten nachgewiesen. In der Regel stammt der Thrombus aus dem linken Ventrikel (Grunderkrankungen: Mitralfehler, Herzinsuffizienz, Myokardinfarkt, Endokarditis). Vaskuläre Kompressionssyndrome des Schultergürtels, die für die wesentlich selteneren arteriellen Embolien der oberen Extremitäten verantwortlich sein können, werden durch Arteriographie in Provokationsstellung diagnostiziert.

2.3.1.5 Verletzungsfolgen

Mit der Kombination von Arteriographie und CT können die traumatischen Gefäßläsionen erkannt und differenziert werden:

- Lazeration der Gefäßwand
- Hämatom
- Gefäßabriß
- Okklusion
- Aneurysma spurium
- Arteriovenöse Fistel

Hämatome imponieren im CT als weichteildichte Formation, die, sofern sie nicht einen präformierten Raum ausfüllt, unregelmäßig begrenzt ist. Ihre raumfordernde Wirkung wird an der Unschärfe der Konturen benachbarter Organe erkannt. Frische Hämatome haben die Dichte des zirkulierenden Blutes (+ 50 HE) und färben sich nach Applikation nierengängigen Kontrastmittels deutlich an. Hohe Dichte in den abhängigen Partien spricht für ein akutes Ereignis; sie ist auf die Sedimentation von Erythrozyten zurückzuführen. Im frühen Resorptionsstadium nimmt die Dichte eines Blutergusses gering zu, später sinkt sie auf + 20 bis + 40 HE. Organisierte Hämatome können kalzifizieren und dann an fleckförmigen kalkdichten Einlagerungen erkannt werden. Die Differentialdiagnose zu einem Tumor, Abszeß oder Lymphom ist aufgrund der morphologischen Analyse allein mitunter nicht möglich.

2.3.2 Venöse Strombahn

2.3.2.1 Mißbildungen

Klippel-Trenaunay-Syndrom

Phlebogramm:
- Einseitige Varikosis der unteren Extremitäten (verbunden mit Knochen- und Weichteilhypertrophie)

Weber-Syndrom

Phlebogramm:
- Einseitige Varikosis
- Arteriovenöse Kurzschlüsse in der betroffenen Extremität

Die seltenen Mißbildungen der Hohlvene (z. B. persistierende V. cava sup. sinistra, Duplikation der V. cava inferior, infradiaphragmaler Übergang der V. cava inferior in die V. azygos) und der Nierenvenen (z. B. retroaortaler Verlauf der linken Nierenvene) können nicht-invasiv durch das CT erkannt werden.

2.3.2.2 Akute Phlebothrombose

Paget-v. Schroetter-Syndrom

Akute Thrombose der V. axillaris/V. subclavia. Der Kollateralkreislauf kann initial spärlich sein. Die Achselvenenthrombose tritt rechts häufiger als links auf und wird durch rezidivierende Bagatelltraumen, mechanische Kompression und ärztliche Eingriffe (Zentralvenenkatheter, Schrittmachersonde) begünstigt.

Die Thrombose der unteren Extremitäten geht in 20% von den Wadenvenen, in 20% von der V. poplitea, in 50% von der V. femoralis und in 10% von der V. iliaca comm. aus. Als sichere Hinweise auf einen frischen Thrombus gelten (Abb. 2.3):

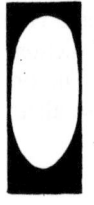 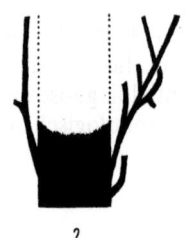

Abb. 2.3. Zeichen einer frischen Thrombose
1. Kontur- und Kuppelphänomen,
2. Radiergummiphänomen

1   2

- **Konturphänomen**
  Der durch den Thrombus bedingte Füllungsdefekt wird von schmalen Kontraststreifen gesäumt. Das Konturphänomen zeigt, daß das Gerinnsel in der Vene flottiert. Gefahr der Lungenembolie!
- **Kuppelphänomen**
  Solange der Thrombus nicht an der Venenwand haftet, werden seine Enden von Kontrastmittel kuppelartig umspült.
- **Radiergummiphänomen**
  Thromben, die das Gefäßlumen komplett obstruieren, löschen die Kontrastsäule übergangslos aus. Überbrückende Kollateralen werden dann regelmäßig nachgewiesen.

2.3.2.3 Postthrombotisches Syndrom

Auf Insuffizienz des tiefen Venensystems weisen im Phlebogramm hin:

- Zerstörung der Venenklappen
- Wechselndes Lumen und irreguläre Kontur der tiefen Venen (nach unvollständiger Rekanalisation thrombosierter Venen).
- Umkehr der Strömungsrichtung in den Vv. communicantes. Eine korrekt angelegte Staubinde vorausgesetzt, weist die Kontrastierung oberflächlicher Venen auf insuffiziente Verbindungsvenen hin.
- Abfluß des Kontrastmittels über Kollateralen. Die vermehrte Volumenbelastung elongiert und dilatiert die Gefäße und begünstigt die Bildung umschriebener knotiger Aussackungen (Varizen).

Bei **primärer Varikosis** sind die tiefen Venen suffizient. **Sekundäre Varikosis** setzt eine mangelhaft rekanalisierte tiefe Venenthrombose und zerstörte Venenklappen voraus. Das postthrombotische Syndrom schreitet im allgemeinen von distal nach proximal fort.

Zur Strömungsumkehr besonders disponiert sind folgende Verbindungsvenen der unteren Extremitäten:

- Vv. comm. cruris med. postt. (*Cockett* I, II, III).
  Die Insuffizienz der *Cockett*-Venen begünstigt die Ausbildung des im typischen Fall supramalleolär gelegenen Ulcus cruris venosum.

- Vv. comm. cruris intermediae (*Boyd*).
  Die *Boyd*-Venen liegen an der Innenseite der Wade.
- Vv. comm. femorales med. intermediae (*Dodd*).
  Die *Dodd*-Venen münden in Höhe des Adduktorenkanals in das Saphena-System.
- Venen der Mm. soleus („Soleus-Blow out") und gastrocnemius (insuffizienter „Gastroknemius-Punkt").

Thrombotische Verschlüsse der V. cava inferior entstehen meist unterhalb der Einmündung der Vv. renales. Das Venenblut der unteren Extremitäten und des Beckens nimmt dann folgende wichtige Kollateralwege:

- V. lumbalis ascendens → V. azygos und V. hemiazygos
- Vv. testiculares bzw. ovaricae → Vv. renales
- Plexus haemorrhoidalis → V. mesenterica inf. → V. portae
- Venen der vorderen Bauchwand

2.3.3 Lymphstrombahn

2.3.3.1 Lymphödem

Die *primäre* Form des Lymphödems (*Nonne-Milroy*-Krankheit, Lymphoedema praecox, Lymphoedema tardum) gibt sich im Lymphangiogramm durch

- a- bzw. hypoplastische Lymphwege
- obliterierte Lymphwege
- Lymphangiektasien (selten)

zu erkennen.

Bei der *sekundären* Form des Lymphödems (entzündliches Lymphödem, neoplastisches Lymphödem, Verletzungs-, Operations- und Bestrahlungsfolge) zeigt das Lymphogramm:

- Destruierte Lymphknoten
- Obliterierte Lymphwege
- Diffuse Verteilung des Kontrastmittels in Cutis und Subcutis („dermal backflow").

2.3.3.2 Lymphatische Systemerkrankungen

Im Frühstadium sind M. *Hodgkin* und Non-*Hodgkin*-Lymphome lymphographisch kaum von entzündlichen Erkrankungen des Lymphsystems (z. B. infolge Erysipel) abzugrenzen. Wenn das Leiden weit fortgeschritten ist, kann die Differenzierung von Lymphknotenmetastasen problematisch sein.

Leitbefunde im Lymphogramm bzw. CT
- Vergrößerung von (meist zahlreichen) Lymphknoten
- Zerstörung der Binnenstruktur der befallenen Lymphknoten
- Wenig behinderte Lymphpassage (zumindest im Frühstadium)

Patienten, die an einem malignen Lymphom erkranken, sollten stets einer kombinierten computertomographischen Untersuchung von Becken, Abdomen und Thorax unterzogen werden. Nur dann sind exake Stadieneinteilung und frühzeitige Erkennung extranodaler Manifestationen möglich. Das **Staging bei *M. Hodgkin*** unterstreicht exemplarisch diese Forderung:

Stadium I: Befall einer oder zwei benachbarter Lymphknotengruppen ober- oder unterhalb des Zwerchfells
Stadium II: Befall von mehr als zwei benachbarten oder zwei nicht benachbarten Lymphknotengruppen ober- oder unterhalb des Zwerchfells
Stadium III: Lymphknotenbefall auf beiden Seiten des Zwerchfells
Stadium IV: Befall extralymphatischer Organe (zusätzlich zu Lymphknoten und Milz)

Abnorm große mesenteriale Lymphknoten sind typisch für das Non-*Hodgkin*-Lymphom.

2.3.3.3 Lymphknotenmetastasen

Die lymphogene Metastasierung bösartiger Organtumoren wird lymphographisch bzw. im CT meist durch Läsionen multipler Lymphknoten erkannt. Einzelne Lymphknotenstationen können von der malignen Infiltration verschont bleiben. Die Lymphblockade in metastatisch destruierten Lymphknoten kann dazu führen, daß sich weiter proximal gelegene Lymphknoten nicht oder inkomplett kontrastieren, obwohl sie noch gesund sind.

Das *Lymphogramm* zeigt im typischen Fall
- Stark vergrößerte Lymphknoten
- Randständige Speicherdefekte in den befallenen Lymphknoten
- Bereits frühzeitig partielle oder totale Lymphabflußblockade
- Lymphkollateralen
- Lymphovenöse Anastomosen (selten)

Das *CT* gestattet die exakte Lokalisation der metastatisch vergrößerten Lymphknoten. Daraus können Schlüsse auf den Sitz des Primärtumors gezogen werden: Vergrößerte iliakale und präsakrale Lymphknoten weisen auf Neoplasien von Uterus, Prostata und Harnblase, vergrößerte mesenteriale Lymphknoten auf ein Kolonkarzinom hin. Große, in Höhe der Nierenstiele nachweisbare paraaortale Lymphknoten werden bei Tumoren der Nieren und Nebennieren, aber auch bei bösartigen Neubildungen von Hoden und Ovarien gefunden.

3. Radiologische Diagnostik der Verdauungsorgane und der Milz

3.1	Methoden 103		3.2.1.3	Läsionen im Kontrastbild der Gallenwege 119
3.1.1	Abdomen-Leeraufnahme 103		3.2.1.4	Läsionen im Kontrastbild der Pankreasgänge 120
3.1.2	Kontrastdarstellung von Speiseröhre, Magen und Darm 104		3.2.1.5	Läsionen im Sialogramm 121
3.1.3	Kontrastdarstellung der Gallenwege und des Pankreasgangsystems 106		3.2.2	Typische krankhafte Befunde im Angiogramm 121
3.1.4	Sialographie 108		3.2.3	Typische krankhafte Befunde im Computertomogramm 122
3.1.5	Angiographie 108			
3.1.6	Computertomographie 109			
3.2	Erhebung und Deutung krankhafter Befunde 110		3.3	Leitsymptome wichtiger Erkrankungen 126
3.2.1	Typische krankhafte Befunde im konventionellen Röntgenbild 110		3.3.1	Kopfspeicheldrüsen 126
			3.3.2	Speiseröhre 127
			3.3.3	Magen 131
3.2.1.1	Im Abdomen-Leerbild erkennbare Läsionen 110		3.3.4	Dünn- und Dickdarm 134
			3.3.5	Leber und Gallenwege 137
3.2.1.2	Läsionen im Kontrastbild von Speiseröhre, Magen und Darm 112		3.3.6	Bauchspeicheldrüse 144
			3.3.7	Milz 147

3.1 Methoden

3.1.1 Abdomen-Leeraufnahme

Das Nativbild des Abdomens wird am stehenden Patienten im ventrodorsalen Strahlengang angefertigt. Stehunfähige Kranke werden in Linksseitenlage untersucht. Die Zwerchfellkuppen sollen stets vollständig abgebildet sein. Rotierende Durchleuchtung kann die Differenzierung intraabdomineller Verkalkungen erleichtern. Palpation mit der durch einen Bleihandschuh geschützten Hand läßt die Verschieblichkeit und Kompressibilität eines großen Teils der Darmschlingen erkennen.

Wichtige Indikationen zur Abdomen-Leeraufnahme
- Akutes Abdomen (vor allem Ileus und V.a. Perforation)

- Chronische Pankreatitis
- Fremdkörpersuche

3.1.2 Kontrastdarstellung von Speiseröhre, Magen und Darm

Für die Röntgenuntersuchung wird der Verdauungskanal mit Bariumsulfat kontrastiert. Nur bei Verdacht auf Ileus oder Perforation, bei Aspirationsgefahr (z. B. durch Schlucklähmung) sowie unmittelbar vor und nach Operationen verwendet man als positives Kontrastmittel das wasserlösliche Gastrografin®. Negativkontrast wird mit Luft oder Kohlendioxid (Brausepulver) erzielt. Der Untersuchung der Speiseröhre geht die orientierende Durchleuchtung des Thorax (s. 1.1.4), der von Magen und Darm die des Abdomens voraus. Der Patient muß nüchtern bzw. sein Darm leer sein.

Von der **Speiseröhre** werden Prallfüllungs- und Schleimhautbilder in ventrodorsaler und lateraler Projektion sowie im rechten und linken Schrägdurchmesser hergestellt. Um das prallgefüllte Organ in voller Länge abzubilden, wird die Aufnahme, unmittelbar nachdem der Patient im Stehen einen großen Breischluck genommen hat, ausgelöst. Nach der Passage des Bolus ist die Schleimhaut von einer gleichmäßig dünnen Kontrastmittelschicht überzogen und kann im Relief abgebildet werden. Nachgeschluckter Speichel entfaltet die Speiseföhre für den Moment der Aufnahme. Vom distalen Ösophagus und der Kardia werden biplane Zielaufnahmen angefertigt. Das Kontrastmittel tritt bei Exspiration rascher in den Magen über als bei Inspiration.

Um gastroösophagealen Reflux nachzuweisen, muß der Magenfundus prall mit Kontrastmittel gefüllt sein. Dann wird der halbrechts auf dem Rücken liegende Patient zur Exspiration aufgefordert. Unter Durchleuchtung erkennt man, ob Kontrastmittel während des Atemmanövers in den distalen Ösophagus übertritt.

Ösophagusvarizen stellen sich am besten dar, wenn der Patient flach auf dem Rücken liegt, tief eingeatmet hat und die Bauchpresse betätigt.

Die Röntgenuntersuchung des **Magens** (Magenbreipassage) wird in den frühen Vormittagsstunden durchgeführt; später leidet die Qualität des Schleimhautbeschlags darunter, daß das Kontrastmittel durch reichliches Nüchternsekret zu stark verdünnt wird. Die Magenperistaltik wird mit 20–40 mg Buscopan® oder 1 mg Glukagon gehemmt. Man gliedert die Untersuchung in fünf Teilschritte:

- **Schleimhautaufnahme der Magenvorderwand**
  Dazu liegt der Patient, nachdem er 20–30 ml Bariumsulfatlösung geschluckt hat, auf dem Bauch.
- **Prallfüllungsbild des Magens**
  Der im Untersuchungsgerät wieder aufgerichtete Patient trinkt

3.1 Methoden

150–200 ml Kontrastmittel und wird unter Durchleuchtung so weit gedreht, daß der Angulus ventriculi freiprojiziert ist. Der Bulbus duodeni soll mit Kontrastmittel prall gefüllt sein.
- **Doppelkontrastaufnahmen der einzelnen Magenabschnitte**
  Der Patient nimmt das Brausepulver zu sich und wird anschließend flach gelagert. Wenn er die Linksseitenlage einnimmt, sammelt sich das Kontrastmittel im Magenfundus und die Luft steigt ins Antrum und in den Bulbus duodeni auf. Wenn er auf dem Rücken liegt, bilden sich Kontrastmitteldepots in Fundus und Antrum und die Luft sammelt sich im Corpus ventriculi. Wenn er sich nach rechts dreht, fließt das Kontrastmittel in Antrum und Corpus und die Luft bläht den Fundus. Das Doppelkontrastbild entsteht dadurch, daß die Schleimhaut der luftgefüllten Magenabschnitte mit Kontrastmittel beschlagen ist. Zielaufnahmen werden dann ausgelöst, wenn die einzelnen Regionen maximal gebläht sind und möglichst überlagerungsfrei abgebildet werden können. Die optimale Projektion findet man unter rotierender Durchleuchtung.
- **Kompressionsaufnahmen**
  Dazu wird der Patient wieder aufgerichtet. Mit dem Tubus des Zielgeräts ist es möglich, Corpus, Angulus und Antrum ventriculi sowie den Bulbus duodeni dosiert zu komprimieren. Dabei kann man die Verformbarkeit der Magenwand prüfen und erhält Schleimhautbilder, die gezielt dokumentiert werden.
- **Nachdurchleuchtung**
  Zwei Stunden nach der Kontrastmahlzeit wird geprüft, ob der Magen entleert und wie weit der Darm mit Kontrastmittel gefüllt ist.

In der frühen postoperativen Phase verzichtet man auf das Spasmolytikum, da die Untersuchung nur die Fragen nach der Wegsamkeit des oberen Gastrointestinaltrakts und der Festigkeit von Anastomosen zu beantworten hat. Später induziert man wieder Hypotonie, es sei denn, daß nach dem klinischen Befund der Magenausgang stenosiert ist. Übersichtsaufnahmen im 1. und 2. schrägen Durchmesser dokumentieren den postoperativen Situs. Der Magenstumpf wird prallgefüllt und in Doppelkontrasttechnik erfaßt; Anastomosen bildet man auf multiplanen Zielaufnahmen ab. Die zuführende Schlinge nach *Billroth* II und *Braun*sche Enteroanastomosen können oft nur unvollständig dargestellt werden.

Zur Doppelkontrastdarstellung des **Dünndarms** werden über eine an der Flexura duodenojejunalis lokalisierte Sonde ca. 200 ml verdünntes Bariumsulfat und 500 bis 1500 ml Methylzelluloselösung instilliert. Die Passage des Kontrastmittels durch den Dünndarm verfolgt man unter Durchleuchtung. Sobald es das Zökum erreicht hat, kann man ein Spasmolytikum geben, um den Weitertransport vorübergehend zu stoppen. Übersichtsaufnahmen am liegenden und stehenden Patienten sowie Zielbilder (vor allem des terminalen Ileum) dokumentieren den Befund. Außerdem wird der Dünndarm unter Röntgensicht Schlinge für Schlinge abgetastet (s. 3.1.1).

Der Kolon-Kontrasteinlauf liefert Prallfüllungs- und Doppelkontrastbilder sämtlicher Abschnitte des **Dickdarms**. Die Applikation eines Spasmolytikums (z. B. 40 mg Buscopan®) erleichtert die Füllung des Dickdarms und schützt vor der Verwechslung funktioneller mit organischen Stenosen. Der Instillation der Bariumsulfatlösung über einen im Rektum bzw. nach Rektumamputation im Kunstafter plazierten Ballonkatheter geht die digitale Palpation des Enddarms voraus. Meist genügen mäßiger hydrostatischer Druck und Seitlagerung des Patienten, um den Dickdarm bis zum Zökum prall zu kontrastieren. Gelegentlich tritt Kontrastmittel ins terminale Ileum über. Danach wird die Bariumsulfatlösung so vollständig wie möglich abgelassen und vorsichtig durch Luft ersetzt. Die Abschnitte des auf diese Weise doppelkontrastierten Dickdarms werden in Zielaufnahmen einzeln abgebildet. Krankhafte Befunde, die bereits bei Durchleuchtung zu erkennen sind, werden gesondert dokumentiert. Abdomen-Übersichtsaufnahmen vom stehenden und auf dem Rücken sowie der rechten und linken Seite liegenden Patienten schließen die Untersuchung ab.

3.1.3 Kontrastdarstellung der Gallenwege und des Pankreasgangsystems

Die Gallenwege können radiologisch antegrad (orale Cholezystographie, intravenöse Cholangiocholezystographie, perkutan-transhepatische Cholangiographie) oder retrograd (endoskopisch-retrograde Cholangiocholezystographie), das Pankreasgangsystem kann nur retrograd (endoskopisch-retrograde Pankreatikographie) dargestellt werden. Eine Zwischenstellung nimmt die Kontrastierung der Gallenwege über operativ implantierte Gallengangsdrainagen ein. Der Patient muß nüchtern und soll entbläht sein.

Die **orale Cholezystographie** eignet sich nur zur Darstellung der Gallenblase. Wenn das hepatotrope Kontrastmittel (z. B. Iobenzaminsäure), das der Patient am Vorabend der Untersuchung in fester Form einnimmt, im Dünndarm ausreichend resorbiert und über die Leber ausgeschieden wird, erhält man bei 80–90% der Untersuchungen ein verwertbares Resultat. Die Methode ist aber bereits bei leichter Hyperbilirubinämie nicht mehr angezeigt.

Die kontrastierte Gallenblase wird auf jeweils in Bauchlage des Patienten angefertigten Übersichts- und Schnittbildern (in 8–12 cm Tiefe) des rechten Oberbauchs dokumentiert. Anschließend nimmt der Patient eine Reizmahlzeit (z. B. eine Suspension von Sorbit und Eigelb) zu sich, die die Kontraktion der Gallenblase fördert. Etwa 30 Minuten später wird die Gallenblase am stehenden und liegenden Patienten unter Durchleuchtung gezielt aufgenommen. So können auch kleine Konkremente erkannt und auf ihre Beweglichkeit geprüft werden.

Die **intravenöse Cholangiocholezystographie** dient der Lokalisation und Identifizierung eines Abflußhindernisses in den Gallenwegen und ist auch

3.1 Methoden

nach Exstirpation der Gallenblase indiziert, sofern die Ausscheidungsleistung der Leber intakt ist. Das Kontrastmittel (z. B. Ioglycaminsäure) macht die großen intra- und extrahepatischen Gallengänge bereits 20–40 Minuten nach Applikation sichtbar. Man injiziert bzw. infundiert es dem Patienten sehr langsam und nimmt nach etwa einer halben Stunde das erste Bild vom rechten Oberbauch auf. Weitere Aufnahmen folgen nach 45 (im allgemeinen bester Zeitpunkt für Tomogramme), 60 und evtl. 90 Minuten. Reizmahlzeit und Zielbilder schließen die Untersuchung ab.

Die **perkutan-transhepatische Cholangiographie (PTC)** ist vor allem beim extrahepatischen Verschlußikterus indiziert, da sie mit einer inneren oder äußeren Drainage der Gallengänge verbunden werden kann. Man geht dazu, nachdem der Kranke sediert und örtlich betäubt worden ist, mit einer 15 cm langen *Chiba*-Nadel im 10. Interkostalraum der rechten Seite in der mittleren Axillarlinie ein. Die erfolgreiche Punktion eines intrahepatischen Gallengangs erkennt man daran, daß aus dem Kunststoffkatheter Galle abtropft, wenn man den Stahlmandrin entfernt. Dann injiziert man vorsichtig wasserlösliches Kontrastmittel. Die Füllung des Gallengangssystems wird auf großformatigen Bildern dokumentiert.

Die **endoskopisch-retrograde Cholangiographie (ERC)** dient vor allem der Analyse der extrahepatischen Cholestase sowie der Ursachen des sog. Post-Cholezystektomie-Syndroms, die **endoskopisch-retrograde Pankreatikographie (ERP)** hauptsächlich der Differenzierung zwischen Pankreaskarzinom und chronischer Pankreatitis. Zu der Untersuchung werden ein flexibles Endoskop und lange schmale Kunststoffkatheter benötigt. Der Patient wird wie auf eine Endoskopie des oberen Verdauungstrakts vorbereitet.

Die Spitze des Endoskops wird in der Pars descendens duodeni plaziert, an deren Rückwand man die Papilla duodeni major auf der Plica longitudinalis duodeni aufsucht. Dann schiebt man den mit Kontrastmittel gefüllten Katheter über den Instrumentierkanal des Geräts vor und führt ihn durch die *Vater*sche Papille in den Ductus choledochus bzw. Ductus pancreaticus major ein. Wenn der Katheter korrekt liegt, stellen sich die Ausführungsgänge nach Injektion wasserlöslichen Kontrastmittels unter Durchleuchtung dar. Zur vollständigen Kontrastierung des Gallengangsystems werden im allgemeinen 30, zu der des Ductus *Wirsungianus* 2 bis 3 ml Kontrastmittel benötigt. Die Füllung wird auf eingeblendeten und durchleuchtungsgezielten Aufnahmen in mehreren Ebenen dokumentiert. Die Untersuchung ist technisch erschwert, wenn der Patient nach *Billroth* II operiert wurde, die Papille sehr eng ist oder in unmittelbarer Nähe bzw. am Boden eines Duodenaldivertikels liegt.

Die **Cholangiographie durch eine *Kehr*sche T-Drainage** informiert über die Ursache eines postoperativen Stauungsikterus. Dazu injiziert man nach Aspiration von Galle 10 bis 30 ml verdünntes wasserlösliches Kontrastmittel unter leichtem Druck in den weitlumigen Schlauch. Die Kontrastierung der intra- und extrahepatischen Gallengänge, das Papillenspiel und der

Abfluß des Kontrastmittels in den Dünndarm werden unter Durchleuchtung verfolgt und auf Zielbildern festgehalten.

3.1.4 Sialographie

Kontrastdarstellung der Speichelgänge
Die Sialographie ist nur an den großen Kopfspeicheldrüsen (Gl. parotis, Gl. submandibularis) durchführbar. Zur Darstellung der Ohrspeicheldrüse wird die in Höhe des zweiten oberen Mahlzahns gelegene Papilla parotidea, zur Darstellung der Unterkieferspeicheldrüse die dem Frenulum linguae unmittelbar benachbarte Caruncula sublingualis aufgesucht und sondiert. Die Mündung des Ausführungsgangs ist gut zu erkennen, wenn man die Drüse vorsichtig palpiert und so den Abfluß des serösen Sekrets fördert. Über einen dünnen Katheter injiziert man anschließend wasserlösliches Kontrastmittel (0,5–1 ml) vorsichtig in den Hauptausführungsgang. Sagittale, frontale und schräge Zielaufnahmen dokumentieren die Füllung.

Wichtige Indikationen zur Sialographie
- Sialadenitis
- Sialolithiasis
- Speicheldrüsentumor
- Speichelfistel

3.1.5 Angiographie

Neben der Übersichtsangiographie der Aorta abdominalis und ihrer Äste (s. 2.1.2) haben drei Untersuchungsverfahren in der täglichen Praxis Bedeutung: Zöliakographie, Mesenterikographie und Splenoportographie.

Zur **Zöliako-** und **Mesenterikographie** geht man in der Regel über eine Schenkelarterie ein; man erreicht die Gefäße aber auch auf transaxillärem Wege. Katheter, deren Ende so stark gekrümmt ist, daß die Spitze zurückweist, ermöglichen die Sondierung. Der Truncus coeliacus entspringt aus der ventralen Wand der Aorta in Höhe des 12. Brustwirbelkörpers, die A. mesenterica superior etwa 1 cm kaudal davon. Die A. mesenterica inferior, die die Aorta in Höhe des 3. Lendenwirbelkörpers verläßt, wird selten aufgesucht. Dagegen liefert die selektive Darstellung der drei großen Hauptäste des Tr. coeliacus (z. B. der A. gastrica sinistra bei akuter gastrointestinaler Blutung) oft entscheidende Informationen. Die Zöliako- bzw. Mesenterikographie erfordert 40 bis 60 ml Kontrastmittel, das mit einer Flußrate von 8 ml/sec injiziert wird.

Wichtige Indikationen zur Zöliakographie
- Raumfordernder Prozeß der Leber/Bauchspeicheldrüse (insbesondere vor einer geplanten Operation)

3.1 Methoden

- Akute gastrointestinale Blutung
- Bauchtrauma

Wichtige Indikationen zur Mesenterikographie
- V.a. Mesenterialarterienverschluß
- V.a. Mesenterialvenenthrombose
- Bauchtrauma

Die perkutane (direkte) **Splenoportographie** ist wegen der Blutungsgefahr weitgehend verlassen worden. Indirekt stellen sich die Pfortader und ihre großen Zuflüsse in der venösen Phase der Zöliako- und Mesenterikographie dar. Die so gewonnenen Bilder sind jedoch oft kontrastarm.

Wichtige Indikationen zur Splenoportographie
- Portale Hypertension (vor allem zur Vorbereitung auf eine Shuntoperation sowie zur Kontrolle nach dem Eingriff)
- Pfortaderthrombose
- Pankreastumor (zur Beurteilung der Operabilität)

3.1.6 Computertomographie

Die parenchymatösen Organe des Oberbauchs werden im Rahmen einer CT, die etwa in Höhe der Nierenhili beginnt und an den Zwerchfellkuppen endet, vollständig erfaßt. Der Patient liegt auf dem Rücken und verharrt während der Abtastzeit im exspiratorischen Atemstillstand; für die Untersuchung des Pankreas ist die Atemruhe nach tiefer Inspiration vorteilhaft. Wenn die Verschieblichkeit intraabdomineller Flüssigkeit geprüft werden soll, wird der Patient zusätzlich in Bauchlage tomographiert. Mit Ausnahme des Pankreas sowie kleiner Läsionen der anderen Organe, die in einer Schichtdicke von 4 mm abgebildet werden, untersucht man den Oberbauch in 8 mm breiten Schnitten. Der Verdauungskanal wird mit verdünntem wasserlöslichen Kontrastmittel möglichst komplett gefüllt. Dabei kommt es vor allem darauf an, das Duodenum ausreichend zu kontrastieren. Der Pankreaskopf kann sonst nicht zuverlässig von der Pars descendens abgegrenzt und die Pars horizontalis duodeni mit retroperitonealen Lymphomen (s. 2.1.5) verwechselt werden. Vielfach wird die Tomographie nach intravenöser Applikation nierengängigen Kontrastmittels wiederholt. Bei klinischem Verdacht auf einen intraabdominellen Abszeß wird nur das Kontrast-CT aufgenommen.

Das CT des Abdomens wird bei einer Fensterbreite von 128 oder 256 HE und einem Zentrum von + 30 bis + 50 (nach intravenöser Kontrastmittelgabe + 50 bis + 70) HE betrachtet. Häufig erschweren Atemartefakte die Beurteilung der Leberkuppe. Die morphologische und densitometrische Analyse intraabdomineller Läsionen wird durch die CT-kontrollierte gezielte Punktion ergänzt.

Wichtige Indikationen zur CT der Leber und Gallenwege
- Leberabszeß, subphrenischer Abszeß, subhepatischer Abszeß
- Gallenblasenempyem
- Leberechinokokkus
- Primäre und sekundäre Tumoren der Leber, Gallenblase und Gallengänge
- Leberruptur

Wichtige Indikationen zur CT der Bauchspeicheldrüse
- Akute und chronische Pankreatitis
- Pankreaskarzinom

Wichtige Indikationen zur CT der Milz
- Milzruptur
- Splenomegalie

Die CT der Speiseröhre und des Mastdarms dient dem Staging des Ösophagus- bzw. Rektumkarzinoms sowie dem Nachweis postoperativer Tumorrezidive. Methodische Voraussetzung für sichere Aussagen ist die komplette Kontrastierung der Organhöhlen durch oral bzw. rektal appliziertes Kontrastmittel.

3.2 Erhebung und Deutung krankhafter Befunde

3.2.1 Typische krankhafte Befunde im konventionellen Röntgenbild

3.2.1.1 Im Abdomen-Leerbild erkennbare Läsionen

Ein homogen getrübtes Abdomen-Leerbild erhält man bei Adipositas und Aszites. Wenn Dünn- und Dickdarm zum überwiegenden Teil unterhalb des Beckenkamms liegen, wird Enteroptose diagnostiziert.

Die Schatten der Zwerchfellkuppen und der Leber bzw. der Wand des Magenfundus und der Milz gehen beim Gesunden ohne sichtbare Grenze ineinander über.

- **Sichelartige Aufhellung (durch Luft) unter den Zwerchfellkuppen**
  Perforation eines Hohlorgans (z. B. des Bulbus duodeni durch Ulcus perforans oder des Kolon bei Diverticulitis perforans). Zustand nach Laparotomie/Laparoskopie.
  Eine Aufhellung unter dem rechten Zwerchfell, die durch ihre Septierung (= Haustrierung) als luftgefülltes Kolonsegment identifiziert werden

3.2 Erhebung und Deutung krankhafter Befunde

kann, ist pathognomonisch für das *Chilaiditi*-Syndrom (Interpositio hepatodiaphragmatica).

Die Magenluft bildet unter dem linken Zwerchfell eine kuppelförmige, nach kaudal durch den flüssigen Mageninhalt horizontal begrenzte Aufhellung (sog. Magenblase). Starke Sekretion hebt den Flüssigkeitsspiegel an und verkleinert die Magenblase.

- **Luftgeblähter Magen**
  Pylorusstenose. Pankreatitis. Zustand nach stumpfem Bauchtrauma.
- **Luftgeblähter Magen und Bulbus duodeni („double bubble sign")**
  Duodenalverschluß.
- **Supradiaphragmale Lage der Magenblase**
  Hiatushernie. Zwerchfellruptur.

Die galleableitenden Wege sind beim Gesunden im Nativbild nicht abzugrenzen. Wenn sie Luft enthalten, werden sie als streifige Aufhellungen im rechten Oberbauch erkennbar.

- **Luft in den Gallenwegen**
  Zustand nach biliodigestiver Anastomose. Perforation eines Gallensteins in den Darm.

Der Dünndarm des gesunden Erwachsenen enthält keine Luft, der Dickdarm ist meist durch Gas entfaltet. Überblähung, Versteifung (Palpation!) und Ausbildung horizontaler Flüssigkeitsspiegel in den Darmschlingen weisen auf eine Blockade der Darmpassage hin. Je mehr Darmschlingen davon betroffen sind, um so weiter aboral liegt das Hindernis. Wenn sowohl Dünn- als auch Dickdarmschlingen überbläht sind und Flüssigkeitsspiegel besitzen, liegt ein paralytischer Ileus vor. Dickdarmileus wird bei Tumoren von Sigma und Rektum, bei toxischem Megakolon und ischämischer Kolitis beobachtet.

- **Solitäre Aufhellung mit basaler, nach kranial glatt begrenzter Verdichtung**
  Ileus im Initialstadium. Gashaltiger Abszeß (z. B. der Leber). Großes mit Luft und Darminhalt gefülltes Divertikel.

Paravertebral lokalisierte **Verkalkungen** entsprechen meistens verkalkten Lymphknoten oder Kalkeinlagerungen in der Wand der Bauchaorta. Multiple stippchenartige Verkalkungen, die beidseits der Mittellinie am thorakolumbalen Übergang angetroffen werden, sind dem Pankreas zuzuordnen (chronische Pankreatitis, Hyperparathyreoidismus). Ein großer Teil der in Projektion auf den Leber- und Milzschatten nachweisbaren Verdichtungen ist durch Verkalkungen der knorpeligen Rippenanteile (s. 4.1.1) zu erklären.
Differentialdiagnostisch müssen berücksichtigt werden:

Im rechten Oberbauch
- Leberechinokokkus
- verkalkter Leberabszeß

- Phlebolithen bei Leberhämangiom
- schattengebende Konkremente in den Gallenwegen
- Porzellangallenblase, Kalkmilchgalle

und *im linken Oberbauch*
- Leber-/Milzechinokokkus
- Verkalkungen der A. lienalis
- verkalktes Milzhämatom
- verkalkter Milzinfarkt
- verkalkter Milzvenenthrombus

3.2.1.2 Läsionen im Kontrastbild von Speiseröhre, Magen und Darm

Die **Speiseröhre** ist etwa 25 cm lang, das Lumen mißt zwischen 10 und 20 mm. Sie verläuft annähernd gestreckt im hinteren Mediastinum und besitzt drei röntgenologisch nachweisbare Engstellen. Die erste liegt am Übergang vom Pharynx in den Ösophagus (in Höhe des 6./7. HWK), die zweite links vorne in Höhe des 4. BWK, wo der Aortenbogen über den linken Hauptbronchus hinwegzieht, und die dritte im Hiatus oesophageus. Die Kardia befindet sich an der Magenhinterwand etwa 5 cm kaudal des Magenfundus. Bei tiefer Inspiration erweitert sich das distale Segment des thorakalen Ösophagus zur sog. epiphrenischen Ampulle; sie ist vom Magen durch das schmale Vestibulum gastro-oesophageale getrennt und so von einer Zwerchfellhernie zu unterscheiden.

- **Verlagerung des Ösophagus nach ventral und zur Seite**
  Raumfordernder Prozeß im hinteren Mediastinum (z.B. Aneurysma der Aorta thoracalis).
- **Verlagerung des Ösophagus nach dorsal**
  Mitralfehler. Großer Perikarderguß.
- **Umschriebene Verschmälerung des Ösophaguslumens**
  Tumor. Peptische Stenose. Striktur nach Verätzung. Fremdkörper.
  Prästenotische Dilatation des Ösophagus signalisiert eine seit geraumer Zeit behinderte Passage des Speisebreis.
  Eine am Oberrand des Aortenbogens konstant nachweisbare Impression des Ösophagus von dorsal weist auf *A. lusoria* (s. 2.3.1.1), eine in Höhe des Aortenbogens erkennbare rechtslaterale Impression auf Arcus aortae dexter und eine an gleicher Stelle lokalisierte bilaterale Impression auf Arcus aortae duplex hin.
- **Globale Erweiterung des Ösophagus**
  Achalasie. Sklerodermie.
- **Gegenüber der Norm verkürzter Ösophagus**
  Angeborener/erworbener Brachyösophagus. Operationsfolge.

3.2 Erhebung und Deutung krankhafter Befunde

Die regelrechte Ösophagusperistaltik schnürt vom Ösophagusmund zur Kardia durch. Segmentale Kontraktionen werden beim Altersösophagus beobachtet. Der Kontrastbrei passiert die gesunde Speiseröhre innerhalb von 2 bis 4 Sekunden. Bis auf einen Kontrastfilm, der die Valleculae epiglotticae und die Sinus piriformes auskleidet, wird der Schleimhautbeschlag durch nachgeschluckten Speichel rasch und vollständig abtransportiert.

- **Verlängerte Passagezeit**
  Ösophagitis. Tumor. Ösophagusvarizen. Sklerodermie.

Der **Magen** liegt in ventrodorsaler Ansicht mit Ausnahme des distalen Antrum und Pylorus links der Wirbelsäule unter dem Zwerchfell. Kleine und große Kurvatur verlaufen annähernd parallel von kranial nach kaudal, der Fundus und der gewöhnlich 10 mm lange Canalis pyloricus sind nach dorsal gerichtet. Der Angulus ventriculi bildet an der kleinen Kurvatur die Grenze zwischen Korpus und Antrum und beschreibt, wenn er am stehenden Patienten in Aufsicht abgebildet wird, einen glatt konturierten Halbkreis mit einem Durchmesser von 5 mm.

Vom prall mit Kontrastmittel gefüllten Magen des stehenden Patienten werden drei Formvarianten beschrieben, die keinen Krankheitswert besitzen:

Wenn der Pylorus höher als der Fußpunkt der großen Kurvatur steht, spricht man von **Angelhakenmagen**. Das Korpus verläuft dabei annähernd kraniokaudal. Wenn der Pylorus tiefer als der Fußpunkt der großen Kurvatur steht und die Magenachse schräg von links oben nach rechts unten verläuft, spricht man von **Stierhornmagen**. Dabei verstreicht der Angulus weitgehend. Wenn sich der Fußpunkt des Magens auf das Darmbein projiziert, spricht man von **Langmagen**. Dadurch kann sich die duodenale C-Schleife nach links wenden.

Wenn der Fundus ventriculi so stark nach dorsal und kaudal abgewinkelt ist, daß der Kontrastbrei erst in Beugehaltung des Patienten abfließt (Seitbild!), spricht man von **Kaskadenmagen**. Man beobachtet ihn sowohl als Normvariante wie bei vernarbtem Ulcus ventriculi und raumfordernden Prozessen des Pankreas. Der taillierte Magen wird als **Sanduhrmagen** bezeichnet. Dabei ist in der Regel die große Kurvatur in Höhe eines an der kleinen Kurvatur lokalisierten Ulkus eingezogen. Gleichzeitig verlagert sich der Angulus nach oben, wenn die Narbe im Korpus, und nach unten, wenn sie im Antrum liegt.

Der gesunde Magen entfaltet sich bei Hypotonie und praller Füllung vollständig. Mit Ausnahme einer flachen Dellung im Korpusabschnitt der großen Kurvatur, die durch die eng benachbarte linke Kolonflexur hervorgerufen wird, deuten Abweichungen vom normalen Umriß auf raumfordernde Prozesse der Nachbarorgane hin.

- **Fundus von linkslateral imprimiert**
  Splenomegalie

- **Korpusabschnitt der kleinen Kurvatur von rechtslateral imprimiert**
  Hepatomegalie
- **Magen von kaudal und dorsal imprimiert** (Seitbild!)
  Raumfordernder Prozeß im Pankreasschwanz
- **Majorseitiges Antrum von kaudal imprimiert**
  Raumfordernder Prozeß im Pankreaskopf

Die Magenperistaltik beginnt im oberen/mittleren Korpus und schnürt bis zum Pylorus tief durch. Man beobachtet drei bis sechs peristaltische Wellen pro Minute.

- **Starre der Magenwand**
  Magenkarzinom (Szirrhus, Linitis plastica). Zustand nach Verätzung. Sklerodermie. Verwachsungen (vor allem am Antrum).

Der prall gefüllte Magen entleert sich gewöhnlich binnen ein bis drei Stunden. Die Entleerung wird durch Rechtsseitenlage des Patienten gefördert.

- **Verzögerte Entleerung des Magens**
  Ulcus duodeni. Antropylorisches Ulkus. Antrumkarzinom. Pankreaskopftumor.

Der Bulbus duodeni besitzt eine bikonvexe Basis und in der Aufsicht die Form einer Zwiebel.

- **Schrumpfung des Bulbus duodeni**
  Vernarbung nach Ulcus (Ulcera) duodeni.

Die Pars descendens duodeni (duodenale C-Schleife) verläuft rechts der Wirbelsäule und ist gewöhnlich zwei bis drei Wirbelkörper hoch.

- **Vergrößerung der C-Schleife**
  Raumfordernder Prozeß von Pankreas, Gallenblase oder Ductus choledochus. Retroperitoneale Lymphome.

Innen- und Außenkontur der C-Schleife liegen zueinander annähernd parallel.

- **Außenkontur imprimiert**
  Raumfordernder Prozeß der Leber, Gallenblase, rechten Kolonflexur oder rechten Niere.
- **Innenkontur imprimiert**
  Raumfordernder Prozeß des Pankreaskopfes.
  Die bikonkave, d.h. sowohl ober- als auch unterhalb der Papille nachweisbare Impression der Innenkontur, die das „C" in ein „Epsilon" bzw. eine „umgekehrte Drei" verwandelt, ist als *Frostberg*sches Zeichen bekannt.

Das intakte Duodenum befördert den Kontrastbrei kontinuierlich vorwärts. Wenn der Bulbus duodeni geschrumpft (Ulkusnarbe, Zustand nach *Billroth*

3.2 Erhebung und Deutung krankhafter Befunde

I) oder angehoben (Pankreatitis, Pankreaskopftumor) ist, fällt er dagegen in die Pars horizontalis duodeni gleichsam hinab (Gießkannenphänomen).

Reflux oral applizierten Kontrastmittels in den Ductus choledochus bzw. pancreaticus beobachtet man bei

- biliodigestiver Anastomose
- Perforation eines Ulcus duodeni in den Gallen- bzw. Pankreasgang
- Mündung des Gallen- bzw. Pankreasgangs in ein Duodenaldivertikel

Der **Dünndarm** projiziert sich im ventrodorsalen Strahlengang auf die drei unteren Lendenwirbel, Kreuz- und Steißbein, beide Darmbeinschaufeln und die obere Öffnung des kleinen Beckens. Das etwa 2,5 m lange Jejunum liegt überwiegend im linken, das etwa 3,5 m lange Ileum im rechten Mittel- und Unterbauch. Die Schlingen überlagern sich vielfach.

- **Verdrängung von Dünndarmschlingen aus der regelrechten anatomischen Lage**
  Raumfordernder Prozeß des Retroperitonealraums (z. B. abdominelles Aortenaneurysma, Lymphome). Beckentumor (z. B. Zystadenom des Ovars). Aszites. M. *Crohn*.

Per Sonde ins Duodenum instilliertes Kontrastmittel erreicht gewöhnlich nach 15 bis 30 Minuten das Zökum.

- **Verlangsamte Dünndarmpassage**
  Ulcus ventriculi. Cholezystitis.
- **Beschleunigte Dünndarmpassage**
  Zollinger-Ellison-Syndrom. Karzinoid.

Der **Dickdarm** umschließt den Dünndarm von oben (Colon transversum), beiden Seiten (Colon ascendens und descendens) sowie links unten (Colon sigmoideum). Er ist 120–140 cm lang; die Lichtung des geblähten Dickdarms mißt etwa 5 cm.

- **Abnorm langer Dickdarm**
  Dolichokolon.
  Hauptlokalisationen: Colon sigmoideum, Colon transversum, Colon ascendens.
- **Abnorm kurzer Dickdarm**
  Zustand nach Kolonteilresektion. Colitis ulcerosa (Spätstadium). M. *Crohn*.
- **Abnorm weiter Dickdarm**
  M. *Hirschsprung*
- **Abnorm enger Dickdarm**
  Colitis ulcerosa. M. *Crohn*.
- **Lokalisierte Verschmälerung des Dickdarmlumens**
  Maligner Tumor. Divertikulitis. Bestrahlungsfolge. Extraluminaler stenosierender Prozeß.

Die rechte Flexur liegt in Höhe der oberen LWS, die linke in Höhe der unteren BWS. Das Colon transversum hängt meist nach unten durch, das Colon sigmoideum beschreibt zwei oder mehr Kurven und geht in Höhe des 2./3. Kreuzbeinwirbels ins Rektum über. Die Rektumhinterwand ist von der Vorderfläche des Kreuzbeins höchstens 10 mm entfernt.

- **Zökum oberhalb des rechten Darmbeinkamms**
  Hemmungsmißbildung
- **Verlagerung der rechten Flexur nach kaudal**
  Hepatomegalie
- **Verlagerung des Querkolon nach kranial**
  Zystischer Pankreas- oder Ovarialtumor
- **Verlagerung der linken Flexur in den Thorax**
  Zwerchfellbruch
- **Verlagerung der linken Flexur nach kaudal**
  Splenomegalie
- **Verlagerung des Colon descendens nach ventral**
  Tumor der linken Niere
- **Verlagerung des Colon sigmoideum nach oben**
  Gynäkologischer Tumor
- **Verlagerung des Rektum nach ventral**
  Infiltrativ wachsendes Rektumkarzinom

Abnorme Verbindungen der Bauchorgane untereinander bzw. mit inneren oder äußeren Häuten geben sich nach adäquater Füllung als unterschiedlich breite, gelegentlich verzweigte Kontraststreifen zu erkennen. Die kommunizierenden Hohlorgane identifiziert man aufgrund ihrer Lage und Form im Kontrastbild.

- **Fistel zwischen Gallenblase und Duodenum**
  Perforierender Gallenstein. Perforierendes Ulcus duodeni.
- **Fistel zwischen D. choledochus und Duodenum**
  Perforierender Gallengangsstein
- **Fistel zwischen Gallenblase und Kolon**
  Gallenblasenkarzinom
- **Fistel zwischen Duodenum und Kolon**
  Perforierendes Ulcus duodeni. M. *Crohn*. Kolonkarzinom.
- **Fistel zwischen Jejunum und Kolon**
  Perforierendes Anastomosenulkus nach B II
- **Fistel zwischen Ileum und Kolon**
  M. *Crohn*
- **Vom Colon sigmoideum ausgehende Fistel**
  Bestrahlungsfolge

Die intakte **Ösophagusschleimhaut** besitzt zarte parallele Längsstreifen. Das Relief der **Magenschleimhaut** wird von breiten Längsfalten geprägt, die durch Quer- und Schrägfalten miteinander verbunden sind. Wenn der Pa-

3.2 Erhebung und Deutung krankhafter Befunde

tient auf dem Rücken liegt, fließt das Kontrastmittel zur Magenhinterwand ab und sammelt sich dort in den Faltentälern. Die Falten der Magenhinterwand erscheinen deshalb im Doppelkontrastbild als Aufhellungsbänder mit *breiten* Randsäumen. Dagegen sind die Kontraststreifen, von denen die Falten der Magenvorderwand gesäumt werden, *schmal* und sehr scharf konturiert. Durch Hypotonie und Blähung verstreichen die Falten so weit, daß das durch die Areae und Foveolae gastricae gebildete netzartige Feinrelief der Magenschleimhaut erkennbar wird. Die einzelnen Schleimhautfelder haben einen Durchmesser von 1 bis 6 mm. Für die *Dünndarmschleimhaut* sind maximal 8 mm hohe Querfalten typisch, die das Lumen zu etwa zwei Dritteln umgreifen. Sie werden 2 bis 5 cm aboral des Pylorus erstmals beobachtet, stehen im Duodenum und Jejunum dichtgedrängt und verlieren sich im mittleren Ileum. Die **Dickdarmschleimhaut** ist durch schmale, weit ins Lumen vorspringende Querfalten charakterisiert, zwischen denen die wesentlich breiteren Ausbuchtungen (Haustren) der Kolonwand liegen. Die Dickdarmfalten sind weiter voneinander entfernt als die Dünndarmfalten. Die Fältelung ist im Colon transversum am deutlichsten zu erkennen und verliert sich bis zum Colon sigmoideum.

Vorgewölbte, d. h. von der Wand ins Lumen des Verdauungskanals ragende **Läsionen** geben sich im Prallfüllungsbild als randständige Defekte des Kontrastbands zu erkennen. Im Doppelkontrastbild sind sie, von der Seite gesehen, als Verwerfung der Schleimhautkontur nach innen, von vorne gesehen, als von Kontrastmittel umsäumte Aufhellung zu identifizieren.

- **Vorgewölbte Läsion**
  Maligner Tumor (meist Karzinom). Benigner Tumor (meist Polyp). Extraluminaler raumfordernder Prozeß.
  Bösartige Tumoren haben gewöhnlich eine rauhe oder zerklüftete, gutartige eine glatte Oberfläche.
  Am Magen erweitert sich die Differentialdiagnose um das Frühkarzinom Typ II a und den – seltenen – submukösen Tumor (Abb. 3.1).
- **Multiple vorgewölbte Läsionen**
  Polyposis. Varikosis (in Ösophagus und Magen).

Mit Ausnahme des gestielten Polypen sind alle wandständigen vorgewölbten Läsionen form- und lagekonstant.

- **Lageveränderliche Füllungsdefekte im oberen Gastrointestinaltrakt**
  Speisereste. Tablettenreste. Blutgerinnsel. Verschluckter Fremdkörper. Bezoar. Luftblasen. Transpylorischer Schleimhautprolaps.
- **Lageveränderliche Füllungsdefekte im unteren Gastrointestinaltrakt**
  Skybala. Luftblasen. Würmer.

Vertiefte, d. h. in der Wand des Verdauungskanals gelegene **Läsionen** geben sich im Prallfüllungsbild als Ausbuchtungen des Kontrastbands zu erkennen. Im Doppelkontrastbild sind sie, von der Seite gesehen, als Verwerfung

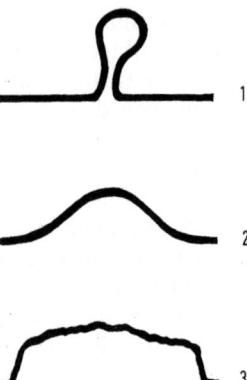

Abb. 3.1. Typisches Profilbild von
1. Polyp, 2. submukösem Tumor,
3. Karzinom des Magens im Doppelkontrast

der Schleimhautkontur nach außen, von vorne gesehen, als Kontrastmitteldepot zu identifizieren (Abb. 3.2).
- **Vertiefte Läsion**
  Ulkus. Ulzerierendes Karzinom. Divertikel.
  Am Magen umfaßt die Differentialdiagnose der flach vertieften Läsion in erster Linie das peptische Ulkus und das Frühkarzinom Typ II c, die der weit in die Tiefe reichenden Läsion das penetrierende Ulkus und das ulzerierende Karzinom. Flache Ulzera, Ulzera mit gefülltem (z. B. Blut) Krater und solche mit breitem Randwall sind oft schwer zu erkennen.
- **Multiple vertiefte Läsionen**
  Erosionen (meist in Antrum und Pylorus)

Beim akuten Ulkus ist das Schleimhautrelief der Umgebung intakt. Auf die Nische des chronischen Ulkus laufen die Schleimhautfalten dagegen strahlenförmig zu (Faltenkonvergenz). Dabei ist es für das benigne Ulkus typisch, daß die Täler zwischen den Falten ins Kontrastmitteldepot hineinziehen und überall gleich breit sind. Die Täler zwischen den Falten des malignen Ulkus enden hingegen außerhalb des Kraters und sind dort, wo sie abbrechen, deformiert (Abb. 3.3).

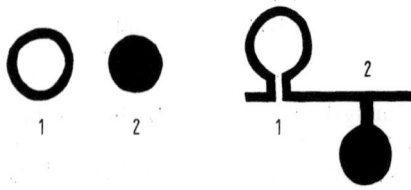

Abb. 3.2. Typisches Bild der vorgewölbten (1) und vertieften (2) Läsion im Doppelkontrast. Aufsicht („en face") links, Seitansicht („en profile") rechts

3.2 Erhebung und Deutung krankhafter Befunde

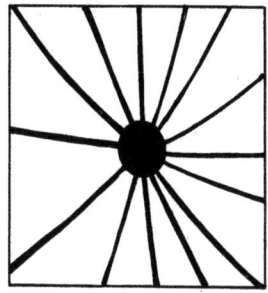 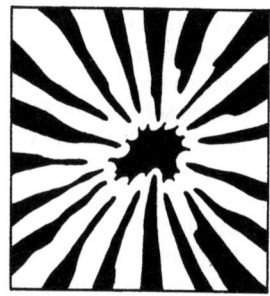

Abb. 3.3. Der Faltenstern des benignen (links) und malignen Ulkus (rechts)

Weitere radiologische Unterscheidungsmerkmale

Benignes Ulkus
Kontrastmitteldepot unterhalb des Schleimhautniveaus
Ebener und glatter Ulkusgrund

Konzentrischer Randwall
Ulkus mehr tief als breit
Magenwand dehnbar

Malignes Ulkus
Kontrastmitteldepot oberhalb des Schleimhautniveaus
Aufgeworfener und gezähnelter Ulkusgrund
Exzentrischer Randwall
Ulkus mehr breit als tief
Magenwand starr

3.2.1.3 Läsionen im Kontrastbild der Gallenwege

Die kontrastierte **Gallenblase** bildet einen 8 bis 10 cm langen, glatt konturierten, birnenförmigen Schatten, dessen Längsachse annähernd kraniokaudal verläuft. Sie projiziert sich rechts neben LWK 1/2, die Kuppe ragt unter dem Leberschatten 1 bis 1,5 cm hervor. Die Schattendichte der intakten Gallenblase ist im Liegen homogen. Wenn der Patient steht, setzen sich das spezifisch schwerere Kontrastmittel und die Galle durch eine scharfe horizontale Trennlinie voneinander ab.

Die Gallenblase kann mehr oder weniger stark geknickt, septiert oder – meist durch Verwachsungen mit Nachbarorganen – eingeschnürt bzw. ausgezipfelt sein.

- **Abnorm große Gallenblase**
  Gallenblasenhydrops (z. B. durch Zystikusstein)
- **Fehlende Kontrastierung der Gallenblase (sog. negatives Cholezystogramm)**
  Zustand nach Cholezystektomie. Chronische Cholezystitis (Schrumpfgallenblase). Verschluß des D. cysticus (durch Stein oder extraluminalen Tumor). Gallenblasenkarzinom.

- **Dekonturierung der Gallenblase**
  Chronische Cholezystitis. Cholezystose. Gallenblasenkarzinom. Raumfordernder Prozeß der Nachbarorgane.
- **Füllungsdefekt der Gallenblase**
  Cholezystolithiasis. Wandständiger Tumor.

Ductus hepaticus und *Ductus cysticus* sind je 3 bis 4 cm lang. Der Ductus hepaticus zieht vom Zentrum des Leberschattens gestreckt nach kaudal und medial, der meist geschlängelte Ductus cysticus nach kranial und medial. Der *Ductus choledochus* ist etwa 7 cm lang, sein Durchmesser beträgt maximal 10 mm. Er verläuft in einem nach medial konvexen flachen Bogen nach kaudal und lateral.

- **Verdrängung der Gallenwge aus der regelrechten anatomischen Lage**
  Tumor der Leber, Gallenblase oder des Pankreaskopfs. Lymphome im Leberhilus.
- **Erweiterung des D. hepaticus und der intrahepatischen Gallengänge**
  Zentrales Gallengangskarzinom. Hepatikusstein. *Caroli*-Syndrom. *Mirizzi*-Syndrom.
- **Globale Erweiterung der Gallenwege**
  Präpapillärer Choledochusstein. Choledochuskarzinom. Papillenstenose. Pankreaskopfkarzinom. Zustand nach Cholezystektomie (sog. vikariierende Dilatation).
- **Umschriebene Erweiterung des D. choledochus**
  Choledochuszyste.
- **Umschriebene Erweiterung des papillennahen Abschnitts des D. choledochus**
  Choledochozele.
- **Multiple Stenosen der intra- und extrahepatischen Gallenwege**
  Primär sklerosierende Cholangitis.

3.2.1.4 Läsionen im Kontrastbild der Pankreasgänge

Der **Ductus pancreaticus** ist etwa 20 cm lang. Kopf- und Schwanzteil sind nach linkslateral und kranial gerichtet, im Pankreaskörper verläuft er annähernd horizontal. Proximal besitzt sein Lumen einen Durchmesser von 4 mm, distal einen von 2 mm. Bei zwei von drei Patienten vereinigen sich Ductus pancreaticus und Ductus choledochus 3 bis 10 mm vor der *Vater*schen Papille. Wenn sich der Sphincter *Oddi* kontrahiert, enden die Gänge scheinbar vor der Wand der Zwölffingerdarms. Der kranial vom Ductus *Wirsungianus* ins Duodenum mündende Ductus pancreaticus accessorius *Santorini* färbt sich mit an. Instilliertes Kontrastmittel fließt binnen fünf Minuten ab. Der Ductus pancreaticus und seine 30 Seitenäste verjüngen sich harmonisch und besitzen glatte Konturen. Bei älteren Patienten trifft man häufig diskrete Lumenschwankungen an, die ohne entsprechende klinische Symptome keinen Krankheitswert besitzen.

- **Unregelmäßiges Kaliber des Ductus pancreaticus**
  Chronische Pankreatitis
- **Solitäre Stenose bzw. Verschluß des Ductus pancreaticus**
  Pankreaskarzinom
- **Mit dem Pankreasgang verbundenes Kontrastmitteldepot**
  Zyste. Abszeß. Zerfallender Tumor.
  Zwischen dysontogenetischen und Pseudozysten kann nicht differenziert werden.

3.2.1.5 Läsionen im Sialogramm

Die gesunde Gl. parotis ist etwa 5 × 4 × 2,5, die gesunde Gl. submandibularis etwa 4 × 4,5 × 2 cm groß. Der Ductus parotideus *Stenon* verläuft etwa 1 cm unterhalb des Jochbogens und biegt am Vorderrand des M. masseter rechtwinklig nach innen um. Der 5 bis 6 cm lange Ductus submandibularis *Wharton* verläuft in einem Winkel von je etwa 45° nach ventral und kranial. Die Gänge 1. und 2. Ordnung verjüngen sich harmonisch. Bei jeder zweiten Untersuchung trifft man auf einen meist von kranial kommenden akzessorischen Ausführungsgang.

- **Vergrößerte Speicheldrüse**
  Speicheldrüsentumor. Chronische Sialadenitis.
- **Abbruch der Kontrastmittelsäule in einem Ausführungsgang**
  Sialolithiasis. Speicheldrüsentumor.
- **Kaliberschwankungen der Ausführungsgänge**
  Chronische Sialadenitis
- **Kugelige Erweiterung der Gangenden**
  Chronische Sialadenitis. *Sjögren*-Syndrom.
- **Verlagerung von Ausführungsgängen aus der regelrechten anatomischen Lage**
  Speicheldrüsentumor. Speicheldrüsenabszeß.
- **Aufhellung im Drüsenparenchym**
  Speicheldrüsentumor
- **Kontrastmitteldepot im Drüsenparenchym**
  Abszeßhöhle

3.2.2 Typische krankhafte Befunde im Angiogramm

Die Eingeweidearterien werden nach den gleichen angiographischen Kriterien (s. 2.2.1.1 und 2.2.2.1) beurteilt wie die Extremitätengefäße. Für einige

Erkrankungen liefern Zöliako-, Mesenteriko- und Splenoportogramm typische Befunde:

- **Verschluß der A. mesenterica superior**
  Mesenterialinfarkt
- **Lokalisierte Erweiterung des Lumens von A. lienalis/A. hepatica propria**
  Aneurysma
- **Multiple Extravasate**
  Gefäß- bzw. Organruptur, z. B. nach stumpfen Bauchtrauma
- **Verbreiterung und vermehrte Schlängelung der Milzvene**
  Portale Hypertension
- **Massive Verbreiterung und Schlängelung der V. coronaria ventriculi**
  Ösophagusvarizen

Die arterielle Versorgung der Leber ist variantenreich. Praktisch wichtig sind der Ursprung der A. hepatica communis bzw. des R. dexter der A. hepatica propria aus dem Anfangsteil der A. mesenterica superior, der getrennte Ursprung von A. hepatica dextra und sinistra aus dem Truncus coeliacus und der Ursprung der A. hepatica sinistra aus der A. gastrica sinistra oder dem Truncus coeliacus. Starke Schlängelung der Milzarterie wird häufig auch bei Gesunden beobachtet. Die Aa. lienalis und mesenterica superior können über den *Bühler*schen Bogen, die Aa. mesenterica superior und inferior durch die *Riolan*sche Anastomose verbunden sein.

3.2.3 Typische krankhafte Befunde im Computertomogramm

Die Wand der **Speiseröhre** ist etwa 5 mm dick. Eine raumfordernde Läsion, die das Lumen einengt, den Wandschatten verbreitert und/oder die Organgrenzen überschreitet, ist dringend verdächtig auf Ösophaguskarzinom. Intraluminale Tumoren des **Enddarms** erkennt man ab einem Durchmesser von 15 mm zuverlässig.

Die gesunde **Leber** besitzt einen allseits glatten Rand, der nur am Hilus unterbrochen ist. Mit Ausnahme des kaudalen Drittels des rechten Leberlappens, das eine nach dorsal gerichtete Mulde aufweist, haben alle Lappenanteile konvexe Konturen. Die Grenze zwischen rechtem und linkem Lappen wird an der Lebervorderfläche durch eine vom Lig. falciforme hepatis gebildete tiefe hypodense Inzisur und innerhalb des Organs durch die zur unteren Hohlvene verlängerte Gallenblasenlängsachse markiert. Vor der Leberpforte liegt der Lobus quadratus, an den sich rechts die Gallenblase anschließt, hinter ihr der Lobus caudatus, dem dorsal die untere Hohlvene benachbart ist. Die intakte Leber hat eine homogene mittlere Dichte von + 60 HE; damit ist sie um 5 bis 10 HE dichter als die gesunde Milz. Nach

Applikation nierengängigen Kontrastmittels werden + 100 bis + 120 HE gemessen.

Die gefüllte **Gallenblase** bildet am Unterrand der Leber eine – je nach Anschnitt – rundliche bis elliptische Aufhellung. Ihre 1 bis 2 mm dicke Wand ist nur zu erkennen, wenn das Organ von Fett umhüllt ist.

Die Gallenwege (mittlere Dichte der fließenden Galle: + 20 HE) sind im Nativ-CT meist weniger dicht als die Blutgefäße der Leber. Dennoch kann man unter den in der Leberpforte gelegenen und ins hilusnahe Parenchym eingestreuten hypodensen Rund- und Streifenschatten erst nach Kontrastmittelgabe sicher zwischen Gallenwegen und Pfortaderästen differenzieren. Erstere bleiben hypodens, letztere färben sich so stark an, daß sie das benachbarte Lebergewebe an Dichte übertreffen. Die peripheren intrahepatischen Gallengänge sind beim Gesunden nicht zu erkennen. Der Ductus hepaticus wird im axialen Schnittbild so selten orthograd getroffen, daß es sich, selbst wenn er sicher zu identifizieren ist, nicht lohnt ihn zu vermessen. Der Ductus choledochus stellt sich gelegentlich als hypodenser Rundschatten im Zentrum des Pankreaskopfs dar; sein Durchmesser beträgt 5 bis 10 mm.

- **Globale Vergrößerung des Leberschattens**
  Fettleber. Leberzirrhose (Frühstadium). Stauungsleber.
- **Umschriebene Vergrößerung des Leberschattens**
  Tumor (z. B. große Zyste) in der Organperipherie.
- **Allseitige Verkleinerung des Leberschattens**
  Leberzirrhose (Spätstadium)
- **Umschriebene Verkleinerung des Leberschattens**
  Hypoplasie eines Leberlappens. Zustand nach Leberteilresektion.
- **Vorbuckelung der Organkontur**
  Intrahepatisches Hämatom
- **Einziehung der Organkontur**
  Subkapsuläres Hämatom. Leberinfarkt.
- **Abnorm niedrige Dichte des Leberschattens**
  Fettleber
- **Abnorm hohe Dichte des Leberschattens**
  Siderose. Hämochromatose. M. *Wilson.*
- **Stark hypodense rundliche Läsion im Leberschatten**
  Dysontogenetische Zyste. Echinokokkus. Nekrotischer Tumor. Lokalisierte Fettleber. Altes Hämatom. Abszeß. Intrahepatische Pseudozyste bei chronischer Pankreatitis.
- **Schwach hypodense rundliche Läsion im Leberschatten**
  Metastase. Hämangiom. Leberzelladenom. Fokale noduläre Hyperplasie.
- **Multiple stark hypodense rundliche Läsionen im Leberschatten**
  Dysontogenetische Zysten. Echinokokkus. Eingeschmolzene Metastasen.
- **Multiple schwach hypodense rundliche Läsionen im Leberschatten**
  Metastasen. Hepatozelluläres Karzinom. Cholangiokarzinom.

- **Sichelförmige hypodense Zone zwischen Leberkapsel und vorderer Bauchwand**
  Aszites. Subphrenischer Abszeß.
  Aszitesflüssigkeit besitzt eine Dichte von + 5 bis + 20 HE, Abszeßflüssigkeit ist meist etwas dichter. Aszites kann auch die Leberrückfläche und die Milz bedecken und zwischen den Darmschlingen nachgewiesen werden. An der Facies visceralis des rechten Leberlappens lokalisierte freie Flüssigkeit liegt ventral des Zwerchfellschenkels, der häufig gleichzeitig beobachtete posterobasale Pleuraerguß dorsal davon.
- **Hypodense raumfordernde Läsion unterhalb der Leber**
  Subhepatischer Abszeß. Pankreaspseudozyste. Altes Hämatom. Flüssigkeitsgefüllte Darmschlinge.
- **Hyperdense Läsion im Leberschatten**
  Frisches Hämatom. Verkalkter Echinokokkus. Thorotrastose.
- **Vergrößerung des Gallenblasenschattens**
  Gallenblasenhydrops. Gallenblasenempyem.
- **Verkleinerung des Gallenblasenschattens**
  Chronische Cholezystitis
- **Verdickung der Gallenblasenwand**
  Akute und chronische Cholezystitis. Gallenblasenempyem. Gallenblasenkarzinom.
- **Aufhellung(en) im Gallenblasenlumen**
  Cholesterinstein(e). Cholecystitis emphysematosa (sehr selten).
- **Verdichtung(en) im Gallenblasenlumen**
  Kalkhaltige Konkremente
- **Multiple, baumartig verzweigte, streifige Aufhellungen im Leberschatten**
  Obstruktive Cholestase
  Das CT hilft bei der Lokalisation des Abflußhindernisses. Wenn die hypodensen Bänder nur in einem Leberlappen nachzuweisen sind, ist nur der zugehörige Gallengang blockiert (z. B. durch ein Gallengangskarzinom). Wenn beide Leberlappen betroffen sind, der Ductus choledochus aber normal weit ist, liegt das Hindernis im Ductus hepaticus communis (z. B. eingeklemmter Hepatikusstein oder Kompression durch Lymphome im Leberhilus). Wenn zusätzlich eine dem erweiterten Ductus choledochus entsprechende Aufhellung von mehr als 10 mm Durchmesser im Pankreaskopf erkennbar wird, behindert eine papillennahe Läsion (z. B. Choledochusstein oder Pankreaskopftumor) den Abfluß der Galle.

Die gesunde **Bauchspeicheldrüse** ist vom umgebenden Fettgewebe gut abgrenzbar. Der Pankreaskopf liegt vor der unteren Hohlvene, unter dem Lobus caudatus und links neben der Pars descendens duodeni. In seiner Höhe entspringt der Truncus coeliacus aus der Aorta und mündet die linke V. renalis in die V. cava inferior. Der Processus uncinatus ist der V. mesenterica sup. rechts benachbart. Der Pankreaskörper umgreift die A. mesenterica sup. halbkreisförmig von ventral. Der auf den Milzhilus gerichtete

3.2 Erhebung und Deutung krankhafter Befunde

Pankreasschwanz steht 2 bis 3 cm höher als der Pankreaskopf. Pankreaskörper und -schwanz werden dorsal von der Milzvene begleitet; dazwischen liegt eine schmale Fettschicht. Der normal weite Ductus pancreaticus ist nicht zu identifizieren. Der Kopf der gesunden Bauchspeicheldrüse mißt in sagittaler Richtung höchstens 30 mm, der Körper 20 bis 25 und der Schwanz 15 bis 20 mm. Beim jungen Erwachsenen besitzt das Organ glatte, im höheren Alter flach wellige Konturen. Die Binnenstruktur ist annähernd homogen. Im Nativ-CT mißt man eine Dichte von +30 bis +50 HE, im Kontrast-CT etwa 30 HE mehr.

- **Globale Vergrößerung des Pankreasschattens**
  Akute Pankreatitis
- **Umschriebene Vergrößerung des Pankreasschattens**
  Chronische Pankreatitis. Pankreaskarzinom.
- **Verkleinerung des Pankreasschattens**
  Spätfolge der chronischen Pankreatitis
- **Unscharfe Konturen des Pankreasschattens**
  Akute Pankreatitis
- **Abnorm niedrige Dichte des Pankreasschattens**
  Akute Pankreatitis. Lipomatosis.
- **Abnorm hohe Dichte des Pankreasschattens**
  Hämochromatose
- **Hypodense Läsion im Pankreasschatten**
  Dysontogenetische Zyste. Pseudozyste bei chronischer Pankreatitis. Zystadenom. Nekrotisches Pankreaskarzinom. Pankreasabszeß.
- **Hyperdense Läsion(en) im Pankreasschatten**
  Verkalkung(en) bei chronischer Pankreatitis

Die **Milz** bildet im axialen Schnittbild einen glatt begrenzten, homogen dichten (durchschnittliche Dichte: +50 HE), länglich-ovalen Schatten, der die laterale und dorsale Bauchwand berührt. Das intakte Organ erstreckt sich in kraniokaudaler Richtung über 10 bis 15 cm. Der Hilus ist nach vorne und medial gerichtet. Nebenmilzen geben sich als meist dem Hilus benachbarte, zum orthotopen Milzparenchym isodense Areale von 2 bis 3 cm Durchmesser zu erkennen. Man findet sie bei mindestens 10% der Untersuchungen.

- **Vergrößerung des Milzschattens**
  Stauungsmilz bei Rechtsherzinsuffizienz, portaler Hypertension oder Milzvenenthrombose. Sepsis. Amyloidose. M. *Hodgkin*. Non-*Hodgkin*-Lymphom. Thalassämie.
- **Verkleinerung des Milzschattens**
  Altersinvolution des Organs
  Die computertomographisch leere bzw. von Magen oder Darmschlingen ausgefüllte Milzloge weist in aller Regel darauf hin, daß das Organ operativ entfernt wurde.

- **Dekonturierung des Milzschattens**
  Milzruptur. Subkapsuläres Hämatom. Milzzyste.
- **Abnorm niedrige Dichte des Milzschattens**
  Sepsis. Fettspeicherkrankheit.
- **Abnorm hohe Dichte des Milzschattens**
  Hämosiderose. Hämochromatose. Thorotrastose.
- **Hypodense Läsion im Milzschatten**
  Milzzyste. Milzabszeß. Milzinfarkt. Altes Hämatom. Noduläres Infiltrat einer lymphatischen Systemerkrankung.
- **Hyperdense Läsion im Milzschatten**
  Frisches Hämatom.

3.3 Leitsymptome wichtiger Erkrankungen

3.3.1 Kopfspeicheldrüsen

Chronische Sialadenitis

Die Erkrankung wird hauptsächlich in den Parotiden und nur selten in der Gl. submandibularis nachgewiesen.

Sialogramm:
- Vergrößerung der Drüse
- Kaliberschwankungen der großen Ausführungsgänge
- Abnorm starke Verzweigung der kleinen Ausführungsgänge
- Kugelige Erweiterung der Gangenden
- Kontrastmitteldepot im Drüsenparenchym: Einschmelzungshöhle
- Kontraststreifen außerhalb des Drüsenparenchyms: Fistel

***Sjögren*-Syndrom**

Leerbild:
- Diffus verteilte körnige Verkalkungen

Sialogramm:
- Abnorm gering verzweigtes Ausführungsgangsystem
- Kugelige Erweiterung der Gangenden
- Verzögerter Abfluß des Kontrastmittels

Sialolithiasis

Die meisten Speichelsteine haben einen Durchmesser von 2 bis 3 mm und liegen im Ausführungsgang. Im Drüsenparenchym sind sie selten lokalisiert. Ganz überwiegend (85%) erkranken die Gll. submandibulares.

3.3 Leitsymptome wichtiger Erkrankungen

Leerbild:
- Rundliche, häufig geschichtete Verschattung in Projektion auf Drüsenkörper oder Hauptausführungsgang (80% der Sialolithen sind röntgendicht!).

Sialogramm:
- Füllungsdefekt im Ausführungsgang und Erweiterung der distal davon gelegenen Äste
  oder
- Glatter Abbruch der intraduktalen Kontrastmittelsäule.

Speicheldrüsentumor

80% der Speicheldrüsengeschwülste werden in der Gl. parotis nachgewiesen. Den Großteil stellen semimaligne Mischtumoren und Karzinome. Die Drüse ist in der Regel vergrößert.

Expansiv wachsender Typ
Sialogramm:
- Gangfreies Areal im Drüsenparenchym
- Die der Aussparung benachbarten Ausführungsgänge sind bogig abgedrängt.

Infiltrativ wachsender Typ
Sialogramm:
- Bizarr konfigurierter Abbruch der Kontrastmittelsäule in zahlreichen Ausführungsgängen
- Zahlreiche Kontrastmitteldepots in einem umschriebenen Areal des Drüsenparenchyms.

3.3.2 Speiseröhre

Achalasie

Im Thoraxübersichtsbild kann der Mediastinalschatten durch eine röhrenförmige Aufhellung, die basal einen Flüssigkeitsspiegel aufweist, verbreitert sein. Die Abdomen-Leeraufnahme zeigt häufig eine auffallend kleine Magenblase.

Kontrastbild:
- Trichterartig zugespitzte Pars abdominalis oesophagi
- Stark dilatierte und evtl. geschlängelte Pars thoracica oesophagi
- Verzögerter und diskontinuierlicher Übertritt des Kontrastmittels in den Magenfundus
- Gesteigerte Peristaltik

Refluxkrankheit

Bei der Durchleuchtung des auf dem Rücken liegenden Patienten erkennt man, daß Kontrastmittel aus dem Magenfundus mehr oder weniger hoch in die Speiseröhre zurückfließt. Dabei kann sich der Magen partiell in den Thorax verlagern. Die durch den gastro-ösophagealen Reflux hervorgerufene Ösophagitis kann radiologisch erst im fortgeschrittenen Stadium gesichert werden. Im Kontrastbild erkennt man dann abnorm breite Schleimhautfalten mit multiplen flach vertieften Läsionen (Erosionen). Der Kontrastmittelbeschlag bleibt ungewöhnlich lange haften. Geschwüre und peptische Stenosen werden ausschließlich im distalen Viertel der Speiseröhre beobachtet. Die Ulzera sind meist flach. Wenn sie vernarben, entstehen u. U. fadendünne Strikturen, vor denen sich das Ösophaguslumen erweitert. Schließlich kann sich der terminale Ösophagus auch verkürzen (erworbener Brachyoesophagus). Die Speiseröhre endet dann oberhalb des Zwerchfells und die Kardia sowie ein Teil des Magenfundus sind im Thorax fixiert. Der Endobrachyoesophagus (*Barrett*-Syndrom) kann nur endoskopisch nachgewiesen werden.

Zwerchfellhernien

Der häufigste Zwerchfellbruch im Kindesalter ist die **lumbokostale Hernie** *Bochdalek*. Sie wird überwiegend linksseitig beobachtet. Durch die posterolateral gelegene Muskellücke prolabieren Darmschlingen (gelegentlich auch die Milz) in den Brustraum. Die Thoraxübersichtsbilder zeigen ventrolateral der Wirbelsäule ein Konvolut voneinander abgrenzbarer Aufhellungen (gelegentlich auch den Milzschatten), das die Lunge komprimiert und das Mediastinum zur Gegenseite verschiebt.

Die **sternokostale Hernie** (auf der rechten Seite nach *Morgagni*, auf der linken nach *Larrey* benannt) verursacht meist erst beim Erwachsenen Symptome. Durch die parasternal gelegene Muskellücke treten Dickdarmschlingen (nur selten andere Bauchorgane) ins vordere untere Mediastinum. Im seitlichen Thoraxbild erkennt man dort eine Verschattung, innerhalb derer sich gelegentlich Flüssigkeitsspiegel und Lufthauben nachweisen lassen. Der Kolon-Kontrasteinlauf identifiziert den Darmabschnitt, der in den Thorax prolabiert ist.

Die **axiale Gleithernie** des Hiatus oesophageus ist am aufgerichteten Patienten radiologisch stumm. Erst im Liegen prolabiert der kardianahe Teil des Magenfundus auf eine Länge von maximal 5 cm ins hintere untere Mediastinum. Ösophagus und hernierter Magenanteil liegen dabei in einer Achse. Der spindelförmige Bruchsack besitzt Querfalten und füllt sich vom Magen aus mit Kontrastmittel.

3.3 Leitsymptome wichtiger Erkrankungen

Die **paraösophageale Hernie** zeichnet sich dadurch aus, daß die Kardia subdiaphragmal lokalisiert ist und der Magenfundus zumeist links dorsolateral des terminalen Ösophagus im Thorax liegt. Das dorsoventrale Übersichtsbild zeigt eine Aufhellung, die sich auf den Herzschatten projiziert, das Seitbild informiert darüber, daß sie im Retrokardialraum liegt. Im Abdomen-Leerbild fehlt die Magenblase an ihrer typischen Stelle. Kontrastbrei fließt ungehindert durch die Kardia und tritt von dort in den prolabierten Fundus über. Gastro-ösophagealer Reflux wird nicht beobachtet.

Wenn der ganze Magen im Brustraum liegt und dabei um seine quere Achse rotiert, so daß die große Kurvatur den Oberrand des Organs bildet, spricht man von „**upside-down-stomach**". Der Pylorus liegt dann auf gleicher Höhe wie die Kardia, der Ösophagus wird nach rechts und/oder dorsal verdrängt (Abb. 3.4).

Mischformen zwischen Gleithernie und paraösophagealer Hernie sind häufig.

Bei 40 bis 60% der Fälle von **Sklerodermie** ist die Speiseröhre mitbetroffen.

Kontrastbild:
- Gleichmäßig weites Lumen
- Klaffende Kardia
- Mangelhafte Peristaltik
- Gastro-ösophagealer Reflux
- Refluxösophagitis

Ösophagusdivertikel

Die pharyngo-oesophagealen oder *Zenker*schen Divertikel entspringen – meist in der Mittellinie oder etwas links davon – von der Hinterwand der Pars cervicalis oesophagi in Höhe des 6. Halswirbels. Die thorakalen Divertikel werden überwiegend ventrolateral in Höhe der Trachealbifurkation

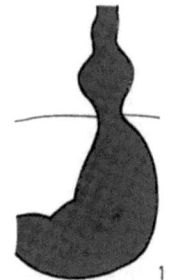
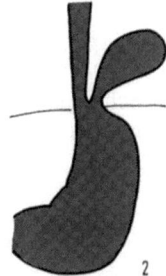
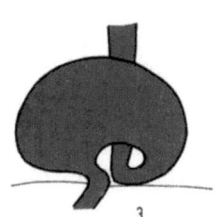

Abb. 3.4. Grundformen der Hiatushernie:
1. Axiale Gleithernie, 2. Paraösophageale Hernie, 3. „Upside-down-stomach"

beobachtet. Die epiphrenischen Divertikel haben einen Durchmesser von 1 bis 3 cm und sind meist nach rechts dorsal gerichtet. Im Unterschied zu prolabiertem Magenfundus besitzen sie längsparallele Schleimhautfalten.

Kontrastbild:
- Säckchenförmige vertiefte Läsion, die dem Ösophaguslumen breitbasig aufsitzt oder durch einen Stiel mit ihm verbunden ist.
- Kontrastmittel, das aus dem Divertikel nicht abfließen kann, bildet einen basalen Spiegel.
- Das Lumen des mit Kontrastbrei gefüllten Divertikels kann durch Speisereste bizarr aufgehellt werden.
- Große Divertikel können die Speiseröhre komprimieren.
- Intakte Peristaltik

Ösophaguskarzinom

Etwa 20% werden im oberen und je 40% im mittleren und unteren Drittel der Speiseröhre nachgewiesen. Das zirkuläre und das polypöse Karzinom imponieren im Kontrastbild als stark vorgewölbte Läsionen mit zerklüfteter Oberfläche, das schüsselförmige Karzinom als flach vorgewölbte Läsion mit zentraler Vertiefung. Die Längsstreifung der Schleimhaut ist über dem Tumor und in seiner Umgebung aufgehoben. Das Lumen der Speiseröhre wird durch die Geschwulst verschmälert und kann sich vor der Stenose erweitern. Die Peristaltik bricht vor dem Tumor ab. Ösophaguskarzinome können so tief exulzerieren, daß sie in die Nachbarorgane fisteln. In diesem Fall bleibt Kontrastmittel außerhalb des Lumens der Speiseröhre liegen.

CT:
- Meist umschriebene Verbreiterung des Wandschattens der Speiseröhre.
- Dilatation des oberhalb der Tumorstenose gelegenen Segments.
- Periösophageale Fettsäume verschmälert/ausgelöscht.
- Mediastinale und retrokrurale Lymphome.

Ösophagusvarizen

Das Doppelkontrastbild der distalen Speiseröhre läßt multiple, perlschnurartig aneinandergereihte, flach vorgewölbte Läsionen erkennen, zwischen denen sich das Kontrastmittel in Schlangenlinien anordnet. Die Schleimhaut bleibt trotz regelrechter Peristaltik abnorm lange beschlagen. Varizen des Magenfundus bieten dasselbe Bild.

Ösophagusverätzung

Im akuten Stadium deckt das Kontrastbild Ulzera und Fisteln auf. Später werden die durch Vernarbung bedingte Verschmälerung und Verkürzung der Speiseröhre sichtbar.

3.3.3 Magen

Die akute **Gastritis** ist keine Indikation zur Kontrastdarstellung des Magens. Auch die chronische Gastritis bietet keine konstant nachweisbaren radiologischen Symptome. Auf Atrophie der Magenschleimhaut (bei chronisch atrophischer Gastritis) verdächtig sind ein abnorm glattes Schleimhautrelief, auf Hyperplasie (bei M. *Ménétrier*) abnorm breite und hohe Falten. Bei Gastritis erosiva können in Antrum und Pylorus meist multiple flach vertiefte Schleimhautläsionen beobachtet werden.

Ulcus ventriculi/Ulcus duodeni

Die meisten Magengeschwüre werden am Angulus sowie an der Minorseite des Antrum ventriculi nachgewiesen. Zwölffingerdarmgeschwüre bevorzugen die Vorder- und Hinterwand des Bulbus duodeni. „Kissing ulcers" sitzen sich an der Vorder- und Hinterwand von Antrum ventriculi bzw. Bulbus duodeni direkt gegenüber. Die Defekte reichen in der Regel 1 bis 10 mm in die Tiefe. Längsdurchmesser von 20 mm und mehr charakterisieren penetrierende Ulzera. Im Profilbild des benignen Ulkus sind zu unterscheiden (Abb. 3.5):

- **Krater:** Scharf begrenztes, die Schleimhautkontur überragendes Kontrastmitteldepot.
- ***Hampton*-Linie:** Ca.1 mm breite, zur Magenschleimhaut parallele, scharf begrenzte Aufhellungslinie zwischen Krater und Hals.
- **Hals:** Verbindung zwischen Krater und Lumen des Verdauungstrakts.
- **Kragen:** Bandförmige Aufhellung des Ulkushalses (durch Randwall).

Auf ein vernarbtes Magengeschwür weisen neben der Faltenkonvergenz (s. 3.2.1.2) die Taillierung des Magens am Angulus bzw. Antrum und die örtlich reduzierte Peristaltik hin. Vernarbte Duodenalulzera deformieren und stenosieren den Bulbus duodeni und das postbulbäre Duodenalsegment. Der prallgefüllte Narbenbulbus besitzt im typischen Fall die Form eines Schmetterlings oder Kleeblatts.

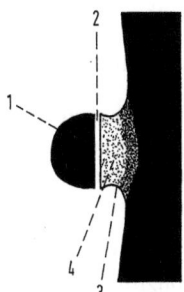

Abb. 3.5. Profilbild des benignen Ulkus
1 = Krater, 2 = *Hampton*-Linie, 3 = Hals, 4 = Kragen

Magen-/Duodenaldivertikel

Die meisten Magendivertikel sitzen an der Hinterwand des Fundus und sind nach medial und kaudal gerichtet. Sie sind überwiegend gestielt und besitzen ein Schleimhautrelief. Die Peristaltik schnürt unbehindert darüber hinweg. Prädilektionsstelle der Duodenaldivertikel ist die Innenseite der Pars descendens duodeni, vor allem die Region rings um die *Vater*sche Papille. Wenn das Duodenum erschlafft, besitzt das Kontrastmitteldepot rundliche, bei Ankunft einer peristaltischen Welle nimmt es längliche Form an.

Gutartige Tumoren des Magens

Polypen und Papillome werden überwiegend in Antrum und Pylorus angetroffen. Die Läsionen besitzen glatte steile Ränder und liegen der Schleimhaut entweder breitbasig auf oder sind durch einen Stiel mit ihr verbunden. Die umgebende Schleimhaut ist intakt, die Peristaltik nicht behindert. Multiple Polypen und solche, deren Durchmesser an der Basis 10 mm überschreitet, entarten überdurchschnittlich häufig maligne.

Das seltene Leiomyom imponiert im Kontrastbild als meist glatt begrenzte vorgewölbte Läsion (bis 5 cm Durchmesser) mit zentraler Vertiefung.

Bösartige Tumoren des Magens

Das Magenkarzinom wird zu je etwa 30% in Korpus, Antrum und Pylorus nachgewiesen. Sarkome bevorzugen den Fundus und die große Kurvatur. Magenmetastasen stammen überwiegend von malignen Melanomen.

Das **Magenfrühkarzinom** kann im Doppelkontrastbild als vorgewölbte (Typ I), oberflächliche (Typ II) oder vertiefte Läsion (Typ III) imponieren. Innerhalb von Typ II werden die flach erhabene (a), die plane (b) und die flach versenkte Form (c) unterschieden (Abb. 3.6).

Jedes zweite Frühkarzinom gehört dem Typ IIc an. Typ I bildet eine 2 bis 4 mm hohe scharf konturierte Läsion mit steilen Rändern, Typ IIc eine 1 bis 2 mm tiefe Nische mit flachen und Typ III eine 2 bis 4 mm tiefe Nische mit steilen Rändern. In der Aufsicht erscheint Typ IIc als polyzyklisch begrenzte Läsion mit zentralem Kontrastmitteldepot. Übergangsformen zwischen Typ IIc und III sind häufig.

Fortgeschrittene Magenkarzinome sind zumeist bereits im Prallfüllungsbild, große Tumoren von Fundus und Kardia sogar im Abdomen-Leerbild zu erkennen; sie imponieren dort als wandständige Verschattungen der Magenblase.

Das **blumenkohlartige Magenkarzinom** vom Typ *Borrmann* I bildet eine pilzförmige Läsion, die an der Oberfläche meist höckrig ist und ohne scharfe

3.3 Leitsymptome wichtiger Erkrankungen

Typ I: Vorgewölbte Läsion

Typ II: Oberflächliche Läsion
   a: flach erhaben

   b: plan

   c: flach vertieft

Typ III: Vertiefte Läsion

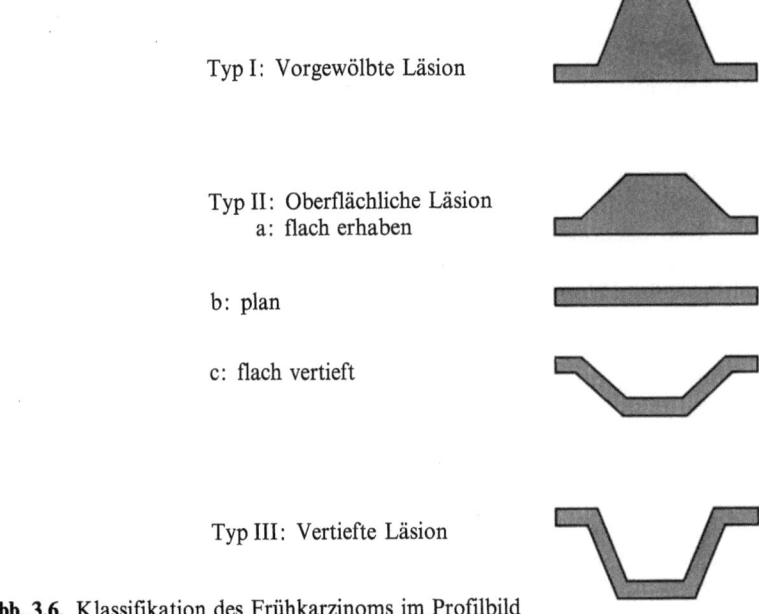

Abb. 3.6. Klassifikation des Frühkarzinoms im Profilbild

Grenze in die gesunde Magenwand übergeht. Das Magenlumen ist in Höhe des Tumors eingeengt, die Peristaltik lokal aufgehoben. Das **schlüsselförmige Karzinom** vom Typ *Borrmann* II (ohne Infiltration der benachbarten Magenwand) und *Borrmann* III (mit Infiltration der benachbarten Magenwand) bildet eine vertiefte Läsion mit den in 3.2.1.2 beschriebenen Merkmalen des malignen Ulkus. Das Kontrastmitteldepot besitzt gelegentlich inhomogene Schattendichte. Leitsymptome des szirrhösen Magenkarzinoms (Typ *Borrmann* IV) ist die (sub)totale Unbeweglichkeit der Magenwand. Zugleich schrumpft das Lumen des Magens. Das Schleimhautrelief ist durch flach vorgewölbte und vertiefte Läsionen zerstört.

Der operierte Magen

In der frühen postoperativen Phase dient das Kontrastbild dazu, eine Nahtinsuffizienz auszuschließen/nachzuweisen und die lichte Weite von Anastomosen zu prüfen. Später werden Peristaltik und Schleimhautrelief wieder mitbeurteilt.

Die **Nahtinsuffizienz**, die sich im Abdomen-Leerbild durch eine sichelartige subdiaphragmale Aufhellung verrät, wird im Kontrastbild durch außerhalb des Verdauungsrohrs lokalisiertes Kontrastmittel, das dort eine Straße oder ein fleckförmiges Depot bildet, nachgewiesen. Allerdings kann ein Pneumoperitoneum nach Laparatomie über mehrere Wochen bestehen bleiben, ohne daß Anastomosen insuffizient sind. Außerdem kann nach der Operation Luft über Drainagen in die Bauchhöhle gelangen.

Das **übernähte Ulkus** bildet im tangentialen Strahlengang eine doppelbogige vorgewölbte Läsion.

Der **Restmagen nach *Billroth* I** ist annähernd kraniokaudal orientiert; die Pars descendens duodeni projiziert sich auf oder etwas links neben die Wirbelsäule. Die kleine Kurvatur des Magenstumpfs bildet eine gerade Kontur.

Der **Restmagen nach *Billroth* II** ist wenig beweglich. Der größte Teil des Kontrastmittels fließt in die abführende Schlinge; die zuführende Schlinge wird nur selten in voller Länge kontrastiert. Diskret vorgewölbte bzw. vertiefte Läsionen an und in der Umgebung der Anastomose sind häufig. Dabei kann zwischen infolge der Operation geraffter Schleimhaut und einem Rezidivtumor bzw. einer ebenfalls durch die chirurgische Intervention gebildeten Schleimhauttasche und einem Anastomosenulkus kaum zuverlässig differenziert werden.

3.3.4 Dünn- und Dickdarm

Ileus
Beim Dünndarmileus steht die Überblähung der Dünndarmschlingen in Gegensatz zum Kollaps der Dickdarmschlingen (sog. leerer Rahmen). Das für einen Dickdarmileus verantwortliche Passagehindernis ist wesentlich häufiger in der linken als in der rechten Hälfte des Kolon lokalisiert. Beim Gallensteinileus wird zusätzlich Luft in den Gallenwegen nachgewiesen, außer wenn der D. cysticus verschlossen ist.

M. *Hirschsprung*
Der Enddarm ist enorm erweitert. Meist endet das aganglionäre Segment und damit die Dilatation am Übergang vom Rektum zum Colon sigmoideum.

Invagination
Überwiegend erkranken Kleinkinder mit Coecum mobile. Dabei stülpt sich das Ileum ins Zökum bzw. Colon ascendens. Im Erwachsenenalter begünstigen Sigma elongatum, große Divertikel und bewegliche Tumoren die Invagination. Das Abdomen-Leerbild weist einen Darmverschluß aus. Das zur Lokalisation des Passagehindernisses antegrad applizierte Kontrastmittel schiebt sich zwischen äußeres und inneres Darmsegment. Dabei entsteht ein

röhrenförmiges Depot, das in orthograder Projektion als Ringschatten und im tangentialen Strahlengang als zwei parallele Streifenschatten abgebildet wird.

M. Crohn
Das terminale Ileum ist in 50% der Erkrankungen allein betroffen und an über 80% beteiligt. Bei jedem dritten Kranken ist der Dickdarm befallen.

Kontrastbild:
- Segmentale Wandstarre und Stenose („string sign").
- Marmorierung der Schleimhaut durch multiple scharf begrenzte flach erhabene Läsionen (sog. Pflastersteinrelief).
- Multiple kleinfleckige Kontrastmitteldepots (durch aphthoide Ulzera). Die Schleimhautkontur wirkt dadurch im tangentialen Strahlengang wie gezähnelt (Spikula).
- Fisteln
- Das Zökum kann durch einen entzündlichen Konglomerattumor von medial imprimiert sein.

Colitis ulcerosa
Rektum und Colon sigmoideum erkranken bevorzugt.

Kontrastbild im akuten Stadium:
- Abgeflachte Schleimhautfalten.
- Samtartiges Schleimhautrelief.
- Multiple flach erhabene Läsionen (Pseudopolypen).
- Multiple flach vertiefte Läsionen. Typisch sind Geschwüre mit breitem Krater und schmalem Hals („Kragenknopfulzera").

Kontrastbild im chronischen Stadium:
- Darm verkürzt und verschmälert
- Darmwand glatt und starr
- Schleimhaut an vielen Stellen doppeltkonturiert (durch längliche Ulzera).

Bei jedem fünften konservativ behandelten Kranken entwickelt sich nach zwei Jahrzehnten oder später ein Kolonkarzinom.

Pfeiler der radiologischen Differentialdiagnostik	
M. Crohn	*Colitis ulcerosa*
Diskontinuierliche Anordnung der Läsionen	Kontinuierliche Ausbreitung der Läsionen
Ileum am stärksten betroffen	Kolon am stärksten betroffen
Stenose bereits im Frühstadium der Erkrankung	Stenose erst im Spätstadium der Erkrankung
Rundliche Ulzera	Längliche Ulzera
Fisteln häufig	Fisteln selten

Darmtuberkulose

Hauptlokalisationen: Terminales Ileum. Zökum.
Die fortgeschrittene Darmtuberkulose ähnelt im Kontrastbild dem M. *Crohn*; allerdings sind die Ulkusnischen länglich. Der sog. tuberkulöse Ileozökaltumor stenosiert das Darmlumen und zerklüftet die Schleimhautoberfläche so stark, daß er radiologisch nicht von einer malignen Geschwulst zu unterscheiden ist.

Durch **ionisierende Strahlen** werden vor allem Rektum und Sigma in Mitleidenschaft gezogen. Die Darmschlingen verlieren das Schleimhautrelief, schrumpfen und erstarren und verkleben miteinander.

Dünndarm-/Dickdarmdivertikel

Dünndarmdivertikel sind selten; vorwiegend finden sie sich im Jejunum. Dickdarmventrikel treten meist multipel (Divertikulose) auf, sind vor allem bei Älteren ein häufiger Befund und zumeist im Sigma und Colon descendens lokalisiert. Das blande Divertikel imponiert als glattrandige vertiefte Läsion mit schmalem Hals und breitem Fundus. Die benachbarte Darmwand ist normal haustriert und regelrecht beweglich. Fleckige Aufhellungen im kontrastgefüllten Lumen des Divertikels werden meist durch Kotreste hervorgerufen; oft sind Divertikel noch Tage und Wochen nach der Untersuchung durch retiniertes Kontrastmittel markiert. Das entzündete Divertikel erkennt man daran, daß seine Kontur stumpf und die benachbarten Schleimhaufalten verbreitert sind. Wenn das entzündliche Granulationsgewebe große Abschnitte der Darmwand ergreift und später vernarbt, entwickelt sich ein stenosierender Pseudotumor, der die gleichen Röntgensymptome wie ein Karzinom liefert.

Tumoren des Dickdarms

Solitäre **Polypen** werden vornehmlich in Rektum und Sigma nachgewiesen. Be Polyposis coli ist die Schleimhaut des gesamten Dickdarms mit vorgewölbten Läsionen übersät. Der hyperplastische Polyp mißt an der Basis selten mehr als 10 mm und besitzt eine glatte Oberfläche. Adenomatöse und papillomatöse Polypen können einen Durchmesser von 20 bis 40 mm erreichen und wellig konturiert sein.

Die **Karzinome** des Dickdarms sind zu 40 bis 50% im Rektum, 20 bis 25% im Sigma, je 10 bis 15% im Colon ascendens bzw. descendens und etwa 5% im Colon transversum lokalisiert. Sie imponieren im Kontrastbild als vorgewölbte Läsionen, die sich entweder an einer Stelle ins Lumen vorwölben (polypöse Form) oder die Darmlichtung manschettenförmig (zirkuläre Form) einengen. Die Kontur der Schleimhaut ist zerklüftet und am Scheitel der Läsion häufig durch eine zentrale Ulzeration tief gekerbt. Der Geschwürskrater wird von einem asymmetrischen Randwall gesäumt. Die

Grenze zwischen maligne erkranktem und gesundem Darm ist gewöhnlich scharf. Das durch den Tumor stenosierte Segment nimmt an der Peristaltik nicht teil.

Der intraluminale Anteil eines **Rektumkarzinoms** wird im CT als solide (mittlere Dichte: + 35 bis + 50 HE) Verschattung innerhalb des Verdauungsrohrs meist zuverlässig erkannt. Wenn die gewöhnlich von Fett umhüllte Wand des Enddarms nicht allseits klar abgrenzbar, die perirektale Fett- und Bindegewebshülle verschmälert bzw. aufgebraucht, die benachbarten Muskeln (vor allem Mm. piriformis und obturatorius internus) dekonturiert oder zumindest asymmetrisch abgebildet sind, schließlich die Blasenrückwand imprimiert und/oder die knöcherne Wand des Beckens (vor allem das Kreuzbein) destruiert ist, wächst der Tumor infiltrativ. Weichteildichte Läsionen, die unmittelbar nach Rektumamputation im Operationsgebiet nachgewiesen werden, entsprechen in der Regel einem Hämatom. Die nach vier bis acht Wochen gebildete Narbe besitzt meist homogene Dichte und ist scharf begrenzt. Im Unterschied dazu ist die durch ein Tumorrezidiv hervorgerufene Läsion häufig zentral hypodens (durch frühzeitige Einschmelzung) und geht kontinuierlich in die Nachbarorgane über.

Mesenterialinfarkt

60% der Mesenterialinfarkte sind durch einen embolischen, 20% durch einen thrombotischen Verschluß der A. mesenterica sup. bedingt.

Leerbild:
- Geblähte Dünn- und Dickdarmschlingen.
- Darmschlingen abnorm weit voneinander entfernt („auf Distanz").

Angiogramm:
- In 90% wird ein Verschluß der A. mesenterica sup. oder eines ihrer großen Äste nachgewiesen. Gelegentlich werden auch mehrere Gefäßstümpfe beobachtet.

Von der ischämischen Kolitis ist ganz überwiegend die linke Kolonflexur betroffen, da hier die Versorgungsgebiete von A. mesenterica sup. und A. mesenterica inf. aneinanderstoßen. Das Kolon-Kontrastbild zeigt daumenkuppengroße flache Füllungsdefekte („thumb printing") und eine segmentale Stenose.

3.3.5 Leber und Gallenwege

Intrahepatischer Abszeß

Der rechte Leberlappen ist häufiger betroffen als der linke. Die meist multiplen cholangitischen Abszesse sind klein und im Verlauf der Gallengänge angeordnet. Hämatogene Abszesse erreichen Durchmesser von 10 cm und mehr.

Thorax-Übersichtsbild:
- Hochstand bzw. Buckelung des rechten Zwerchfells
- Rechtsbasale Plattenatelektasen
- Rechtsbasaler Pleuraerguß

Nur selten ist im Abdomen-Leerbild im rechten Oberbauch der für den gashaltigen Abszeß charakteristische, von einer Lufthaube bedeckte Flüssigkeitsspiegel nachweisbar (s. 3.2.1.1).

Angiogramm:
- Gefäßfreie Zone in der Parenchymphase
- Die der Läsion unmittelbar benachbarten Gefäße sind bogig abgedrängt, glatt verschmälert und gebündelt.

CT:
- Umschriebene, sowohl im Nativ- als auch im Kontrast-CT zentral hypodense (mittlere Dichte: + 20 bis + 30 HE) rundliche Läsion.
- Gegenüber dem Zentrum hyperdenser Randsaum, der sich mit Kontrastmittel anfärbt. Je reifer der Abszeß, umso schärfer grenzt er sich von der intakten Umgebung ab.
- Blasige Aufhellungen von Luftdichte (Hinweis auf gasbildende Erreger).

Subphrenischer Abszeß

Rechtsseitigen subphrenischen Abszessen gehen meist operative Eingriffe an Magen, Duodenum, Gallenwegen oder der rechten Kolonflexur, linksseitigen chirurgische Interventionen an Magen, Kolon und Pankreasschwanz oder eine Splenektomie voraus. Zwerchfellhochstand, Plattenatelektasen und Pleuraerguß sind in der Regel ausgedehnter als bei einem Leberabszeß. Das CT zeigt eine raumfordernde hypodense Läsion, deren Hauptmasse zwischen dem Zwerchfell und der ventralen bzw. lateralen Kontur der parenchymatösen Oberbauchorgane liegt, und die sich entlang der vorderen Bauchwand unterschiedlich weit nach kaudal erstreckt.

Subhepatischer Abszeß

Der subhepatische Abszeß imponiert im CT als eine im rechten Mittelbauch lokalisierte, zentral hypodense und am Rand verdichtete Läsion, die benachbarte Organe (z. B. Dünndarmschlingen) verdrängt und/oder komprimiert, deren anatomische Grenzen jedoch nicht überschreitet. Die prärenale Faszie ist häufig verbreitert.

Fettleber

Die Leber kann fokal oder diffus verfetten. Das leicht verfettete Organ besitzt im Nativ-CT eine Dichte von + 30 bis + 50 HE, das mäßig verfettete eine Dichte von 0 bis + 30 HE. In der massiv verfetteten Leber werden negative Dichtewerte gemessen. Die Lebergefäße werden dadurch im Vergleich mit dem Parenchym hyperdens und bilden ein Netz heller Linien. Aus dem gleichen Grund erkennt man solide Tumoren in einer Fettleber besonders gut.

Leberzirrhose

Arteriogramm:
- Schmale A. hepatica propria
- Spiraliger Verlauf der kleinen Arterien
- Gefäßarmut in der Peripherie
- Umschriebene hypervaskularisierte Areale (durch Regeneratknoten)

CT:
- Abnorm großer linker Leberlappen und Lobus caudatus
- Gewellte Oberfläche des Organs (nur bei der grobknotigen Zirrhose)
- Inhomogene Dichte des Leberparenchyms
- Große Milz
- Aszites

Portale Hypertension

Das *Splenoportogramm* informiert über die Lokalisation des Strömungshindernisses:

Prähepatischer Block (z. B. bei chronischer Pankreatitis)
- Stenose bzw. Verschluß der Pfortader oder Milzvene
- Multiple, der Pfortader annähernd parallel verlaufende Kollateralvenen.

Intrahepatischer Block (am häufigsten bei Leberzirrhose)
- Erweiterte Pfortader und Milzvene
- Spärliche intrahepatische Pfortaderverzweigungen
- Lang anhaltende und intensive Kontrastierung der Milz

Posthepatischer Block (meist durch Endophlebitis hepatica)
- Stark verlangsamte Störung des Pfortaderbluts
- Lang anhaltende und intensive Kontrastierung der Leber

Am hepatofugalen Umgehungskreislauf nehmen teil:
- Vv. gastricae breves
- V. coronaria ventriculi
- V. mesenterica inferior
- V. umbilicalis

Reflux von Kontrastmittel in die V. coronaria ventriculi ist der Beweis für Ösophagusvarizen. Die Durchgängigkeit operativ angelegter portosystemischer Shunts (z. B. zwischen der distalen Milzvene und der linken Nierenvene) wird durch die frühzeitige Kontrastierung des Bauchabschnitts der unteren Hohlvene angezeigt.

Leberzyste, Zystenleber

Leberzysten werden solitär oder multipel beobachtet. Ihr Durchmesser bewegt sich zwischen wenigen Millimetern und 5 bis 8 Zentimetern. Im Angiogramm imponiert die Leberzyste als avaskuläre Zone, die – abhängig vom Volumen – die benachbarten Gefäße mehr oder weniger stark abdrängt.

Kriterien der blanden Leberzyste im CT
- Scharf und glatt begrenzte rundliche oder ovale Läsion
- Zarte Wand
- Homogen wäßrige Dichte (0 bis + 20 HE)
- Kein Enhancement nach Kontrastmittelgabe

Die Zystenleber wird häufig zusammen mit Pankreas- und Nierenzysten (s. 4.3.1.1) angetroffen. Sie wirft im Abdomen-Leerbild einen abnorm großen Organschatten. Das CT informiert darüber, wieviel Leberparenchym durch flüssigkeitsgefüllte Hohlräume ersetzt ist.

Echinococcus cysticus

Leerbild:
- Schalenförmige Verkalkung von maximal 4 mm Dicke in Projektion auf den Leberschatten.

Angiogramm:
- Großes, glatt begrenztes, gefäßreiches Areal, an dessen Rand abnorm schmale und gebündelte Gefäße verlaufen.

CT:
- Häufig septierte, scharf begrenzte, rundliche Läsion.
- Sowohl im Nativ- als auch im Kontrast-CT konstant liquide Dichte (0 bis + 25 HE).
- Scharf konturierter hyperdenser Randsaum, dessen nicht-verkalkte Anteile Kontrastmittel aufnehmen.
- Fleck- oder ringförmige Verkalkungen in der Zystenwand.

Der *Echinococcus alveolaris* wird überwiegend im rechten Leberlappen nachgewiesen. Im Unterschied zum Echinococcus cysticus imponiert er im CT als unscharf begrenzte Läsion, die im Nativ-CT eine Dichte von + 15 bis + 40 HE besitzt und im Zentrum diskret Kontrastmittel aufnimmt. Er verkalkt vorwiegend fleckig.

3.3 Leitsymptome wichtiger Erkrankungen

Leberzelladenom

Der Tumor wird hauptsächlich bei Frauen, die orale Kontrazeptiva über lange Zeit eingenommen haben, beobachtet.

Angiogramm:
- Gefäßreicher raumfordernder Prozeß
- Keine pathologischen Gefäße

CT:
- Schwach hypodense/isodense, glatt begrenzte Läsion, die diskret Kontrastmittel aufnimmt.

Fokale noduläre Hyperplasie

Angiogramm:
- Glatt begrenzter, gefäßreicher raumfordernder Prozeß
- Keine arteriovenösen Shunts

CT:
- Meist solitäre, schwach hypodense Läsion (Durchmesser: Maximal 5 cm).
- Enhancement der Peripherie nach Gabe von Kontrastmittel.

Kavernöses Hämangiom

Der Tumor liegt meist im dorsalen Anteil des rechten Leberlappens und mißt im Durchmesser selten mehr als 2 bis 3 cm.

Leerbild:
- Fleckige Verkalkungen (Phlebolithen) in Projektion auf den Leberschatten.

Angiogramm:
- Scharf begrenzter, bis weit in die venöse Phase kontrastierter, rundlicher Bezirk.

CT:
- Im Nativ-CT schwach hypodense (um + 50 HE) rundliche Läsion mit meist scharfer Grenze zum intakten Parenchym.
- In der Frühphase (1–2 Minuten) des Kontrast-CT Enhancement der Tumorperipherie.
- In der Spätphase (nach 6 Minuten) des Kontrast-CT Enhancement des Tumorzentrums.

Hepatozelluläres Karzinom

Der rechte Leberlappen wird von dem solitären Tumor häufiger ergriffen als der linke. Die A. hepatica propria ist verbreitert und gewunden. Die meisten hepatozellulären Karzinome besitzen ein ausgedehntes pathologisches Gefäßnetz und färben sich in der Parenchymphase der Angiographie inhomogen an. Bei jeder vierten Geschwulst ist die Pfortader durch einen Thrombus verschlossen. Das CT zeigt innerhalb der vergrößerten Leber eine gelappte, mäßig scharf begrenzte und schwach hypodense Läsion, die Kontrastmittel inhomogen anreichert.

Lebermetastasen

Die meisten Lebermetastasen sind gefäßarm. Gefäßreiche Tochtergeschwülste in der Leber werden bei Hypernephrom, Insulinom und Karzinoid beobachtet. Man kann Lebermetastasen weder im Angiogramm noch im CT von primären Lebertumoren zuverlässig unterscheiden. Multiple solide rundliche Läsionen unterschiedlicher Größe im CT der Leber werden aber weitaus am häufigsten durch Metastasen hervorgerufen. Zur sicheren Identifikation und Differenzierung von quer getroffenen Gefäßen müssen am Rande des Organs gelegene Metastasen einen Durchmesser von mindestens 10 mm und solche, die dem Hilus benachbart sind, einen Durchmesser von 20 bis 30 mm haben. Die meisten Metastasen sind (um 20 bis 30 HE) weniger dicht als intaktes Leberparenchym. Im Zentrum eingeschmolzener Metastasen werden + 5 bis + 20 HE gemessen. Tochtergeschwülste, die sowohl im Nativ- als auch im Kontrast-CT die gleiche Dichte wie Lebergewebe besitzen, werden nur dann erkannt, wenn sie die Organgrenze überschreiten. Gegenüber dem Leberparenchym hyperdens erscheinen

- verkalkte Metastasen
- Metastasen, die frisches Blut enthalten und
- Metastasen in einer Fettleber.

Leberruptur

Der rechte Leberlappen reißt weitaus häufiger ein als der linke.
Angiogramm:
- Extravasale Kontrastmitteldepots
- Sektorale Aufhellung im Parenchymbild

Im *CT* kann die Lücke im Leberparenchym direkt dargestellt werden. Das frische **intrahepatische Hämatom** imponiert als rundliche hyperdense (mittlere Dichte: + 70 bis + 80 HE) Läsion, durch deren raumfordernde Wirkung die Kontur des Organs gebuckelt sein kann. Das frische **subkapsuläre Hämatom** ruft eine der Leberoberfläche unmittelbar benachbarte scharf begrenzte bikonvexe Läsion hoher Dichte hervor.

Chronische Cholezystitis

Cholegramm:
- Konkremente in der Gallenblase und/oder den Gallenwegen. Meist ist der D. cysticus verschlossen.
- Meist negatives Cholezystogramm

CT:
- Gallenblase geschrumpft
- Wand der Gallenblase stark (3–10 mm) verdickt, gelegentlich verkalkt (*Porzellangallenblase*).

Gallenblasenempyem

Das Gallenblasenempyem wird im *CT* charakterisiert durch:

- Pralle Füllung der Gallenblase
- Dicke und unscharf konturierte Gallenblasenwand.
- Abnorm hohe Dichte (um + 30 HE) im Gallenblasenlumen (durch Eiter).

Primär sklerosierende Cholangitis

ERC:
- Perlschnurartiges Lumen der intra- und/oder extrahepatischen Gallenwege einschließlich des D. cysticus.

Das Cholegramm des diffusen Cholangiokarzinoms sieht ähnlich aus.

Caroli-**Syndrom**

ERC/PTC:
- Dilatation eines oder mehrerer Segmente der intrahepatischen Gallenwege.
- Intrahepatische Gallengangssteine
- Choledocholithiasis

Mirizzi-**Syndrom**

ERC/PTC:
- Zur Mittellinie hin verlagerte Stein- oder Schrumpfgallenblase.
- Stenose/Verschluß, prästenotische Dilatation und bogige Verlagerung des D. choledochus.

Cholelithiasis

Kalkhaltige Gallenblasen- und Gallengangssteine werden im Abdomen-Leerbild direkt nachgewiesen; sie geben sich als dichte, meist polygonale Verschattungen im rechten Oberbauch zu erkennen. Vom bizarr konfigurierten, in der Fortsetzung der Längsachse der Costae spuriae lokalisierten verkalkten Rippenknorpel unterscheiden sie sich durch typische Form (z. B. Facettensteine), Größe (z. B. Tonnensteine) oder Gruppierung (z. B. Gallengrieß). Unverkalkte Gallenblasensteine können nur dann im Kontrastbild nachgewiesen werden, wenn der D. cysticus offen ist; sie hellen das Lumen der kontrastierten Gallenblase an umschriebener Stelle auf. Bewegliche Gallenblasensteine rufen lageveränderliche Füllungsdefekte hervor. Vor einem eingeklemmten Konkrement (meist Zystikusstein) reißt das Kontrastmittelband im Ausführungsgang glattrandig und konkavbogig ab.

Bei der Computertomographie der Oberbauchorgane werden Gallensteine oft zufällig entdeckt. In der Gallenblase erkennt man sie ab einem Durchmesser von 2 bis 5 mm. Reine Cholesterinsteine haben eine Dichte von -30 bis -60 HE, in kalkhaltigen Konkrementen werden $+100$ bis $+400$ HE gemessen.

Gallenblasenkarzinom

Cholegramm:
- Negatives Cholezystogramm
- Selten: Wandständiger Füllungsdefekt der Gallenblase.

ERC:
- Stenose/Verschluß des D. hepaticus communis oder proximalen Choledochussegments.

CT:
- Solide raumfordernde Läsion im Gallenblasenlager.
- Gallenblasenwand verdickt und unscharf konturiert.
- Multiple streifige Aufhellungen im Leberschatten (durch obstruktive Cholestase).

Cholangiokarzinom

ERC/PTC:
- Stenose/Verschluß des D. hepaticus communis bzw. D. choledochus. Beim Papillenkarzinom sind sowohl der D. choledochus als auch der D. pancreaticus dilatiert („double duct sign") und das instillierte Kontrastmittel fließt abnorm langsam ins Duodenum ab.

CT:
- Zeichen der obstruktiven Cholestase (s. 3.2.3)
- Lymphome im Leberhilus

3.3.6 Bauchspeicheldrüse

Pancreas anulare

Leerbild:
- Luftblasen in Magen und Duodenum („double bubble sign").

Kontrastbild des oberen Verdauungstrakts:
- Stenose der Pars descendens duodeni.

ERP:
- Ringförmiger Verlauf des distalen Segments des D. pancreaticus.

Akute Pankreatitis

Im Thorax-Übersichtsbild weisen linksseitiger Zwerchfellhochstand, Pleuraerguß und Plattenatelektasen, im Abdomen-Leerbild geblähter Magen sowie erweiterte Dünn- und Dickdarmschlingen auf die Entzündung der Bauchspeicheldrüse hin.

CT der exsudativen Form:
- Pankreas leicht vergrößert
- Organkontur meist noch abgrenzbar
- Umschriebene liquide Verschattungen (durch entzündliches Exsudat) vor dem Pankreas, in der Bursa omentalis und vor allem im linken vorderen pararenalen Raum (dagegen nur selten im rechten vorderen pararenalen und im perirenalen Raum).
- Leicht verminderte Dichte des Drüsenkörpers
- Erhöhte Dichte des peripankreatischen Fettgewebes

CT der nekrotisierenden Form:
- Pankreas stark vergrößert
- Organkontur nicht mehr abgrenzbar
- Inhomogene Dichte des Drüsenkörpers. Hypodense Areale durch Nekrosen, hyperdense Areale durch Blutungen. Nur erhaltenes vitales Parenchym nimmt Kontrastmittel auf.
- Inhomogene hypodense Flächenschatten in der Umgebung des Pankreas und den pararenalen Räumen.
- Aszites.

CT der abszedierenden Form:
- Umschriebene raumfordernde Läsion (bis 5 cm Durchmesser) innerhalb des Drüsenkörpers.
- Hypodenses Zentrum (mittlere Dichte: 0 bis + 30 HE), das kein Kontrastmittel aufnimmt.
- Hyperdenser Randsaum, der zusätzlich Kontrastmittel anreichert.
- Kleinblasige Aufhellungen von Luftdichte (pathognomonischer, aber seltener Befund).

Chronische Pankreatitis

Das Abdomen-Leerbild zeigt im typischen Fall multiple schollige Verkalkungen, die sich auf und neben die obere LWS projizieren. Die Magenbreipassage liefert Hinweise auf die Lokalisation großer Pseudozysten: Im Pankreaskopf gelegene Zysten imprimieren die Majorseite des Antrum ventriculi und erweitern die duodenale C-Schlinge, im Pankreaskörper gelegene

Zysten imprimieren die Magenhinterwand und heben die Majorseite des Corpus ventriculi an, im Pankreasschwanz gelegene Zysten imprimieren die Minorseite des Corpus ventriculi.

ERP:
- Multiple Stenosen im Verlauf des insgesamt erweiterten D. pancreaticus.
- Seitenäste dilatiert und spiralig gewunden
- Rundliche Aufhellungen im Lumen des D. pancreaticus (durch Konkremente).
- Homogene extraluminale Kontrastmitteldepots (Pseudozysten).

Das *Cholangiogramm* kann eine glatte, meist konzentrische Stenose des D. choledochus zeigen.

Arteriogramm:
- Inhomogene Anfärbung des Parenchyms
- Aneurysmen der kleinen Pankreasarterien

Splenoportogramm:
- (Thrombotischer) Verschluß der Pfortader oder eines ihrer großen Quelläste.

CT:
- Das funktionsfähige Parenchym ist abnorm schmal. Nur wenn die chronische Entzündung exazerbiert, ist das Organ global vergrößert.
- Duktale und parenchymale Verkalkungen.
- Pseudozysten werden häufiger im Kopf als im Schwanz des Organs angetroffen. Sie imponieren als runde oder ovale, gelegentlich septierte hypodense Areale, die durch eine dicke, selten verkalkte Wand vom intakten Parenchym scharf abgegrenzt sind. Die Zystenwand nimmt Kontrastmittel auf.

Insulinom

Inselzelltumoren sind vornehmlich im Pankreaskörper und -schwanz lokalisiert, gefäßreich und haben einen Durchmesser von 1 bis 3 cm. In der spätarteriellen Phase des Angiogramms färben sich etwa 60% erkennbar an. Im CT sind Insulinome iso- oder schwach hypodens, so daß man sie nur dann auffindet, wenn sie das Organ verformen.

Pankreaskarzinom

Lokalisation: 50% im Kopf, 30% im Körper, 20% im Schwanz

Kontrastbild des oberen Verdauungstraktes
- Vergrößerung der duodenalen C-Schleife (durch Pankreaskopftumoren)
- *Frostberg*sches Zeichen (s. 3.2.1.2)
- Gießkannenphänomen (s. 3.2.1.2)

3.3 Leitsymptome wichtiger Erkrankungen

ERP:
- Bogiger Verlauf eines Abschnitts des D. pancreaticus
- Solitäre Stenose (ohne/mit prästenotischer Dilatation) oder Verschluß (ohne/mit konischer Zuspitzung) des D. pancreaticus.
- Zerstörung der kleinen Pankreasausführungsgänge im Tumorgebiet.
- Extraluminales Kontrastmitteldepot (wenn der Tumor zerfällt).
- Papillennaher Abschnitt des D. pancreaticus regelrecht.

Das *Cholangiogramm* kann eine meist exzentrische Stenose oder einen Verschluß des D. choledochus aufdecken.

Arteriogramm:
- Typisches Bild in der Parenchymphase: Umschriebener Bezirk abnorm geringer Kontrastdichte.
- Meist diskrete Neovaskularisation

Splenoportogramm:
- Verschluß der Milzvene (Zeichen der Inoperabilität)

CT:
- Umschriebene Vergrößerung und Deformierung des Pankreas durch unscharf begrenzte, schwach hypodense Läsion, die Kontrastmittel nicht in diagnostisch verwertbarem Maß anreichert.
- Peripankreatisches Fettgewebe nicht allseits abgrenzbar.
- Retroperitoneale Lymphome
- Erweiterung der extra- (und intra-)hepatischen Gallengänge.
- Gallenblasenhydrops

3.3.7 Milz

Bei **lymphatischen Systemerkrankungen** ist der Milzschatten im computertomographischen Schnittbild mäßig bis stark vergrößert und annähernd rund. Noduläre Infiltrate bilden voneinander und gegen das intakte Parenchym unscharf abgesetzte hypodense (+ 30 bis + 40 HE) Läsionen.

Milzruptur

Im Thorax-Übersichtsbild weisen linksseitiger Zwerchfellhochstand und Pleuraerguß, im Abdomen-Leerbild abnorm starke Verschattung des linken Oberbauchs und Verdrängung von Magen, linker Kolonflexur und linker Niere nach kaudal auf die Ruptur von Milzparenchym hin.

Arteriogramm:
- Multiple extravasale Kontrastmitteldepots.
- Durch oväläre Aufhellungen inhomogene Kontrastierung der Milz in der Parenchymphase.
- Frühzeitige Anfärbung der V. lienalis.

Das *CT* läßt erkennen, ob die Milzkapsel erhalten ist oder nicht. Die sonst glatte Oberflächenkontur geht durch Lazeration verloren. Der so entstandene Parenchymdefekt gibt sich als anfangs hyperdense, später im Vergleich zum intakten Milzparenchym iso- oder hypodense, oft keilförmige Läsion zu erkennen. Das **subkapsuläre Milzhämatom** schmiegt sich als sichel- oder spindelförmige Verdichtung der Milzoberfläche an.

Milzinfarkt

Arteriogramm:
- Verschluß eines großen Asts der A. lienalis.
- Keilförmiges gefäßfreies Areal, dessen Basis an der Organperipherie liegt.

Im *CT* erkennt man beim frischen Milzinfarkt eine keilförmige hypodense Läsion, die kein Kontrastmitel anreichert. Auf den vernarbten Infarkt weist eine Kerbe in der Randkontur des Organs hin.

4. Radiologische Diagnostik der Nieren, Nebennieren und ableitenden Harnwege

4.1	Methoden 149	4.2.3.2	Typische krankhafte Befunde im Computertomogramm 164	
4.1.1	Leeraufnahmen 149			
4.1.2	Ausscheidungsurographie . 151			
4.1.3	Retrograde Urographie.... 152			
4.1.4	Zysturethrographie 153	4.3	Leitsymptome wichtiger Erkrankungen 165	
4.1.5	Angiographie 153			
4.1.6	Computertomographie ... 155	4.3.1	Nieren 165	
		4.3.1.1	Anomalien, Mißbildungen 165	
4.2	Erhebung und Deutung krankhafter Befunde 156	4.3.1.2	Entzündungen 167	
		4.3.1.3	Tuberkulose 170	
4.2.1	Nieren 156	4.3.1.4	Tumoren 171	
4.2.1.1	Typische krankhafte Befunde im konventionellen Röntgenbild 156	4.3.1.5	Nephropathien bei Systemerkrankungen 173	
		4.3.1.6	Nephrolithiasis 173	
4.2.1.2	Typische krankhafte Befunde im Angiogramm . 159	4.3.1.7	Hydronephrose 174	
		4.3.1.8	Gefäßerkrankungen 175	
4.2.1.3	Typische krankhafte Befunde im Computertomogramm 160	4.3.1.9	Verletzungsfolgen 176	
		4.3.1.10	Die transplantierte Niere . 177	
4.2.2	Nebennieren 161	4.3.2	Nebennieren 178	
4.2.2.1	Typische krankhafte Befunde im konventionellen Röntgenbild 161	4.3.2.1	Tuberkulose 178	
		4.3.2.2	Tumoren 178	
		4.3.2.3	Doppelseitige Nebennierenrindenhyperplasie... 179	
4.2.2.2	Typische krankhafte Befunde im Angiogramm . 161	4.3.3	Ableitende Harnwege 179	
4.2.2.3	Typische krankhafte Befunde im Computertomogramm 162	4.3.3.1	Anomalien, Mißbildungen 179	
		4.3.3.2	Entzündungen 180	
		4.3.3.3	Tumoren 181	
4.2.3	Ableitende Harnwege 163	4.3.3.4	Konkremente 182	
4.2.3.1	Typische krankhafte Befunde im konventionellen Röntgenbild 163	4.3.3.5	Vesikoureterorenaler Reflux 184	

4.1 Methoden

4.1.1 Leeraufnahmen

Die radiologische Diagnostik der Nieren, Nebennieren (NN) und ableitenden Harnwege wird durch eine Abdomen-Übersichtsaufnahme am liegenden

Patienten eingeleitet. Lage, Größe und Form der Nieren, die sich von der Umgebung durch die vermehrt strahlentransparente Fettkapsel abgrenzen, können danach abgeschätzt werden. Auch die Harnblase ist, soweit gefüllt, zu erkennen. Der M. psoas stellt sich auf beiden Seiten der LWS als nach lateral scharf begrenzter, homogener, keilförmiger Schatten dar. **Verwischte Psoasrandkonturen** werden beobachtet bei

- Nierenruptur
- Peri- und Paranephritis
- Tumoren der Nieren/Nebennieren
- retroperitonealer Fibrose
- retroperitonealen Lymphomen
- Senkungsabszeß

Überlagerungsfrei können die Nierenkonturen durch das **Leertomogramm** dargestellt werden; die mittlere Schichttiefe beträgt dabei, wenn man vom Rücken aus rechnet, 7 bis 9 cm. Leertomogramme sind indiziert, wenn die Nierenlogen (z. B. nach Trauma, bei Entzündungen oder durch Tumoren) vermindert transparent sind, oder wenn es darum geht, zwischen intra- und extrarenal sowie inner- und außerhalb der Nebennieren gelegenen Verkalkungen zu differenzieren. Manchmal leistet eine zusätzliche Seit- oder Schrägaufnahme gleiche Hilfe. In den ableitenden Harnwegen lokalisierte Kalkschatten werden durch das Ausscheidungsurogramm identifiziert.

Verkalkungen in den harnbereitenden und harnableitenden Organen sowie den Nebennieren sind in der Regel ein Krankheitszeichen. Lage und Konfiguration weisen den Weg zur Differentialdiagnose. **Verkalkungen des Nierenparenchyms** werden gefunden bei

- chronischer Pyelonephritis, Pyonephrose, Abszeß
- Tuberkulose
- Hypernephrom, *Wilms*-Tumor
- Markschwammniere
- Nephrokalzinose
- sowie in organisierten Hämatomen.

Kalkdichte Verschattungen innerhalb der Nebennieren haben meist Punkt- oder Fleckform; seltener sind sie schollig oder bogig konfiguriert. Als Ursachen dominieren Tumoren und Tuberkulose; auch Nebennierenzysten und -hämatome können verkalken.

Im Nierenbeckenkelchsystem und Ureter gelegene Kalkschatten können Nephrolithen, verkalkten nekrotischen Papillenspitzen oder verkalkten Koageln entsprechen. Nierensteine dürfen nicht mit

- verkalktem Rippenknorpel
- Verkalkungen der Nebennieren
- Pankreaskalk
- verkalkten Lymphknoten

- Gallensteinen
- Gefäßwandverkalkungen
- Phlebolithen

verwechselt werden.
Die Differentialdiagnose der Kalkschatten, die sich in die **Harnblase** projizieren, umfaßt

- Blasensteine
- verkalkte Koagel
- verkalkende Tumoren
- Verkalkungen der Blasenwand nach Bestrahlung/bei Zystitis.

Gruppierter Kalk, der sich auf oder knapp über die Symphyse projiziert, gehört den Samenbläschen oder der Prostata an.

4.1.2 Ausscheidungsurographie (AUG)

Antegrade Kontrastdarstellung der Nieren und ableitenden Harnwege
Die Ausscheidungsurographie liefert die grundlegenden Informationen über Anatomie und Erkrankungen von Nierenparenchym, Nierenbeckenkelchsystem, Ureteren und Harnblase. Man unterscheidet die Früh- oder nephrographische Phase, in der das Parenchym am besten beurteilt werden kann, von der Spät- oder urographischen Phase, während der die ableitenden Harnwege kontrastreich dargestellt sind. Die Funktion des uropoetischen Systems kann durch die Untersuchung grob beurteilt werden.

Der Patient soll in den Stunden vor der AUG auf Flüssigkeit verzichten; die Darmgase werden durch entschäumende Mittel reduziert. Zuerst wird das Abdomen leer geröntgt. Danach appliziert man dem Patienten 50 bis 100 ml eines 60 bis 70%igen wasserlöslichen trijodierten Kontrastmittels (z. B. Diatrizoesäure, Iotalaminsäure, Iodamid) rasch intravenös. Wenn die Nierenfunktion eingeschränkt ist, wird auf Flüssigkeitskarenz verzichtet und das Kontrastmittelangebot erhöht. Überschreitet der Serumkreatininspiegel 4 mg/100 ml, so sind von der AUG keine diagnostisch relevanten Aussagen zu erwarten. Die gesunde Niere scheidet Kontrastmittel wenige Minuten nach der Injektion aus.

Gewöhnlich fertigt man 5, 10 und 20 Minuten nach Applikation des Kontrastmittels großformatige Übersichtsaufnahmen der Nieren und ableitenden Harnwege an. In der Mitte der nephrographischen Phase werden die Harnleiter mechanisch komprimiert und so der Harnabfluß kurzfristig unterbrochen. Das zu diesem Zeitpunkt hergestellte Bild (**Kompressionsurogramm**) läßt Nierenbecken und Kelche exakt beurteilen. Sofern die Nieren auf den Frühaufnahmen nicht allseits einwandfrei abgegrenzt werden können, schließt sich die Tomographie an. Eine post mictionem vom stehenden Patienten angefertigte Abdomen-Übersichtsaufnahme (**sog. Abflußauf-**

nahme) schließt die Regeluntersuchung ab. Sie dient dem Nachweis einer Wanderniere, einer damit evtl. verbundenen Abknickung des Ureters sowie von Restharn. Um bei einer Harnstauungsniere ggf. die Restausscheidung von Kontrastmittel zu erfassen und womöglich das Abflußhindernis zu lokalisieren, ordnet man Spätaufnahmen an (bis 24 Stunden nach Kontrastmittelgabe).

Wichtige Indikationen zur AUG
- Mißbildung der Nieren/ableitenden Harnwege
- Chronische Pyelonephritis
- Tumor der Nieren/Ureteren
- Extrarenaler raumfordernder Prozeß in Becken/Abdomen
- Nephrolithiasis, Urolithiasis
- Bauchtrauma
- Arterielle Hypertonie

Modifikationen der AUG

- **Frühurographie**
  Bei Verdacht auf Nierenarterienstenose werden 1, 2, 3 und 5 Minuten nach Bolusinjektion des Kontrastmittels zusätzliche Aufnahmen angefertigt. Seitendifferente Ausscheidung als Folge der Gefäßenge kann dabei jedoch nur selten sicher nachgewiesen werden.
- **Veratmungsurographie**
  Der Röntgenfilm wird am Ende der nephrographischen Phase doppelt, nämlich in maximaler In- und Exspiration belichtet. Beim Gesunden stehen die Nieren im Exspirium um die Höhe etwa eines Wirbelkörpers höher als im Inspirium. Eingeschränkte bzw. aufgehobene Atemverschieblichkeit der Nieren weist auf peri- oder paranephritischen Abszeß, benachbarten Tumor, retroperitoneales Hämatom oder Adhäsionen hin.

4.1.3 Retrograde Urographie

Um die ableitenden Harnwege retrograd darzustellen, wird während einer Zystoskopie das Ostium des Harnleiters sondiert und der Katheter ans Nierenbecken vorgeschoben. Anschließend instilliert man 3 bis 5 ml eines 30%igen wasserlöslichen Kontrastmittels (sowie in Einzelfällen zur Doppelkontrastierung Luft). Der Befund wird durch Zielaufnahmen von Nierenbecken und Ureteren in mehreren Ebenen dokumentiert.

Die retrograde Urographie ist dann indiziert, wenn Nierenbecken und Harnleiter durch die AUG nicht eindeutig beurteilt werden können. Insbesondere dient sie dem Nachweis von Tumoren und Konkrementen des Pyelons und der Ureteren sowie von Abflußhindernissen bei der im konventionellen Urogramm „stummen" Niere. Die Untersuchung ist mit der Gefahr der aszendierenden Pyelitis behaftet.

4.1.4 Zysturethrographie

Selektive Kontrastdarstellung von Harnblase und Harnröhre
Bei der Zysturethrographie wird die zuvor vollständig entleerte Harnblase über einen Katheter oder, wenn ein subvesikales Hindernis besteht, nach suprapubischer Punktion mit Kontrastmittel gefüllt. Die Darstellung der Blase im Doppelkontrast erfordert zusätzlich die Insufflation von Luft. Die Füllung der Blase wird durch a.p.-Aufnahmen am liegenden und stehenden Patienten sowie durch axiale und schräge Bilder dokumentiert. Die Zystographie dient dem Nachweis von Blasentumoren und -divertikeln sowie einer verstärkten Trabekulierung der Blasenwand, ist darin jedoch der Zystoskopie unterlegen. Blasenruptur bzw. -perforation sowie die Impression der Harnblase durch raumfordernde Prozesse in der Nachbarschaft werden durch die Zystographie sicher erkannt. Aufschluß über die Dehnbarkeit der Harnblase erhält man durch die Polyzystographie. Dabei werden die Konturen der mit stufenweise immer mehr Kontrastmittel gefüllten Blase beurteilt. Mangelhafte oder fehlende Entfaltung eines Wandareals deutet auf maligne Infiltration hin.

Die Miktionszysturethrographie wird vorwiegend bei Kindern durchgeführt. Dabei verfolgt man die Entleerung des Kontrasturins unter Durchleuchtung und dokumentiert den Abfluß auf Zielaufnahmen (ggf. auch Kinematogramm). Die Untersuchung ist indiziert bei Verdacht auf vesikoureteralen Reflux, bei subvesikalen Abflußhindernissen und neurogenen Blasenentleerungsstörungen.

4.1.5 Angiographie

Die Nierenangiographie wird häufig durchgeführt. Man unterscheidet zwischen **Übersichtsangiographie**, die das Gefäßsystem beider Nieren darstellt, und **selektiver Renovasographie**. Wenn es darum geht, kleine Läsionen des Nierenparenchyms arteriographisch zu beurteilen, soll die selektive der globalen Darstellung vorangehen. Denn nur dann werden Überlagerungen durch ins Nierenbeckenkelchsystem ausgeschiedenes Kontrastmittel vermieden. In der Regel geht man über die A. femoralis auf der Seite der mutmaßlich erkrankten Niere ein und schiebt einen sog. pig tail-Katheter in die Aorta abdominalis bis zu den Ostien der Nierenarterien vor. Dann verfährt man wie bei einer Aortographie (Kontrastmittelvolumen: 40–60 ml, Flußrate bei der Injektion: 20–22 ml/sec, Seriographie). Oft genügen die in a.p.-Projektion aufgenommenen Bilder, um die Nierenarterien in ihrem gesamten Verlauf zu beurteilen. Gelegentlich wird das Ostium einer Nierenarterie jedoch nur auf schrägen oder halbschrägen Aufnahmen (kranke Seite um 30 bis 45 Grad angehoben) abgebildet. Die selektive Sondierung einer Nierenarterie gelingt mit geschwungenen, an der Spitze um mindestens 90 Grad geknickten Kathetern; man kommt dann mit 10 bis 15 ml Kontrastmittel aus.

Die Nierenarterien entspringen der Bauchaorta in der Regel in Höhe von LWK 2, die Ostien stehen jedoch nicht selten auf verschiedenem Niveau. Weitere häufige Varianten sind Doppelung der Nierenarterie und akzessorische Gefäße (meist aus der Bauchaorta). Das von einem akzessorischen Gefäß versorgte Nierenparenchym wird bei der selektiven Renovasographie nicht angefärbt und kann mit einem Niereninfarkt oder avaskulären Tumor verwechselt werden. Im selektiven Angiogramm kann der Nierengefäßbaum bis zu den Aa. arcuatae beurteilt werden.

Wichtige Indikationen zur Nierenangiographie
- Verdacht auf renovaskuläre/renoparenchymatöse Hypertonie
- Raumfordernder Prozeß der Nieren im Ausscheidungsurogramm oder Sonogramm
- Suche nach Blutungsquelle bei Mikro/Makrohämaturie
- Tumor des Retroperitonealraums
- Nierentrauma

Die Nierenvenen können auf den im Rahmen der Arteriographie angefertigten Spätaufnahmen überschlägig beurteilt werden. Zur selektiven Nierenphlebographie wird die V. renalis von der unteren Hohlvene aus mit einem über die V. femoralis eingeführten Katheter sondiert.

Indikationen zur Nierenphlebographie
- Nierenvenenthrombose
- Auf die Nierenvene und/oder untere Hohlvene übergreifender maligner Nierentumor
- Seitengetrennte Gewinnung von Nierenvenenblut für die Reninbestimmung

Die Gefäße der Harnblase können nach simultaner Injektion von Kontrastmittel in die A. iliaca int. beidseits sichtbar gemacht werden.

Die Indikation zur Arterio- und Phlebographie der **Nebennieren** ist durch die CT eingeschränkt worden. Durch Aortographie (die A. suprarenalis media entspringt meist unmittelbar der Aorta abdominalis), Zöliakographie (die A. phrenica inf., die die A. suprarenalis sup. abgibt, geht in der Hälfte der Fälle aus dem Tr. coeliacus ab) und Renovasographie (die A. renalis gibt nahezu konstant die A. suprarenalis inf. ab) können meist nur große raumfordernde Prozesse der Nebennieren erfaßt werden. Diskrete krankhafte Befunde sind nur nach superselektiver Sondierung der Nebennierenarterien und mit schneller Seriographie nachzuweisen. Die Nebennierenphlebographie ist mit der Gefahr der hämorrhagischen Infarzierung des Organs belastet. Die seitengetrennte Gewinnung von Nebennierenvenenblut zur Bestimmung von Hormonen der Nebennierenrinde und des Nebennierenmarks ermöglicht in vielen Fällen die Lokalisation hormonproduzierender Tumoren.

4.1.6 Computertomographie

Die **Nieren** werden im allgemeinen sowohl nativ als auch nach Gabe von Kontrastmittel (Applikation im Bolus oder als Infusion) computertomographiert. Die Kontrastbilder nimmt man vorzugsweise in kraniokaudaler Richtung auf, um ggf. an die Untersuchung der Nieren übergangslos die Computertomographie von Ureteren und Harnblase anzuschließen. Die Nieren sind in durch die Fascia renalis kompartimentiertes Fettgewebe eingehüllt und auch bei schlanken Individuen gut abgrenzbar. Sie erscheinen im Querschnittsbild rundlich oder ovalär. Im Unterschied zur konventionellen Urographie läßt die CT auch eine exakte Beurteilung der Vorder- und Rückfläche der Nieren zu. Natives Nierenparenchym hat eine Dichte von + 30 bis + 60 HE; nach Gabe von Kontrastmittel werden + 100 bis + 150 HE gemessen. Das Nierenbecken besitzt Wasserdichte und kann dadurch von peripelvinem Fett (negative Dichtewerte) abgegrenzt werden.

Wichtige Indikationen zur CT der Nieren
- Nierentumor (Lokalbefund und Staging)
- Nierenzyste(n) – sofern das Sonogramm keine eindeutige Diagnose zuläßt
- „Stumme" Niere
- Hydronephrose
- Pyonephrose, Nieren- und perinephritischer Abszeß
- Nierentrauma
- Juxtarenaler raumfordernder Prozeß
- Nachsorge bei Nierentransplantation

Vor der CT der **Harnblase** soll der Patient reichlich trinken und möglichst nicht Wasser lassen. Die prallgefüllte Blase läßt sich gut vom perivesikalen Fettgewebe abgrenzen. Die Beurteilung der Blasenwand wird durch die große Dichtedifferenz zum uringefüllten Lumen erleichtert. Kontrastmittel wird im allgemeinen nicht benötigt. Die CT wird in der Hauptsache zur Bestimmung der extravesikalen Ausbreitung von malignen Blasentumoren eingesetzt.

Die CT bildet nicht nur krankhaft vergrößerte, sondern auch normal große **Nebennieren** ab. Nur wenn das retroperitoneale Fettgewebe sehr spärlich ausgebildet ist, kann die Abgrenzung der Nebennieren von den Nachbarorganen Schwierigkeiten bereiten. Im Einzelfall verbessert intravenös appliziertes Kontrastmittel die Darstellung.

Die Nebennieren liegen den Oberpolen der Nieren ventromedial an. Die linke Nebenniere kann mit einer akzessorischen Milz oder einem geschlängelten Milzgefäß verwechselt werden, die rechte ist manchmal kaum von der V. cava inf. oder dem rechten Leberlappen, dem sie anliegt, zu trennen. Kraniokaudal dehnen sich die Nebennieren 35 bis 40 mm aus; die Schenkel sind an der Basis 4 bis 6 mm breit. Die Konfiguration der Nebennieren im Computertomogramm ist uneinheitlich: Die linke Nebenniere zeigt die Form eines umgekehrten V oder Y oder besitzt Dreiecksgestalt, die rechte erscheint linear oder kommaförmig. Die Nativdichte gesunden Nebennierenparenchyms beträgt + 30 bis + 40 HE.

Die CT ist bei allen Erkrankungen der Nebennieren, insbesondere zur Lokalisation endokrin aktiver Tumoren der NN-Rinde und des NN-Marks sowie zum Ausschluß bzw. Nachweis von NN-Metastasen angezeigt.

4.2 Erhebung und Deutung krankhafter Befunde

4.2.1 Nieren

4.2.1.1 Typische krankhafte Befunde im konventionellen Röntgenbild

Die gesunde Niere hat eine Länge von 11 bis 12 cm und in Hilushöhe einen Durchmesser von 5 bis 6 cm.

- **Vergrößerung des Nierenschattens**
  Zystenniere. Große Solitärzyste. Akute Pyelonephritis. Pyonephrose. Nierenabszeß. Perinephritischer Abszeß. Nierenvenenthrombose. Tumor.
- **Verkleinerung des Nierenschattens**
  Hypoplasie. Phenazetinniere. Chronische Glomerulonephritis. Chronische Pyelonephritis. Vaskulär bedingte Schrumpfniere (z. B. bei Nierenarterienstenose). Mörtelniere (Endstadium der Nierentuberkulose).

Die linke Niere erstreckt sich von der 11. Rippe bis zum Unterrand von LWK 2, die rechte von der 12. Rippe bis zum LWK 3. Geringe Abweichungen von der Normalposition werden häufig beobachtet. Durch Inspiration treten die Nieren um 2 bis 3 cm, beim Aufrichten aus der Horizontalen gelegentlich um 3 bis 5 cm tiefer. Die mediale Nierenkontur verläuft in etwa parallel zum Rand des Psoasschattens. Die Oberpole sind etwa 7, die Unterpole 11 cm voneinander entfernt.

- **Positionsabhängige Verlagerung der Niere nach kaudal**
  Wanderniere.
- **Konstante Verlagerung der Niere nach kaudal**
  Senkniere. Verdrängung der Niere durch kranial gelegene raumfordernde Prozesse (z. B. NN-Tumor, retroperitoneales Hämatom, Leber- oder Pankreaszysten).

Die dorsal gelegenen Kelche orthotoper Nieren werden im a.p.-Bild orthograd, die ventralen im Profil getroffen. Malrotierte Nieren besitzen ein nach ventral, ventromedial oder dorsomedial gerichtetes Nierenbecken.

Gesunde Nieren besitzen Bohnenform und glatte Randkonturen.

4.2 Erhebung und Deutung krankhafter Befunde

- **Multikonvexe Nierenkontur**
  Persistierende fetale Lappung (*Renkulierung*). Zystenniere.
- **Höckerige Nierenkontur**
  Pyelonephritische Schrumpfniere
- **Isolierte Buckelung der Nierenkontur**
  Tumor. Große Zyste
- **Einziehung der Nierenkontur**
  Niereninfarkt

Das Nierenparenchym gliedert sich in die außen gelegene Rinde und das innen liegende Mark. Innerhalb des Marks sind 6 bis 15 Pyramiden abgrenzbar, deren abgerundete Spitzen (**Papillen**) ins Hohlsystem ragen. Zwischen den Pyramiden schiebt sich die Rinde säulenartig an den Sinus renalis heran. Der normale Parenchymsaum ist mindestens 1,5 cm breit.

- **Verschmälerung des Parenchymsaums**
  Chronische Pyelonephritis. Hydronephrose. Fortgeschrittene Nierentuberkulose.
- **Inhomogene Anfärbung des Parenchymsaums**
  Markschwammniere. Polyzystische Nierendegeneration. Chronische Pyelonephritis. Kollagenose.
- **Rundlicher Kontrastierungsdefekt des Parenchyms**
  Abszeß. Zyste. Gefäßarmer Tumor.
- **Sektorförmiger Kontrastierungsdefekt des Parenchyms**
  Niereninfarkt
- **Streifige Kontrastierung der Pyramiden**
  Markschwammniere
- **Abflachung der Papillen**
  Hydronephrose
- **Dekonturierung der Papillen (Papillennekrose)**
  Phenazetinniere. Tuberkulose. Diabetische Nephropathie.

Radiologische Zeichen der Papillennekrose

Im frühen Stadium:	Irreguläre Konturierung (Bürstenform, „Mottenfraß") der Papillenoberfläche.
Im fortgeschrittenen Stadium:	Ringförmiger Kontrastschatten um die demarkierte (und verkalkte) Papillenspitze.
Im späten Stadium:	Kontrastmitteldepot im durch die abgestoßene Spitze geschaffenen Hohlraum. Nachweis der verkalkten Papillensequester im Nierenbecken und/oder den ableitenden Harnwegen.

Das Nierenparenchym färbt sich um so intensiver an, je mehr Kontrastmittel appliziert wird und je mehr Nephrone funktionstüchtig sind. Bei gesunden

Nieren wird Kontrastmittel erstmals etwa drei Minuten nach Beginn der Injektion in den Kelchen sichtbar. Nach 5 Minuten beginnt der Kontrastharn in die Ureteren abzufließen.

- **Verzögerte und/oder verminderte Kontrastierung des Nierenparenchyms**
  Chronische Glomerulonephritis. Chronische Pyelonephritis. Schockniere. Hydronephrose. Zystenniere. Nierenvenenthrombose. Nierenparenchymruptur.
- **Fehlende Kontrastierung des Nierenparenchyms („stumme Niere")**
  Nierenarterienverschluß. Traumatischer Abriß der Nierenarterie. Endstadium chronischer Entzündung oder einer Hydronephrose.

Das Nierenhohlsystem verbindet die Markpyramiden mit dem Ureter. Die Papillen werden von röhrenähnlichen, an der Spitze konkaven Fortsätzen des Nierenbeckens, den Nierenkelchen (Calices minores), umfaßt. Diese münden entweder direkt ins Nierenbecken oder schließen sich zuvor zu zwei oder drei Kelchgruppen (Calices maiores) zusammen. Im ersteren Fall wird das Nierenbecken dem ampullären, im letzteren dem dendritischen Typ zugeordnet. Intakte Kelche sind an den Rändern zu zarten Spitzen ausgezogen und verjüngen sich zum Nierenbecken hin harmonisch. Das Nierenbecken kann intra- oder extrarenal liegen.

- **Dekonturierung der Nierenkelche**
  Chronische Pyelonephritis. Fortgeschrittene Nierentuberkulose. Tumor.
  Die Konturen können verwaschen, irregulär oder destruiert sein. Bei kontrastgefüllten Aussackungen des Kelchlumens ist zwischen Kalixzyste und Kaverne, die Anschluß ans Hohlsystem besitzt, zu unterscheiden.
- **Deformierung der Nierenkelche**
  Chronische Pyelonephritis. Nierenabszeß. Nierenzyste. Zystenniere. Tumor.
  Verschmälerung der Kelche deutet auf eine akute, allseitige Verplumpung auf eine chronische Entzündung oder Hydronephrose hin. Raumfordernde Prozesse geben sich durch mehr oder minder umschriebene Im- bzw. Kompression des Lumens eines oder mehrerer Kelche zu erkennen.
- **Elongation der Kelchhälse**
  Fibrolipomatose.
- **Verlagerung (Verdrängung, Spreizung) der Kelchhälse**
  Nierenzyste. Tumor.
- **Erweiterung des Nierenhohlraums (Pyelektasie)**
  Abflußbehinderung durch endo-/exoluminalen Tumor, Konkrement, Koagel, aberrierendes Gefäß.
- **Füllungsdefekt im Nierenhohlraum**
  Tumor. Nichtschattengebendes Konkrement. Koagel. Sequestrierte Papille.
  Ein Füllungsdefekt, der Lage und Form nicht oder kaum verändert, ist auf einen wandständigen raumfordernden Prozeß zurückzuführen.

4.2 Erhebung und Deutung krankhafter Befunde

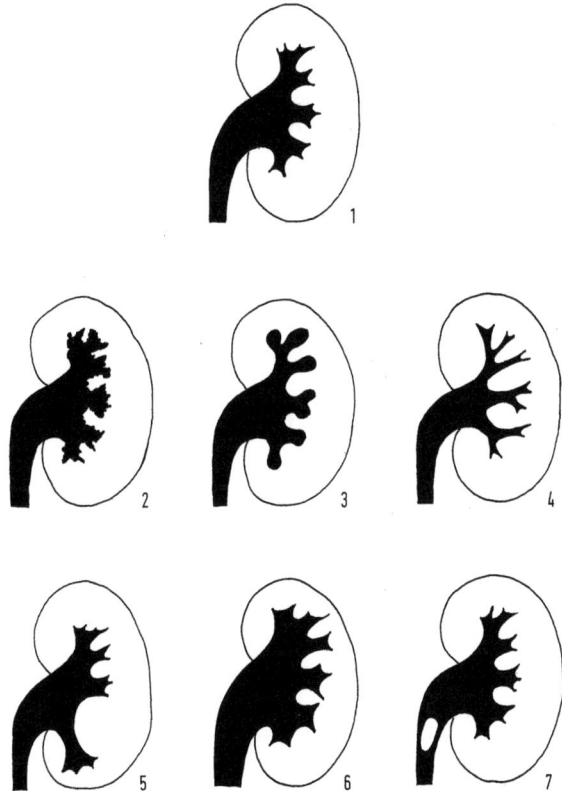

Abb. 4.1. Typische krankhafte Befunde am Nierenhohlsystem
1. Normalbefund, 2. Dekonturierung der Nierenkelche, 3. Deformierung der Nierenkelche, 4. Elongation der Kelchhälse, 5. Verlagerung der Kelchhälse, 6. Erweiterung des Nierenhohlraums, 7. Füllungsdefekt im Nierenhohlraum

In Abb. 4.1 werden die typischen krankhaften Befunde an den Nierenkelchen schematisch dargestellt.

4.2.1.2 Typische krankhafte Befunde im Angiogramm

A. und V. renalis werden nach den gleichen angiographischen Kriterien (s. 2.2.1.1 und 2.2.2.1) beurteilt wie die Extremitätengefäße. Für einige häufige Nierenerkrankungen liefert das Renovasogramm typische Befunde.

- **Stenose/Verschluß der Nierenarterie**
  Renovaskuläre Hypertonie.

- **Bogige Verdrängung und Kompression von Gefäßen durch einen gefäßarmen raumfordernden Prozeß (ohne Randsaum)**
  Nierenzyste. Zystenniere.
- **Bogige Verdrängung und Kompression von Gefäßen durch einen gefäßarmen raumfordernden Prozeß (mit Randsaum)**
  Nierenabszeß
- **Neoplastische Vaskularisation**
  Hypernephrom

Solitärzysten lassen sich gelegentlich nicht sicher von benignen und gefäßarmen malignen Tumoren unterscheiden. Neubildungen, die sich in sonst gutartigen Zysten entwickeln, können übersehen, zystisch zerfallende Geschwülste verkannt werden.

4.2.1.3 Typische krankhafte Befunde im Computertomogramm

Gesundes Nierenparenchym färbt sich nach Kontrastmittelgabe homogen an.

- **Fleckiges Nephrogramm**
  Markschwammniere. Traumatisierte Niere. Bakterielle Nephritis. Phenazetinniere. Periarteriitis nodosa. Glomerulonephritis. Gicht-Nephropathie.

Für die computertomographische Beurteilung raumfordernder Prozesse des Nierenparenchyms, des Nierenbeckens sowie dessen Umgebung ist neben Lage, Größe, Form und Kontur die vor und nach Applikation von Kontrastmittel gemessene Dichte richtungweisend. Verglichen mit gesundem Nierenparenchym erscheinen im Nativ-CT

- *isodens:* Hypernephrom. Hämorrhagische Zyste.
- *hypodens:* Blande Zyste. Infizierte Zyste. Abszeß. Metastase. Angiomyoleiolipom.
- *von gemischter Dichte:* Hypernephrom mit zentraler Nekrose. *Wilms*-Tumor.
- *hyperdens:* Hämatom

Nach Applikation von Kontrastmittel werden hämorrhagische Zyste, Hypernephrom und *Wilms*-Tumor im Vergleich zum intakten Parenchym hypodens. Der Abszeß reichert im typischen Fall Kontrastmittel ringförmig an.

Verglichen mit Urin erscheinen im Nativ-CT

- *isodens:* Extrarenales Nierenbecken. Hydronephrose. Urinom. Pelvine/parapelvine Zyste.
- *hypodens:* Fibrolipomatose
- *von gemischter Dichte:* Pyonephrose
- *hyperdens:* Pyonephrose. Hämatom. Nierenbeckentumor. Konkrement.

Nach Applikation von Kontrastmittel werden parapelvine Zysten im Vergleich zum Inhalt des Nierenbeckens hypodens. Extrarenales Nierenbecken, gestautes Nierenbecken und Urinom färben sich mit dem glomerulär filtrierten Kontrastmittel an.

Als **Fibrolipomatose** der Nieren bezeichnet man eine Vermehrung des peripelvinen Fett- und Bindegewebes. Obwohl der Sinus renalis verbreitert wird, geht davon kaum raumfordernde Wirkung aus. Man beobachtet die Fibrolipomatose häufig bei chronischer Pyelonephritis. Meist wird sie bilateral symmetrisch nachgewiesen.

Zeichen der Fibrolipomatose des Sinus renalis im CT
- Erweiterung des Sinus renalis
- Dichte vorwiegend im Fett-, z. T. im flüssigen Bereich
- Kein Enhancement nach Kontrastmittelgabe
- Weitgehende Integrität des Nierenhohlsystems

Bei gesunden Nieren erscheinen die perirenalen Fettkompartimente homogen und die Hüllfaszien sind scharf abgegrenzt.

- **Verdichtung des perirenalen Fettgewebes und der Faszien**
  Peri-/Pararenaler Abszeß. Die Umgebung infiltrierender maligner Tumor.

4.2.2 Nebennieren

4.2.2.1 Typische krankhafte Befunde im konventionellen Röntgenbild

- **Fleckige Verkalkungen in Projektion auf die NN-Loge**
  NN-Tuberkulose. Neuroblastom. NN-Karzinom. Phäochromozytom.
- **Weichteildichte Verschattung der NN-Loge**
  Raumfordernder Prozeß.
  In der Regel sind NN-Tumoren im Leerbild erst ab einem Durchmesser von 3 cm zu erkennen.
- **Verlagerung der Niere nach kaudal, Impression der oberen Kelchgruppe**
  Großer raumfordernder Prozeß der NN.

4.2.2.2 Typische krankhafte Befunde im Angiogramm

- **Hyper- und Neovaskularisation**
  NN-Karzinom. NN-Metastase. Phäochromozytom.
- **Verdrängung/Thrombose der NN-Vene**
  Invasiver NN-Tumor

4.2.2.3 Typische krankhafte Befunde im Computertomogramm

- **Vergrößerung der NN ohne Verlust der Organkontur**
  Normvariante. NN-Hyperplasie (bilateral).
- **Verbreiterung und Verplumpung eines NN-Schenkels**
  NN-Adenom. NN-Zyste. Phäochromozytom.
  Der Verlust der konkaven Kontur des NN-Schenkels bzw. die Auftreibung zu einem mono- oder bikonvexen Körper ist dringend tumorverdächtig.
- **Vergrößerung und polyzyklische Konfiguration der NN**
  NN-Karzinom. NN-Metastase.
  Maligne Tumoren sind häufig von den Nachbarorganen und den großen retroperitonealen Gefäßen nicht abzugrenzen.
- **Verkleinerung der NN**
  Folge von Entzündung, Sepsis, Steroidtherapie oder Blutung.
  Nicht verkalkte residuale Parenchyminseln können oft nicht sicher nachgewiesen werden.

In Abb. 4.2 werden die typischen krankhaften Befunde im NN-CT veranschaulicht.

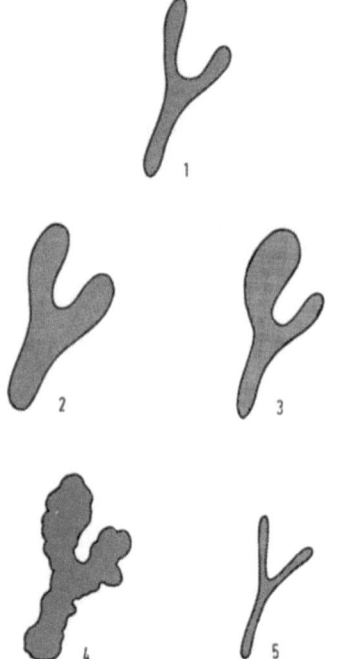

Abb. 4.2. Typische krankhafte Befunde im Nebennieren-CT
1. Normale Nebenniere, 2. Vergrößerung der NN ohne Verlust der Organkontur, 3. Verbreiterung und Verplumpung eines NN-Schenkels, 4. Vergrößerung und polyzyklische Konfiguration der NN, 5. Verkleinerung der NN

Die meisten NN-Tumoren sind im CT zum gesunden NN-Parenchym isodens. Gemischte Dichtewerte werden bei NN-Karzinomen und -Metastasen gemessen. Manche NN-Adenome sind fettreich und erscheinen daher hypodens.

4.2.3 Ableitende Harnwege

4.2.3.1 Typische krankhafte Befunde im konventionellen Röntgenbild

Der **Ureter** besitzt drei physiologische Engstellen, die erste am Ursprung aus dem Nierenbecken, die zweite an der Kreuzungsstelle mit den Iliakalgefäßen und die dritte an der Mündung in die Harnblase. Sein Lumen ist daher in der Regel nicht überall gleich weit. Die Peristaltik, die alle 15 bis 60 Sekunden mit einer Spindellänge von 2 bis 3 cm über den Harnleiter hinwegläuft, bedingt Lumenschwankungen, die im Röntgenbild als Erweiterung, Verschmälerung oder Abbruch der kontrastierten Lichtung imponieren können.

- **Verbreiterung der Kontrastmittelsäule im Harnleiterlumen**
  Hydroureter als Zeichen des endoluminal (z. B. durch Konkrement) oder durch wandständigen bzw. extramuralen raumfordernden Prozeß behinderten Harnabflusses. Megaureter. Vesikoureteraler Reflux.
- **Verschmälerung der Kontrastmittelsäule im Harnleiterlumen**
  Spasmus. Impression durch unteres Polgefäß. Retrokavaler Ureter. Kompression durch benachbarten raumfordernden Prozeß (z. B. Lymphom). Striktur (z. B. nach Entzündung, Operation oder Bestrahlung).

Der Ureter verläuft annähernd senkrecht auf dem M. psoas nach kaudal, projiziert sich dabei knapp neben oder auf die Spitzen der Lendenwirbelquerfortsätze, zieht parallel zu den Ileosakralfugen durch das große Becken und beschreibt vor der Mündung in die Harnblase einen nach lateral flach konvexen Bogen. Die Blasenostien der Harnleiter sind 2,5 cm voneinander entfernt.

- **Verdrängung des Ureters aus der normalen anatomischen Lage**
  Raumfordernder Prozeß in der Nachbarschaft, z. B. retroperitoneale Blutung, retroperitoneale Fibrose, Lymphom, Tumor des Darms oder der Geschlechtsorgane, Aneurysma der großen Beckengefäße.

Die gefüllte **Harnblase** besitzt querovale Form und glatte Ränder. Der Boden projiziert sich auf den Oberrand der Schambeine, das Dach auf den sakrokokzygealen Übergang. Bei der Frau wird häufig eine Impression des Blasendaches durch den Uterus beobachtet.

- **Verkleinerung des Blasenlumens**
  Schrumpfblase. Balkenblase.

- **Vergrößerung des Blasenlumens**
  Hinweis auf distales Abflußhindernis, z. B. vergrößerte Prostata oder neurogene Blasenentleerungsstörung
- **Angehobener Blasenboden**
  Vergrößerte Prostata
- **Impression des Blasenlumens von lateral und kranial**
  Tumor eines Organs des kleinen Beckens. Lymphom. Lymphozele. Hämatom. Beckenvenenthrombose.
- **Füllungsdefekt im Blasenlumen**
  Konkrement. Tumor. Koagel. Ureterozele.
- **Dekonturierung des Blasenlumens**
  Balkenblase. Flächig wachsender Tumor.
- **Ausstülpung des Blasenlumens**
  Blasendivertikel
- **Nachweis von Kontrastmittel außerhalb des Lumens der ableitenden Harnwege**
  Harnleiterabriß, Blasenruptur, Harnröhrenabriß.
- **Residuelle Kontrastierung des Blasenlumens nach Miktion**
  Restharn

Die männliche **Harnröhre** ist etwa 25 cm lang und s-förmig gekrümmt. Am Übergang zwischen Harnblase und Harnröhre sowie in der Pars membranacea ist das Lumen enger als in der Pars prostatica und Pars spongiosa. Die Harnröhre der Frau ist 3 bis 5 cm lang und verläuft im Liegen annähernd horizontal. Urethrogramme in der seitlichen oder einer schrägen Ebene lassen

- Lumenverschmälerung
- Lumenerweiterung
- Klappen
- Divertikel und
- Fisteln

sicher erkennen und lokalisieren.

4.2.3.2 Typische krankhafte Befunde im CT

Der normal weite **Harnleiter** ist im Kontrast-CT als rundliche Struktur ventral des M. psoas zu erkennen. Der dilatierte Ureter ist bereits im Nativ-CT zu identifizieren. Er bildet eine Scheibe mit zentral wasseräquivalenter Dichte und solidem Saum; unterhalb der Schichtebene, in der ein supravesikales Abflußhindernis liegt, wird das Lumen nur nach Kontrastmittelapplikation sichtbar.

Durchmesser und Kontur der **Blasenwand** können im Nativ-CT mit Ausnahme von Blasenboden und -dach sicher beurteilt werden. Die Wand der prallgefüllten Harnblase ist 5 mm dick.

- **Verdickung der Blasenwand**
  Blasentumor. Balkenblase.
- **Verschmälerung bzw. Fehlen der Fettschichten zwischen Blase und Nachbarorganen**
  Infiltrativ wachsender Blasentumor.
- **Nachweis von Kontrastmittel außerhalb des Lumens der ableitenden Harnwege**
  Ruptur von Ureter, Blase, Urethra.

4.3 Leitsymptome wichtiger Erkrankungen

4.3.1 Nieren

4.3.1.1 Anomalien, Mißbildungen

Nierenagenesie

Im Angiogramm fehlt die A. renalis auf der Seite der nicht angelegten Niere. Das CT zeigt die leere Nierenloge und die meist kompensatorisch hypertrophierte kontralaterale Niere.

Nierenhypoplasie

Das in allen Anteilen verkleinerte Organ kontrastiert sich im AUG meist nur flau; der Parenchymsaum ist schmal, das Nierenhohlsystem reicht gelegentlich an die Außenkontur des Organs heran. Das Kaliber der A. renalis und ihrer Äste ist schmal. Im Gegensatz dazu besitzt die differentialdiagnostisch wichtige pyelonephritische Schrumpfniere in der Regel normal weite Gefäße.

Verschmelzungsniere

Die Nieren sind über die Mittellinie hinweg durch eine meist vor den großen Gefäßen gelegene parenchymatöse oder bindegewebige Brücke verbunden. Meist sind sie am Unterpol verschmolzen und ihre Achsen konvergieren von kranial nach kaudal, so daß die Form eines Hufeisens (*Hufeisenniere*) entsteht. Im AUG kann die Gewebsbrücke oft nicht eindeutig dargestellt werden. Das CT bildet sie als weichteildichtes Band ab, das Kontrastmittel aufnimmt, wenn es funktionstüchtiges Parenchym enthält, und so von retroperitonealen Lymphomen differenziert werden kann.

Wanderniere

Die Wanderniere (*Ren mobilis*) tritt beim Aufrichten aus der Horizontalen um die Höhe von mindestens zwei Wirbelkörpern tiefer. Gelegentlich sinkt sie unter den Darmbeinkamm. Die vermehrte Beweglichkeit wird durch Vergleich von im Liegen und Stehen angefertigten Aufnahmen nachgewiesen. Sie ist oft mit einer Kippung und Rotation der Niere um die Querachse kombiniert. Häufig wird der Harnleiter an seinem Ursprung aus dem Nierenbecken abgeknickt; der Harnabfluß wird dadurch intermittierend mechanisch behindert. Der Ureter der Wanderniere ist normal lang, die A. renalis entspringt regelrecht. Im Unterschied dazu besitzt die **Beckenniere** einen kurzen Harnleiter und ihre Nierenarterie einen weit kaudal gelegenen Ursprungsort.

Markschwammniere

Leerbild:
- Vergrößerung des Organs
- Gruppierte Verkalkungen

AUG:
- Fächerförmig angeordnete streifige Verdichtungen in den Markpyramiden (durch Erweiterung der Sammelrohre).
- Abflachung der Calices minores

CT:
- Multiple hypodense Areale (= Markzysten) in den Pyramiden.
- Fleckige Parenchymanfärbung nach Kontrastmittelapplikation.

Nierenzyste, Zystenniere

Die Nierenzysten werden ihrer Lokalisation nach in Kelchzysten, parapelvine Zysten und – meist in der Rinde gelegene – Parenchymzysten eingeteilt (Abb. 4.3). Sie werden solitär oder multipel, ein- oder doppelseitig beobachtet; ihr Durchmesser variiert zwischen einigen Millimetern und zehn Zentimetern. Kelchzysten, die durch einen meist engen Hals mit dem Nierenbecken verbunden sind und von dort mit Kontrastmittel angefärbt werden, sind im AUG, parapelvine und parenchymatöse Zysten durch das CT zu identifizieren.

Kriterien der blanden Nierenzyste im CT
- Umschriebener, rundlicher oder ovaler, von der Umgebung glatt abgegrenzter raumfordernder Prozeß
- Dünne, eben erkennbare Wand
- Wäßrige Dichte (+ 5 bis + 15 HE). Höhere Dichte kann durch Infektion oder Blutung hervorgerufen sein.
- Kein Enhancement nach Kontrastmittelapplikation

Abb. 4.3. Nierenzysten im Urogramm und CT
1. Kelchzyste, 2. Parapelvine Zyste,
3. Parenchymzyste

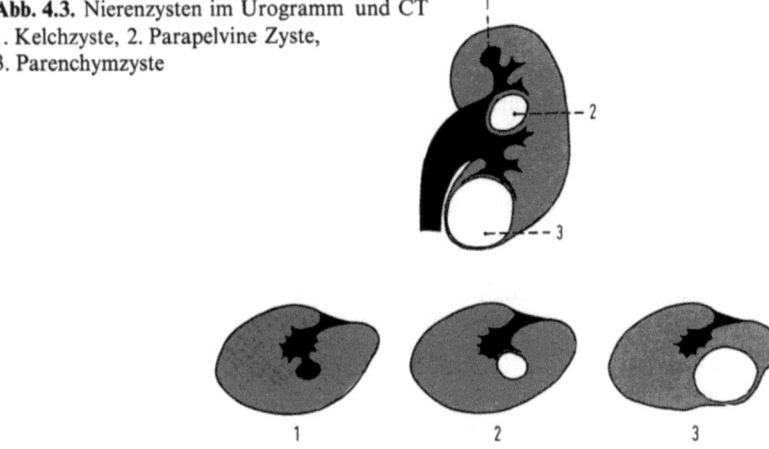

Die meist doppelseitigen **Zystennieren** sind häufig mit Leber-, selten auch mit Pankreaszysten kombiniert.

Leerbild:
- Vergrößerte, polyzyklisch begrenzte Nierenschatten
- Schalenartige Verkalkungen

AUG:
- Multiple glatt begrenzte Kontrastierungsdefekte im angefärbten Nierenparenchym.
- Abplattung der Kelche
- Verdrängung und Kompression der Kelchhälse
- Verlängerte nephrographische Phase

Angiogramm:
- Multiple durch avaskuläre Zonen elongierte und bogig verdrängte Gefäße.
- Wechsel zwischen rundlichen Aufhellungen (= Zysten) und spornartigen Verdichtungen (= Parenchyminseln).

CT:
- Von zahlreichen hypodensen Arealen durchsetzte vergrößerte und dekonfigurierte Organe, die den gesamten Retroperitonealraum ausfüllen können.

4.3.1.2 Entzündungen

Die *akute Pyelonephritis* ist keine Indikation zur Röntgenuntersuchung der Nieren.

Chronische Pyelonephritis

Leerbild:
- Geschrumpfte, unregelmäßig konturierte Organe (doppelseitige pyelonephritische Schrumpfnieren häufig asymmetrisch ausgebildet).

AUG:
- Reduzierte Ausscheidungsfunktion
- Verschmälerter, über geschrumpften Kelchen eingezogener Parenchymsaum.
- Papillennekrosen
- Verplumpung der Nierenkelche (Verlust der Becherform)
- Verziehung der Kelchhälse (Abflußbehinderung möglich)

Angiogramm:
- Rarefizierung des Gefäßbaums
- Abbruch der Kontrastmittelsäule in den Aa. interlobares und arcuatae (fakultativ).
- Verspätete nephrographische Phase

CT:
- Verschmälerter Parenchymsaum
- Fleckiges Nephrogramm
- Fibrolipomatose des Sinus renalis

Chronische Glomerulonephritis

Leerbild:
- Beide Nierenschatten verkleinert

AUG:
- Reduzierte Ausscheidungsfunktion
- Verwischung der Grenze zwischen Mark und (verschmälerter) Rinde.
- Schrumpfung des Nierenhohlsystems

Angiogramm:
- Rarefizierung der peripheren Gefäße
- Verschmälerung der Gefäßkaliber

Chronische interstitielle nicht-eitrige Nephritis (Phenazetinniere)

Leerbild:
- Asymmetrisch verkleinerte Nieren
- Verkalkungen

AUG:
- Unscharfe Grenze zwischen Mark und (verschmälerter) Rinde
- Papillennekrosen
- Verplumptes Nierenhohlsystem

Pyonephrose

Leerbild:
- Vergrößerter, unscharf begrenzter Nierenschatten
- Konkremente

Angiogramm:
- Nierenarterie und ihre großen Äste (durch erweitertes Nierenhohlsystem) verschmälert, gestreckt und gespreizt.
- Deutliche Rarefizierung der peripheren Gefäße

CT:
- Verwaschene Grenzen zwischen Hohlsystem und Parenchym
- Hohe Nativdichte des (mit Eiter gefüllten) Hohlsystems
- Kein Enhancement nach Kontrastmittelgabe
- Verbreiterter peripelviner Fettsaum

Nierenabszeß

Leerbild:
- Unscharf begrenzter Nierenschatten

AUG:
- Kontrastierungsdefekt in der Parenchymphase
- Impression des Nierenhohlsystems
- Kontrastgefüllter Hohlraum mit Verbindung zum Nierenbecken (nachdem der Abszeß ins Nierenhohlsystem eingebrochen ist).

Angiogramm:
- Gefäßarmes Areal mit Kontrastsaum

CT:
- Hypodenser raumfordernder Prozeß mit dicker Wand
- Hyperdenser Randsaum nach Kontrastmittelapplikation
- Im Zentrum kein Enhancement
- Infiltration des perirenalen Fettgewebes
  Wenn die pathognomonischen Gasblasen fehlen, kann der Nierenabszeß nach der Morphologie im CT nicht von einem Hämatom, Urinom oder einer malignen Neubildung unterschieden werden.

Peri-, Pararenaler Abszeß

Leerbild:
- Vergrößerter, unscharf begrenzter Nierenschatten
- Verwischte Psoaskontur
- Reflektorische LWS-Skoliose

AUG:
- Kompression des Nierenhohlsystems
- Aufgehobene Atemverschieblichkeit der Nieren

Angiogramm:
- Erweiterte Kapselgefäße

CT:
- Hypodenser (+ 10 bis + 30 HE) raumfordernder Prozeß
- Randständiges Enhancement nach Kontrastmittelapplikation
- Verdickung der Fascia renalis
- Konturunschärfe des M. iliopsoas

Der perirenale Abszeß liegt im Fettgewebe zwischen Capsula fibrosa und Fascia renalis, der pararenale Abszeß zwischen Fascia renalis und Fascia transversalis.

4.3.1.3 Tuberkulose

Die **Miliartuberkulose** der Nieren ist urographisch stumm. Das Angiogramm zeigt Kaliberschwankungen und Verschlüsse der Aa. arcuatae.

Die **ulzerokavernöse** Form schreitet vom Mark zur Rinde fort.

Leerbild:
- Meist multiple Verkalkungen im Nierenschatten

AUG:
- Papillennekrosen
- Multiple Aufhellungen (Markkavernen) im Nierenparenchym. Wenn die Kavernen Anschluß ans Nierenhohlsystem finden, füllen sie sich retrograd mit Kontrastmittel.
- Kelchhalsstenosen

Angiogramm:
- Kaliberschwankungen und Abbrüche der Aa. interlobulares, im weit fortgeschrittenen Stadium auch der Aa. interlobares.
- Keilförmige Kontrastierungsdefekte in der Parenchymphase (Niereninfarkte).
- Rundliche Kontrastierungsdefekte mit dichtem Randsaum (Markkavernen).

CT:
- Multiple randständig verkalkte hypodense Areale (Kavernen).
- Polyzyklisch konfigurierter Organquerschnitt

Die **Mörtelniere** erscheint im CT als hochgradig geschrumpftes und subtotal verkalktes Organ.

4.3.1.4 Tumoren

Hypernephrom

Leerbild:
- Vergrößerter, z. T. gebuckelter Nierenschatten
- Verkalkungen (nur bei nekrotischen Tumoren)

AUG:
- Vom gesunden Parenchym mangelhaft abgegrenztes inhomogen kontrastiertes Areal.
- Deformierung der Calices minores und majores
- Spreizung und Kompression der Kelchhälse
- Behinderter Kontrastmittelabfluß aus den Nierenkelchen
- Kompression und Dekonturierung des Nierenbeckens

Angiogramm:
Der angiographische Befund sichert nicht nur letztlich die Diagnose, sondern beeinflußt auch die Operationsplanung entscheidend.

75% der Hypernephrome sind hypervaskularisiert und an der intensiven Anfärbung in der nephrographischen Phase zu erkennen. Die angiographische Diagnose eines gefäßarmen Hypernephroms stützt sich auf den pathologischen Charakter der tumoreigenen Gefäße und die Verdrängung der dem expandierenden Prozeß benachbarten Gefäße. Die untere Hohlvene wird durch an der medialen Nierenkontur gelegene Tumoren zur Gegenseite verdrängt. Große Hypernephrome können Äste aus Lumbal-, Interkostal-, Nebennieren- und Mesenterialgefäßen empfangen.

Die V. renalis kann durch einen Tumorzapfen (ohne/mit Appositionsthromben) stenosiert oder verschlossen werden. Das venöse Blut der erkrankten Niere fließt dann über Kollateralen (Plexus venosi vertebrales extt., V. testicularis) ab. Wenn die Nierenvene verschlossen ist, fehlt im Cavogramm das Einstromphänomen (s. 2.2.2.1). Ein Tumorzapfen, der in die untere Hohlvene vorgedrungen ist, verursacht einen konstanten Füllungsdefekt.

CT:
- Häufig die Organgrenzen überschreitender und meist zum gesunden Parenchym unscharf abgegrenzter raumfordernder Prozeß.
- Im Nativ-CT zumeist Iso- oder Hypodensität (vor allem im Zentrum großer Tumoren).
- Nach Kontrastmittelapplikation gegenüber dem angefärbten Parenchym meist deutliche Hypodensität.
- Infiltration des perirenalen Fettgewebes
- Verdickung der retroperitonealen Faszien
- Infiltration in Nachbarorgane
- Vergrößerte retroperitoneale Lymphknoten

- Verbreiterung und mangelhafte oder fehlende Anfärbung der V. renalis nach Kontrastmittelgabe.

Stadieneinteilung der Nierentumoren im CT nach den Richtlinien der UICC:

T_1: Tumor kleiner als 2 cm im Durchmesser
T_2: Tumor kleiner als 5 cm im Durchmesser
T_3: Einbruch ins Nierenbecken bzw. Zerstörung der Nierenkapsel
T_4: Infiltration des Tumors in den pararenalen Raum und/oder benachbarte Organe

---

Nach Resektion des Tumors bzw. des erkrankten Organs wird die Nierenloge von Darmschlingen, der Milz oder dem Pankreasschwanz eingenommen. Kleine Rezidive sind oft nicht sicher von Narbengewebe zu unterscheiden; Unschärfe der Psoasrandkontur weist auf neuerliches malignes Wachstum hin.

Nierenmetastasen

Nierenmetastasen (der Primärtumor wird in Bronchien, Mamma oder Magen nachgewiesen) sind im AUG nicht von ortsständigen Neubildungen zu unterscheiden. Vor allem die in der Organperipherie gelegenen malignen Absiedlungen können dem angiographischen Nachweis entgehen. Das CT zeigt ein unscharf begrenztes hypodenses Areal innerhalb des Nierenparenchyms.

Wilms-Tumor

Der häufigste maligne Bauchtumor des Kindesalters verursacht im Leerbild einen großen Weichteilschatten in der Nierenloge, führt durch Kompression des Nierenhohlsystems zur urographisch nachweisbaren Hydronephrose und verdrängt die untere Hohlvene meist deutlich zur Gegenseite. Das CT zeigt einen großen, unregelmäßig begrenzten raumfordernden Prozeß, der sowohl im Nativ- als auch im Kontrastbild zum gesunden Parenchym überwiegend hypodens ist, die Nachbarorgane verdrängt und in die großen retroperitonealen Gefäße einwächst. Die Ausbreitung der Geschwulst nach ventral und dorsal kann nur im CT sicher beurteilt werden.

Angiomyoleiolipom

Das häufig bei M. *Bourneville-Pringle* beobachtete Angiomyoleiolipom gibt sich im CT durch seine partiell fettäquivalenten Dichtewerte (im Mittel -50 HE) zu erkennen. Angiographisch ist der unregelmäßig begrenzte, meist hypervaskularisierte Tumor nicht vom Hypernephrom zu unterscheiden.

Tumoren des Nierenhohlsystems

AUG:
- Wandständiger, unregelmäßig begrenzter Füllungsdefekt, der das Nierenhohlsystem partiell oder komplett verschließt.
- Erweiterung einzelner oder sämtlicher Kelche; später Hydronephrose.

CT:
- Solider, durch seine Dichte (+ 30 bis + 50 HE) vom (uringefüllten) Hohlsystem meist gut abgrenzbarer raumfordernder Prozeß.
  Wenn das peripelvine Fett allseits erhalten ist, hat der Tumor die Grenzen des Nierenbeckens nicht überschritten.

4.3.1.5 Nephropathien bei Systemerkrankungen

Radiologisches Leitsymptom der **diabetischen Nephropathie** ist die Papillennekrose (s. 4.2.1.1). Am Hohlsystem der in der Regel normal großen oder nur wenig geschrumpften Organe werden im AUG gelegentlich Zeichen der chronischen Pyelonephritis (s. 4.3.1.2) nachgewiesen.

Für eine **Gichtniere** pathognomonische Zeichen bietet das Röntgenbild nicht. Der Nachweis röntgennegativer Konkremente im AUG ist bei Organen mit eingeschränkter Ausscheidungsfunktion jedoch ein wichtiges Indiz für Gicht-Nephropathie; die meisten röntgennegativen Konkremente sind Uratsteine.

Die **Kalzium-Nephropathie** wird im Leerbild an meist diffus über das Parenchym verteilten Kalkschatten erkannt. Die punkt- oder fleckförmigen Verdichtungen können oft ins Mark lokalisiert werden; in den Papillen sind sie streifig angeordnet. Von der **Nephrokalzinose i.e.S.**, die im Erwachsenenalter meist bei primärem Hyperparathyreoidismus, Vitamin D-Überdosierung, Plasmozytom, osteolytischen Metastasen oder Sarkoidose beobachtet wird, müssen die dystrophischen Verkalkungen (s. 4.1.1) unterschieden werden.

Die für **Periarteriitis nodosa** charakteristischen Läsionen der Nierengefäße werden an den Aa. interlobares und arcuatae angetroffen.

Angiogramm:
- Kaliberschwankungen
- Multiple Aneurysmen
- Rarefizierung und Okklusion der Endverzweigungen.

Ähnliche angiographische Merkmale besitzen Erythematodes und *Wegener*sche Granulomatose.

4.3.1.6 Nephrolithiasis

Den mit 90–95% dominierenden röntgenpositiven Konkrementen (Kalziumoxalat-, Kalziumphosphat-, Kalziumkarbonat- und Zystinsteine) stehen die nicht-schattengebenden Urat- und Xanthinsteine gegenüber. Die meisten Steine sind heterogen zusammengesetzt. Wenn das Konkrement einen röntgenpositiven Kern und eine strahlentransparente Hülle besitzt, wird seine Größe im Leerbild unterschätzt. Die durch **Ausgußsteine** hervorgerufenen Verschattungen zeichnen das Lumen von Kelchen und/oder Nierenbecken abschnittsweise oder komplett nach.

Röntgenpositive Nierensteine imponieren in der Abdomen-Übersichtsaufnahme als Verdichtungen, die sich auf den Nierenschatten projizieren. Wenn die Verschattung auf der im Stehen angefertigten Aufnahme dieselbe topographische Beziehung zur Niere besitzt wie auf dem vom liegenden Patienten hergestellten Bild, d. h. mit dem Nierenschatten beckenwärts wandert, darf man auf einen Nierenstein schließen. Den Beweis dafür liefert jedoch erst das AUG. Kleine schattendichte Konkremente können von Darminhalt oder Knochenstrukturen so stark überlagert sein, daß man sie im Leerbild nicht erkennen kann (vgl. 4.1.1).

Röntgennegative Konkremente geben sich im Urogramm als von Kontrastmittel umflossene Füllungsdefekte der Kelche bzw. des Nierenbeckens zu erkennen.

Abbruch der Kontrastmittelsäule in Höhe des Konkrements, Erweiterung der vorgeschalteten Anteile des Nierenhohlsystems, verlängerte Anfärbung des Parenchyms und verzögerte Kontrastmittelausscheidung zeigen an, daß der Stein eingeklemmt ist. Nach Abgang bzw. Entfernung des Konkrements normalisiert sich die Weite des Nierenhohlsystems allmählich.

Bei der computertomographischen Untersuchung des Abdomens werden Nierenkonkremente häufig zufällig entdeckt. Sie sind bereits ab einem Durchmesser von wenigen Millimetern zu erkennen, meist gut im Nierenhohlsystem zu lokalisieren und besitzen eine Dichte von bis zu mehreren hundert HE. Auch die im konventionellen Bild röntgennegativen Konkremente können **densitometriert** werden.

4.3.1.7 Hydronephrose

Die irreversible Erweiterung des Nierenhohlsystems geht auf eine chronische Behinderung des Harnabflusses zurück. Das Röntgenbild läßt die häufigsten Ursachen differenzieren: Ureterabgangsstenose, Konkremente und Tumoren der ableitenden Harnwege sowie raumfordernde Prozesse des Retroperitonealraums. Beidseitige Hydronephrose wird durch ein Abflußhindernis in Blase oder Harnröhre verursacht.

Leerbild:
- Vergrößerter Nierenschatten

4.3 Leitsymptome wichtiger Erkrankungen

AUG:
- Verschmälerung des Parenchymsaums
- Abflachung der Papillen
- Erweiterung des Nierenhohlsystems
- Verzögerte Ausscheidung des Kontrastmittels (oftmals nur auf Spätaufnahmen dokumentierbar).

Angiogramm:
- Engstellung der Nierenarterie
- Avaskulärer raumfordernder Prozeß am Nierenhilus
- Bogige Verdrängung der dem erweiterten Hohlsystem benachbarten Gefäße.

Aberrierende Gefäße, die den Ureter komprimieren und so zur Harnstauung führen können, werden angiographisch nachgewiesen.

CT:
- An der medialen Zirkumferenz der Niere gelegener raumfordernder Prozeß, der den Konturen des ektatischen Hohlsystems folgt, bei der Nativuntersuchung die Dichte von Flüssigkeit aufweist und sich nach Applikation von nierengängigem Kontrastmittel anfärbt. Das Kontrastmittel kann sich dabei dem im Nierenbecken gestauten Urin unterschichten. Der gleichzeitige Nachweis eines Hydroureters zeigt an, daß die Harnstauung durch ein Hindernis in den ableitenden Harnwegen verursacht wird.

4.3.1.8 Gefäßerkrankungen

Nierenarterienstenose

Die gezielte Suche nach Stenosen der Aa. renales oder eines ihrer großen Äste findet meist im Rahmen der Hypertonie-Diagnostik statt. Der Radiologe kann die häufigsten Ursachen für eine Nierenarterienstenose, nämlich Arteriosklerose, fibromuskuläre Hyperplasie, Embolie und Kompression durch benachbarten raumfordernden Prozeß differenzieren. Die funktionelle Wirksamkeit einer Nierenarterienstenose wird durch die im Vergleich mit der Gegenseite erhöhte Reninkonzentration im venösen Blut der erkrankten Niere nachgewiesen; darauf fußt die Diagnose der renovaskulären Form des arteriellen Hochdrucks.

Verzögerte Kontrastierung des Nierenparenchyms in der Frühphase des AUG, verlängerte nephrographische Phase und verspätete Füllung des Hohlsystems sind nur unzuverlässige Hinweise auf eine Lumeneinengung der Nierenarterie. Eine markante Seitendifferenz steigert allerdings den Signalwert dieser Befunde. Den sicheren Nachweis sowie Lokalisation und morphologische Differenzierung (vgl. 2.3.1.1, 2.3.1.2, 2.3.1.4) der Stenose gestattet allein die Angiographie. Die häufig exzentrisch gelegene arteriosklerotisch bedingte Gefäßenge findet man meist in der Nähe des Ostiums, die für fibromuskuläre Hyperplasie beweisende perlschnurartige Deformierung wird im mittleren und distalen Drittel der Nierenarterie sowie in den großen Ästen angetroffen. In etwa einem Drittel der Fälle ist auch die kontralaterale Nierenarterie verengt. Wenn die A. renalis hochgradig stenosiert oder verschlossen ist, wird die Niere über perikapsuläre, perihiläre und periureterale Äste sowie aus den Aa. lumbales, phrenicae und suprarenales versorgt.

Niereninfarkt

Der frische Niereninfarkt wird im Angiogramm durch den (embolischen) Verschluß eines großen intrarenalen Gefäßes, fehlende Kontrastierung der nachgeschalteten Äste und des infarzierten Parenchymsektors nachgewiesen. Im Kontrast-CT hebt sich der Infarkt als hypodense Zone vom Kontrastmittel anreichernden gesunden Nierenparenchym ab.

Der alte Infarkt wird im AUG an der über der Parenchymnarbe eingezogenen Nierenkontur erkannt.

Nierenvenenthrombose

Im akuten Stadium der Nierenvenenthrombose zeigt das AUG einen vergrößerten Organschatten; das Nierenhohlsystem kontrastiert sich nicht. Im chronischen Stadium findet man urographisch eine geschrumpfte Niere, die Kontrastmittel verzögert ausscheidet. Angiogramm und Kontrast-CT lassen den Thrombus in der Nierenvene als spindelförmige Aufhellung im kontrastierten Gefäßlumen erkennen. Das im chronischen Stadium angefertigte Renovasogramm demonstriert das Ausmaß der Rekanalisierung der Thrombose und den venösen Abfluß über Kollateralgefäße.

4.3.1.9 Verletzungsfolgen

Der **Nierenarterienabriß** wird im Angiogramm am Abbruch der intravasalen Kontrastmittelsäule und am – allerdings nur unmittelbar nach dem Trauma erfaßbaren – Kontrastmittelextravasat erkannt. Nierenparenchym und Nierenhohlsystem färben sich nicht an. Die Nierenloge ist im Leerbild durch das retroperitoneale Hämatom diffus verschattet. Bei der Ruptur einer Segment- oder Interlobararterie zeigt das Angiogramm das für einen Niereninfarkt (s. 4.3.1.8) typische Bild.

Nierenparenchymruptur

Leerbild:
- Vergrößerter, unscharf begrenzter Nierenschatten
- Verwischte Psoasrandkontur

4.3 Leitsymptome wichtiger Erkrankungen

- Zur erkrankten Seite konkave Verbiegung der LWS (als Ausdruck der Schonhaltung).

AUG:
- Verzögerte und inhomogene Kontrastierung des Nierenparenchyms.
- Verzögerte Ausscheidung des Kontrastmittels ins Hohlsystem.
  Wenn die Größe von Nierenschatten und kontrastiertem Parenchym deutlich differieren, besteht Verdacht auf ein subkapsuläres Hämatom.
  Die Ausscheidungsfunktion der kontralateralen Niere muß im Hinblick auf eine Teilresektion des verletzten Organs bzw. eine Nephrektomie sorgfältig beachtet werden.

Angiogramm:
- Extravasale Kontrastmitteldepots in Parenchym, Kapsel und Retroperitonealraum.
  Band- oder keilförmige Kontrastierungsdefekte kennzeichnen den Rupturspalt, gefäßleere und in der nephrographischen Phase nicht angefärbte Sektoren markieren den abgescherten Parenchymteil.
  In Rindennähe lokalisierte avaskuläre raumfordernde Prozesse weisen auf subkapsuläre Blutungen oder Kapselhämatome hin.

CT:
- Verbreiterter Organquerschnitt
- Irreguläre Organkonturen – bei einer Lazeration können die Einrisse im Parenchym dargestellt werden.
- Inhomogene Anfärbung des Parenchyms im Kontrast-CT.
  Areale, die im Vergleich mit dem intakten Nierenparenchym hyperdens sind, kennzeichnen frische Blutungen. Im computertomographischen Querschnittbild ist zwischen Parenchymblutungen, subkapsulären Hämatomen und Hämorrhagien in den peri- bzw. pararenalen Raum sicher zu differenzieren. Kontrolluntersuchungen geben darüber Auskunft, ob ein Nierenhämatom resorbiert wurde (nicht mehr nachweisbar), kolliquiert (wasseräquivalente Dichte) oder verkalkt (punktförmige Verdichtungen von bis zu mehreren hundert HE) ist.

Für die Diagnose der **Ruptur des Nierenhohlsystems** sind im AUG bzw. retrograden Urogramm der Nachweis von Kontrastmittel im Nierenparenchym (bei Kelchruptur) oder peripelvinen Raum (bei Eröffnung des Nierenbeckens) wegweisend. **Urinome** stellen sich im CT als vom Nierenbecken abgrenzbare, jedoch mit ihm verbundene homogene wasserisodense raumfordernde Prozesse dar, die sich nach Applikation nierengängigen Kontrastmittels kräftig anfärben. Das Enhancement unterscheidet sie von Hämatomen.

4.3.1.10 Die transplantierte Niere

Lage, Größe und Ausscheidungsfunktion der transplantierten Niere sowie der Abfluß des Urins über das Ureterozystostoma in die Harnblase werden durch das Urogramm, die Anastomosen zwischen A. renalis und A. iliaca interna sowie V. renalis und V. iliaca externa angiographisch beurteilt. Als Zeichen der Abstoßung des verpflanzten Organs gelten:

im *Angiogramm*
- Verschlüsse der Segment- und Interlobärarterien
- Rarefizierung der Rindengefäße
- Streckung der Gefäße
- Stark schwankendes Gefäßkaliber
- Verspätete nephrographische Phase

im *CT*
- Vergrößerung des Organs
- Fleckiges Nephrogramm
- Hypodensität (des ödematös geschwollenen Gewebes) im Vergleich mit intaktem Nierenparenchym.

4.3.2 Nebennieren

4.3.2.1 Tuberkulose

CT:
- Verkleinerung des Organs
- Verkalkungen

4.3.2.2 Tumoren

NN-Adenom

CT:
- Glatt begrenzter raumfordernder Prozeß (ab einem Durchmesser von 15 mm sicher abgrenzbar), der die Organgrenze an umschriebener Stelle konvex umformt.
- Enhancement nach Applikation von Kontrastmittel

Phäochromozytom

CT:
- Glatt begrenzter weichteildichter Tumor (Durchmesser 2 bis 6 cm)
- Hypodense (= nekrotische) Areale im Zentrum großer Tumoren
- Enhancement der intakten Tumoranteile nach Kontrastmittelgabe
- Verkalkungen

NN-Karzinom

CT:
- Unregelmäßig begrenzter Tumor (Durchmesser: Meist über 4 cm)
- Häufig gemischte Dichtewerte
- Verkalkungen
- Infiltration ins retroperitoneale Fettgewebe bzw. die Nachbarorgane

NN-Metastasen (die Primärtumoren sind meist in Lunge, Brustdrüse, Niere, Dickdarm, Schilddrüse oder Speiseröhre lokalisiert) können nach dem computertomographischen Erscheinungsbild oft nicht von den primären malignen NN-Tumoren unterschieden werden.

4.3.2.3 Doppelseitige NNR-Hyperplasie

Häufigste Ursache des *Cushing*-Syndroms

CT:
- Vergrößerung der NN unter Wahrung der organtypischen Konfiguration.
- Häufig starkes Enhancement nach Kontrastmittelgabe

4.3.3 Ableitende Harnwege

4.3.3.1 Anomalien, Mißbildungen

Ureter duplex

AUG:
- Doppeltes Nierenbecken
- Zwei Ureteren, die sich zumeist überkreuzen und voneinander getrennt die Harnblase erreichen. Dabei mündet der aus dem kranialen Nierenbecken entspringende Harnleiter stets weiter distal als der andere und häufig dystop, z. B. in Urethra oder Vagina.

Ureter fissus

AUG:
- Gedoppeltes Nierenbecken
- Zwei Ureteren, die sich vor der Mündung in die Harnblase vereinigen.

Retrokavaler Ureter

AUG:
- Ureterstenose
- Erweiterung des proximal der Stenose gelegenen Segments

- Pyelektasie
- Hydronephrose

Kombination von Uro- und Cavogramm:
- Der rechte Harnleiter schlingt sich dorsal um die untere Hohlvene.

Megaureter

AUG:
- Erweiterter und geschlängelter Ureter
- Kein Nachweis eines organischen Abflußhindernisses

Ureterozele

Die Einstülpung des ballonartig erweiterten distalen Harnleiterabschnitts in die Blase ist meist mit einem Ureter duplex kombiniert.
    Wenn die Ausscheidungsfunktion der Niere erhalten ist, zeigt sich im AUG bzw. Zystogramm eine durch die Wand der Ureterozele bedingte ringförmige Aufhellung im Blasenlumen. Wenn die Ausscheidungsfunktion erloschen ist und sich das Lumen der Ureterozele nicht mehr mit Kontrastmittel füllt, wird ein kugeliger Kontrastierungsdefekt im Lumen der Harnblase beobachtet.

Urethralklappen

Zysturethrogramm:
- Konzentrische Harnröhrenstenose
- Restharn
- Balkenblase
- Blasendivertikel
- Vesikoureteraler Reflux
- Hydronephrose

4.3.3.2 Entzündungen

Ureteritis cystica

AUG:
- Multiple wandständige glatt begrenzte Füllungsdefekte des Harnleiters von bis zu 5 mm Durchmesser.
Ähnliche Aussparungen werden häufig gleichzeitig im Füllungsbild von Nierenbecken und Harnblase beobachtet.

Chronische Zystitis

Zystogramm:
- Verkleinerung des Blasenlumens
- Irreguläre Wandkonturen
- Verminderte Dehnbarkeit der Blasenwand
- Verkalkungen

Chronische Urethritis

Urethrogramm:
- Exzentrische Stenose(n)
- Kontrastierung der Ausführungsgänge der Gll. urethrales und bulbourethrales.
- Fisteln ins periurethrale Gewebe

4.3.3.3 Tumoren

Harnleitertumor (Papillom, Karzinom)

AUG:
- Konstanter wandständiger, gelegentlich unregelmäßig begrenzter Füllungsdefekt des Ureters.
- Hydroureter
- Hydronephrose
- Häufiger Nebenbefund: Nephrolithiasis

Angiogramm:
- Harnleitertumoren sind meist spärlich vaskularisiert.

CT:
- Ventral des M. psoas gelegener raumfordernder Prozeß, der die Wand des Harnleiters an umschriebener Stelle ex-/konzentrisch verdickt oder die Konturen des Ureters auslöscht.
- Dilatation des proximal vom Tumor gelegenen Harnleitersegments.

Blasenkarzinom

AUG, Zystogramm:
- Wandständiger, schmal- oder breitbasig aufsitzender, oft unregelmäßig konturierter Füllungsdefekt des Blasenlumens.
- Herabgesetzte Dehnbarkeit der Blasenwand
- Hydroureter (wenn der Tumor auf das Harnleiterostium übergreift).
- Restharn (bei Tumoren am Blasenboden)

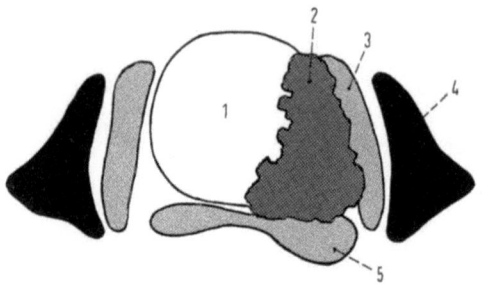

Abb. 4.4. Infiltrativ wachsendes Blasenkarzinom im CT
1 = Blase, 2 = Blasenkarzinom, 3 = M. obturatorius internus, 4 = Darmbein, 5 = Samenblase

Blasentumoren können im CT von 15 mm Durchmesser an sicher nachgewiesen werden. Man erkennt sie an einer umschriebenen Verdickung und Dekonturierung der Blasenwand oder als solide Struktur, die ins Lumen der Blase ragt.

Als Kriterium für das **Tumorstadium T_4**: Infiltration ins perivesikale Fettgewebe und die Nachbarorgane gelten:

CT:
- Nachweis von Tumoranteilen im perivesikalen Fettgewebe.
- Asymmetrie der inneren Beckenmuskeln
- Verschmälerung bzw. Fehlen der Fettschichten zwischen Blase und Nachbarorganen. Die von Fettgewebe und Gefäßen ausgefüllten gewöhnlich spitzen Winkel zwischen Blasenhinterwand und Samenblasen verstreichen.
- Vergrößerung und Verplumpung der Samenblasen.

Das computertomographische Bild des infiltrativ wachsenden Blasenkarzinoms zeigt schematisch Abb. 4.4.

Die *Bricker*-Blase stellt sich als der vorderen Bauchwand anliegende flüssigkeitsgefüllte Darmschlinge dar, deren Lumen sich im Unterschied zum übrigen Intestinum nach intravenöser Gabe von Kontrastmittel anfärbt.

4.3.3.4 Konkremente

Die Röntgenuntersuchung deckt Lokalisation, Größe und Form der in den ableitenden Harnwegen gelegenen Konkremente auf.

Ureterstein

Leerbild:
- Kalkdichte Verschattung in Projektion auf den M. psoas (wenn Konkrement röntgenpositiv).

4.3 Leitsymptome wichtiger Erkrankungen

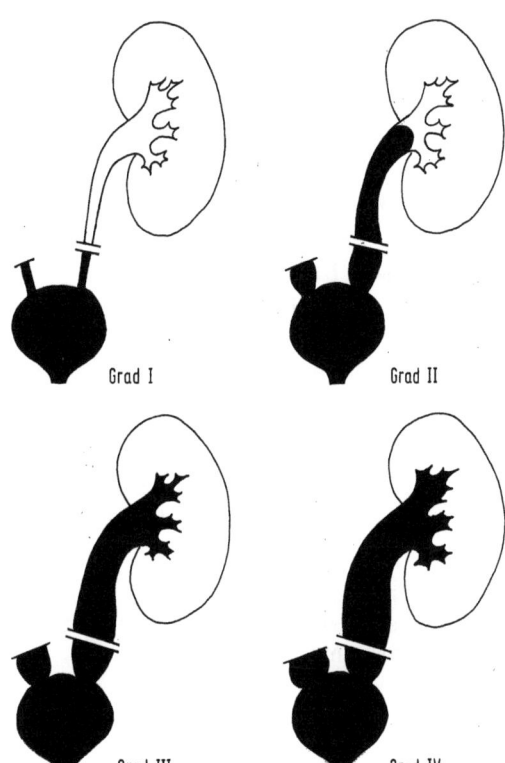

Abb. 4.5. Der vesikoureterorenale Reflux im retrograden Urogramm

AUG:
- Von Kontrastmittel umflossener Füllungsdefekt des Ureterlumens (wenn Konkrement röntgennegativ).
- Hydroureter + Pyelektasie bzw. Hydronephrose (wenn das Konkrement den Abfluß behindert).

Blasenstein

Leerbild:
- Kalkdichte Verschattung in Projektion auf das kleine Becken (wenn Konkrement röntgenpositiv).

AUG:
- Manchmal lageveränderliche Aufhellung im kontrastgefüllten Blasenlumen (wenn Konkrement röntgennegativ).
  Blasensteine können durch appositionelles Wachstum einen Durchmesser von 5 bis 6 cm erreichen. Der Abfluß des Urins ist in aller Regel nicht behindert. Überdurchschnittlich häufig werden Blasendivertikel nachgewiesen.

4.3.3.5 Vesikoureterorenaler Reflux

Zystogramm, Miktionszysturethrogramm:
- Ein- oder beidseitiger Reflux von Kontrastflüssigkeit in Harnleiter (und Nierenbecken). Aus den gleichzeitig ermittelten Meßwerten für den Ruhe- und Miktionsdruck bei verschiedener Füllung der Harnblase kann zwischen **high und low pressure-Reflux** differenziert werden.

Radiologische Klassifikation (Abb. 4.5)

Grad I: Reflux in das pelvine Uretersegment
Grad II: Reflux in Ureter und Nierenbecken. Leichte bis mäßige Dilatation des Ureters, allenfalls geringe Erweiterung des Nierenbeckens.
Grad III: Reflux in Ureter und Nierenhohlsystem. Beträchtliche Dilatation von Harnleiter und Nierenbecken.
Grad IV: Zusätzliche Erweiterung der Nierenkelche, in weit fortgeschrittenen Fällen Hydronephrose.

Häufig werden im AUG kongenitale Anomalien der ableitenden Harnwege nachgewiesen: Ureter duplex, kurzer intramuraler Harnleiterverlauf, ektopes Ureterostium.

5. Radiologische Diagnostik des Zentralnervensystems

5.1	Methoden 185	5.3	Leitsymptome wichtiger Erkrankungen 197
5.1.1	Zerebrale und spinale Angiographie 185	5.3.1	Gehirn 197
5.1.2	Myelographie 187	5.3.1.1	Anomalien, Mißbildungen 197
5.1.3	Computertomographie ... 188	5.3.1.2	Phakomatosen 198
		5.3.1.3	Infektionen 199
		5.3.1.4	Tumoren 201
5.2	Erhebung und Deutung krankhafter Befunde 191	5.3.1.5	Gefäßerkrankungen 208
		5.3.1.6	Verletzungsfolgen 213
5.2.1	Typische krankhafte Befunde im zerebralen und spinalen Angiogramm.... 191	5.3.1.7	Hirnödem 216
		5.3.1.8	Hirnatrophie 216
		5.3.1.9	Hydrozephalus 217
5.2.2	Typische krankhafte Befunde im Myelogramm. 192	5.3.1.10	Das operierte Gehirn 218
		5.3.2	Rückenmark 219
5.2.3	Typische krankhafte Befunde im kranialen und spinalen Computertomogramm 193	5.3.2.1	Mißbildungen 219
		5.3.2.2	Tumoren 220
		5.3.2.3	Bandscheibenvorfall 221
		5.3.2.4	Verletzungsfolgen 222

5.1 Methoden

Die Nativdiagnostik des knöchernen Schädels und der Wirbelsäule wird in Kapitel 6 systematisch dargestellt. In die Schilderung der Leitsymptome wichtiger Erkrankungen des ZNS gehen auf Leerbildern erkennbare Befunde nur dann ein, wenn sie für die richtige Diagnose wegweisend sind.

5.1.1 Zerebrale und spinale Angiographie

Kontrastdarstellung der Gehirn und Rückenmark versorgenden Gefäße
Bei der kompletten Angiographie der hirnversorgenden Gefäße werden Aortenbogen, große supraaortale Äste, Aa. carotides und deren Äste, Aa. vertebrales, A. basilaris und deren Äste sowie innere und äußere Hirnvenen und die Sinus durae matris abgebildet. Oft beschränkt sich die Darstellung entsprechend der klinischen Fragestellung und dem Umfang und Resultat

der Voruntersuchungen auf ein oder zwei Gefäße. Der Kranke wird ebenso vorbereitet wie zur Darstellung anderer Gefäßprovinzen.

Drei Verfahren ermöglichen die Applikation des wasserlöslichen Kontrastmittels an geeigneter Stelle:

- **Direktpunktion der A. carotis communis**
  Das Gefäß wird an der Stelle der stärksten Pulsation am ventralen Rand des M. sternocleidomastoideus zwischen Manubrium sterni und Angulus mandibulae punktiert. Diese Methode wird vor allem zur angiographischen Darstellung bereits (z. B. durch CT) gesicherter ipsilateraler raumfordernder intrakranieller Prozesse angewandt.

- **Punktion der Arm- oder Achselarterie und retrograde Kontrastmittelinjektion**
  Mit Überdruck (Injektionsdruck > systolischer Blutdruck) maschinell in die A. brachialis bzw. axillaris der **rechten** Seite injiziertes Kontrastmittel (30–50 ml) färbt die Aa. vertebralis und carotis der gleichen Seite an. Das gleiche Vorgehen auf der **linken** Seite resultiert in der Kontrastierung der ipsilateralen A. vertebralis; die selbständig aus dem Aortenbogen entspringende A. carotis comm. sin. wird nicht abgebildet. Durch die gleichzeitige bilaterale Überdruckinjektion von Kontrastmittel in die Arm- bzw. Achselarterien wird das Vertebralis-Basilaris-Stromgebiet seitengleich kontrastiert.

- **Katheterisierung der hirnversorgenden Arterien**
  An der Spitze vorgeformte, nach der *Seldinger*-Technik über die Schenkelarterie eingeführte Katheter ermöglichen die selektive Sondierung von A. carotis communis, A. carotis interna, A. carotis externa sowie A. vertebralis auf beiden Seiten. Das Kontrastmittel (7–8 ml zur Darstellung der A. carotis, 4–6 ml zur Darstellung der A. vertebralis) wird manuell appliziert.
  Wenn während der Kontrastmittelinjektion die kontralaterale A. carotis am Hals kräftig komprimiert wird, füllen sich ihre intrakraniellen Äste über den Circulus arteriosus cerebri mehr oder minder vollständig. So bleibt dem Untersucher unter günstigen Umständen die Sondierung der gegenseitigen A. carotis erspart.
  Die hirnversorgenden Gefäße werden biplan (a.p. und streng seitlich) angiographiert. Der Kopf muß dabei stets orthograd eingestellt sein; zur Carotis-Angiographie wird er so weit flektiert, daß sich Pyramidenkanten und Orbitadächer decken, zur Vertebralis-Angiographie wählt man die sog. halbaxiale Schädelprojektion (s. 6.1.1.2). Die Standardaufnahmeserie besteht aus dem Leerbild, je zwei Bildern während der ersten vier Sekunden nach Injektion des Kontrastmittels sowie je einem Bild in den folgenden vier Sekunden.

Die Leistungsfähigkeit der zerebralen Angiographie wird durch Vergrößerung, Tomographie (besonders bei Gefäßmißbildungen und Läsionen in der hinteren Schädelgrube) und Subtraktion (v.a. bei spärlich vaskularisierten Tumoren) gesteigert. Die transvenöse digitale Subtraktionsangiographie (s. 2.1.2) läßt die extrakraniellen Abschnitte der hirnversorgenden Arterien ausreichend sicher beurteilen.

Wichtige Indikationen zur zerebralen Angiographie
- Arteriosklerose der extra-/intrakraniellen Arterien
- Arterielles Aneurysma
- Arteriovenöses Angiom
- Raumfordernder intrakranieller Prozeß (z. B. Tumor)
- Traumatische Gefäßläsion

Die *spinale* Arteriographie (Darstellung der Spinalarterien durch Injektion von Kontrastmittel in die A. vertebralis bzw. die Aa. intercostales lumbales wird bei intraspinalen Tumoren, arteriovenösen Angiomen sowie gelegentlich nach einem schweren Wirbelsäulentrauma durchgeführt.

Zur spinalen Phlebographie sondiert man die V. lumbalis ascendens selektiv; die Untersuchung deckt raumfordernde Prozesse im Paravertebral- und Epiduralraum auf.

5.1.2 Myelographie

Kontrastdarstellung des spinalen Subarachnoidalraums
Durch die Myelographie mit positiven Kontrastmitteln können

- Liquorraum
- Konturen des Rückenmarks sowie
- Kaliber und Verlauf der Spinalnervenwurzeln

beurteilt werden.

Quantitativ dominiert die lumbosakrale Myelographie, zu der wasserlösliches, binnen Stunden vollständig resorbierbares Kontrastmittel (z. B. Iocarminsäure) verwendet wird; es ist spezifisch schwerer als Liquor und dringt bis in die Wurzeltaschen vor. Nach Lumbalpunktion werden in der Regel 5 ml der wasserlöslichen Kontrastsubstanz in den dorsalen Subarachnoidalraum instilliert. Wegen ihrer Neurotoxizität dürfen die wasserlöslichen Kontrastmittel nur im spinalen Subarachnoidalraum eingesetzt werden; lediglich Metrizamid eignet sich auch zur Ventrikulo- und Zisternographie.

Vielfach werden der thorakale und zervikale Subarachnoidalraum aber mit öligem Kontrastmittel (z. B. Ethyljodstearat) dargestellt; dazu sind ca. 10 ml erforderlich. Öliges Kontrastmittel neigt zur Tropfenbildung und muß nach der Untersuchung möglichst quantitativ entfernt werden, da es langsamer resorbiert wird und zur Verklebung der Arachnoidea führen kann. Gilt es, die obere und untere Grenze eines raumfordernden intraspinalen Prozesses festzulegen, so muß man Kontrastmittel zusätzlich subokzipital applizieren.

Die Myelographie wird am kipp- und drehbaren Durchleuchtungsgerät durchgeführt. Zur Darstellung des lumbosakralen Subarachnoidalraums wird der Kranke in halbaufrechter Position auf dem Bauch gelagert, die thorakale und zervikale Myelographie erfordern Kopftieflage. Die durch Positionswechsel des Patienten ausgelösten Bewegungen des Kontrastmittels werden unter Durchleuchtung verfolgt. Krankhafte Befunde dokumentiert man durch Aufnahmen in dorsoventraler und lateraler Projektion, ggf. Zielbilder und im Lumbosakralbereich zusätzlich durch Aufnahmen in schrägen (20–25° zur Sagittalebene) Projektionen. Manchmal erhärten Funktionsaufnahmen (bei maximaler Flexion und Extension der erkrankten Wirbelsäulenregion) die Diagnose.

Tumoren des Kleinhirnbrückenwinkels, insbesondere intrakanalikuläre Akustikusneurinome, deren Nachweis mit anderen Methoden nicht gelingt, werden durch **Zisternographie** erkannt.

Wichtige Indikationen zur Myelographie
- Bandscheibenvorfall
- Intraspinaler Tumor
- Inraspinales Hämatom
- Traumatischer Nervenwurzelausriß
- Intraspinales Angiom
- Intraspinaler Abszeß
- Meningo(myelo)zele

5.1.3 Computertomographie

Die Computertomographie des Schädels (**kraniale Computertomographie**) stellt das Gehirn sowie die inneren und äußeren Liquorräume simultan dar. Daneben können Hirn- und Gesichtsschädel, Orbita, Nasennebenhöhlen und die Kopfschwarte beurteilt werden; hieraus kann vor allem bei der Untersuchung Schädel-Hirn-Verletzter oft Nutzen gezogen werden. Nach Applikation jodhaltigen Kontrastmittels werden die basisnahen Abschnitte der großen Arterien sichtbar.

Zur kranialen Computertomographie liegt der Patient auf dem Rücken; der Kopf ist zwischen Polstern fixiert. Unruhige Kranke, vor allem Verletzte und Kinder, müssen sediert werden; manchmal ist Narkose nötig. Die orthograde Einstellung des Kopfes zur Untersuchungsliege sichert symmetrische Abbildungen. Außerdem wird der Kopf so weit gebeugt bzw. die Gantry so weit fußwärts gekippt, daß Orbitamitte und Porus acusticus externus in der gleichen Schichtebene liegen. Von der Einstellung in der Orbitomeatallinie weicht man ab, wenn nach Läsionen der hinteren Schädelgrube gefahndet wird; dann läßt man den Patienten das Kinn stark anziehen.

5.1 Methoden

Die kraniale CT beginnt an der Schädelbasis und endet nach durchschnittlich zwölf Schnitten knapp unterhalb des Scheitels. Dabei beträgt die Schichtdicke 8 mm. Für den Nachweis kleiner Läsionen wählt man eine Schichtdicke von 4 mm; im Einzelfall wird zusätzlich der Tischvorschub gegenüber der Schichtdicke verkürzt, so daß sich benachbarte Tomogramme überlappen.

Aus den Axialschichten können Tomogramme in koronarer (= frontaler) und sagittaler Projektion rekonstruiert werden. Dadurch wird die Abgrenzung kleiner Hypophysentumoren sowie konvexitätsnaher Läsionen verbessert. Wenn der Patient seinen Kopf maximal rekliniert und die Abtasteinheit gleichzeitig fußwärts gekippt wird, können Tomogramme in der Ebene der Sutura coronalis direkt angefertigt werden.

Das kraniale CT wird bei einer Fensterbreite von 128 HE und einem Zentrum von + 30 bis + 40 HE betrachtet.

An drei von vier Nativscans des Schädels schließt sich ein Kontrast-CT an; nur bei der Erstuntersuchung Schädel-Hirn-Verletzter verzichtet man im allgemeinen auf Kontrastmittel, da es vornehmlich um die Erkennung frischer Blutungen geht. Obligatorisch ist die parenterale Kontrastmittelapplikation dagegen, wenn Verdacht auf Hirntumor, Hirnmetastasen oder Hirnabszeß besteht, sowie zur Prüfung der Integrität der Blut-Hirn-Schranke nach einem zerebralen Infarkt. In der Regel werden 30 g Jod injiziert.

Die Strahlenbelastung bei einer kranialen Computertomographie entspricht etwa der einer konventionellen Röntgenuntersuchung des Schädels in drei Ebenen.

Wichtige Indikationen zur kranialen Computertomographie
- Hirntumor
- Schädel-Hirn-Trauma
- Zerebraler Infarkt
- Subarachnoidalblutung
- Intrazerebrale Massenblutung
- Hydrozephalus
- Hirnödem
- Hirnatrophie
- Hirnabszeß

Bei vielen neurologischen Notfallpatienten nimmt das Schädel-CT den ersten Platz unter den apparativen Untersuchungen ein.

Die **Pneumenzephalographie** ist durch die kraniale Computertomographie weitgehend ersetzt worden und wird nur noch bei innerhalb des Ventrikelsystems lokalisierten sowie infratentoriellen Geschwülsten und gelegentlich bei Hypophysentumoren angewandt.

Die Computertomographie der Wirbelsäule (**spinale Computertomographie**) ergänzt die konventionelle Tomographie und Myelographie. Aufgrund der großen Darstellungsbreite (knöcherne Wirbelsäule, Bänder, Rückenmark, Subarachnoidalraum, Spinalganglien und -nervenwurzeln, Paravertebralraum) wird die Indikation zur spinalen CT immer häufiger gestellt. Intraspinale Tumoren diagnostiziert man myelographisch jedoch zuverlässiger als im CT.

Der **axialen Schichtuntersuchung** geht ein sog. Topogramm voraus, das einen ähnlichen Eindruck von der zu untersuchenden Region vermittelt wie ein konventionelles Röntgenbild, an dem aber zusätzlich die obere und untere Grenze der geplanten Schichtenfolge markiert werden können. Die Schichtdicke beträgt 4 mm. Um die örtliche Auflösung zu verbessern, setzt man für die spinale CT das Sektorscan-Verfahren ein. Außerdem werden die Bilder geometrisch vergrößert. Die Knochen werden bei einer Fensterbreite von 1024 HE, Rückenmark und Subarachnoidalraum bei einer Fensterbreite von 256 oder 512 HE beurteilt.

Die Zwischenwirbelscheiben kyphotischer oder lordotischer Abschnitte der Wirbelsäule werden nur dann vollständig abgebildet, wenn die Schichtebene ganz im Intervertebralraum liegt. Zu diesem Zweck wird entweder der Patient passend gelagert (meist muß die Lendenlordose ausgeglichen werden) oder – wenn apparativ möglich – die Abtasteinheit gekippt. Bei Verdacht auf Diskusprolaps sollten die dem nach der klinischen Untersuchung betroffenen Segment kranial und kaudal benachbarten Zwischenwirbelscheiben mituntersucht werden. Die Beurteilbarkeit des zervikothorakalen Übergangs ist durch Streifenartefakte des Schultergürtels stark eingeschränkt.

Bei der Suche nach einem intraspinalen Angiom sollte intravenös, bei Verdacht auf Syringomyelie oder einen intraspinalen Tumor intrathekal Kontrastmittel appliziert werden.

Wichtige Indikationen zur spinalen Computertomographie
- Bandscheibenvorfall
- Intraspinaler Tumor
- Tumor der Wirbelsäule (insb. Metastase)
- Spinales Trauma
- Intraspinales Angiom
- Meningo(myelo)zele
- Kongenital enger Spinalkanal
- Syringomyelie

5.2 Erhebung und Deutung krankhafter Befunde

5.2.1 Typische krankhafte Befunde im zerebralen und spinalen Angiogramm

Die hirn- und rückenmarkversorgenden Gefäße werden nach den gleichen angiographischen Kriterien (s. 2.2.1.1) beurteilt wie die Extremitätengefäße. Die Carotis-Angiographie erfaßt die arterielle Versorgung von Orbita, Bulbus und Tractus olfactorius, Basalganglien, Capsula interna, Insel, Stirnlappen, Scheitellappen sowie des lateralen Anteils des Schläfenlappens. Die Vertebralis-Angiographie stellt die Gefäße dar, die zu Rautengrube, Brücke, Kleinhirn, Hinterhauptslappen und zum basalen Anteil des Schläfenlappens ziehen. Atypischer Ursprung von A. carotis communis und A. vertebralis aus dem Aortenbogen, Asymmetrie der Vertebralarterien und A- bzw. Hypoplasie von Segmenten des Circulus arteriosus cerebri gehören zu den häufigen Normvarianten. Für eine Reihe wichtiger Erkrankungen und Symptome des ZNS liefert das Angiogramm typische Befunde.

- **Bezirk von im Vergleich mit der gesunden Nachbarschaft vermehrter Kontrastdichte**
  Gefäßreicher Tumor. Angiom. Arteriovenöse Fistel.
- **Bezirk von im Vergleich mit der gesunden Nachbarschaft verminderter Kontrastdichte**
  Abszeß. Intrazerebrale Blutung.
- **Ringförmige Anreicherung von Kontrastmittel**
  Glioblastom. Reifer Hirnabszeß.
- **Homogene Anreicherung von Kontrastmittel in einem glatt begrenzten Bezirk**
  Meningeom
- **Inhomogene Anreicherung von Kontrastmittel in einem unscharf begrenzten, pathologisch vaskularisierten Bezirk**
  Glioblastom. Hirnmetastase.
- **Gefäßfreier Bezirk zwischen Schädelkalotte und Hirnoberfläche**
  Subdurales Hämatom. Epidurales Hämatom.
- **Verlagerung von A. cerebri ant. und V. cerebri int. aus der Mittellinie**
  Kontralateraler raumfordernder Prozeß.
  Die Verschiebung ist um so geringer, je weiter dorsal der raumfordernde Prozeß liegt.
- **Knick im Verlauf der A. cerebri ant. am freien Rand der Falx cerebri (sog. positives Falxzeichen)**
  Tumor der mittleren Schädelgrube.
- **Verlangsamte intrazerebrale Kontrastmittelpassage**
  Sinusthrombose. Intrakranielle Drucksteigerung.

Fehlende Kontrastierung von A. carotis int. und A. vertebralis bds. bzw. ausschließliche Füllung der A. carotis ext. bds. bei einer Übersichtsangiographie der brachiozephalen Arterien beweist den Stillstand der zerebralen Zirkulation.

5.2.2 Typische krankhafte Befunde im Myelogramm

Das Rückenmark hebt sich als mediane glatt begrenzte säulenförmige Aufhellung vom zu beiden Seiten kontrastierten Subarachnoidalraum ab. Die ventrale Kontur des Subarachnoidalraums wird in Höhe der Intervertebralräume durch die Disci intervertebrales gewellt, die dorsale ist fast glatt. Die Nervenwurzeln der Cauda equina heben sich innerhalb des mit Kontrastmittel gefüllten Duralsacks als glatt begrenzte, gleichmäßig breite und in sanftem Bogen zum zugehörigen Foramen intervertebrale ziehende Streifenschatten ab.

Die im dorsoventralen Bild erkennbaren segmental und bilateral symmetrisch angeordneten zipfeligen Ausstülpungen des Kontrastbands kennzeichnen die Wurzeltaschen. Sie werden nach dem jeweils kranial benachbarten Wurbel numeriert. Das Lumen der Wurzeltasche wird von zwei parallelen Kontrastlinien markiert; die zentrale streifige Aufhellung ist durch die Nervenwurzel bedingt.

- **Beidseitige, annähernd symmetrische Verschmälerung der Kontrastmittelsäule**
  Intramedullärer raumfordernder Prozeß.
- **Einseitiger, spindelförmiger, von Kontrastmittel umflossener Füllungsdefekt**
  Im Duralsack gelegener extramedullärer raumfordernder Prozeß.
- **Einseitige Verschmälerung und Verlagerung der Kontrastmittelsäule zur Gegenseite**
  Extraduraler raumfordernder Prozeß.
- **Stop der Kontrastmittelpassage im Subarachnoidalraum**
  Raumfordernder Prozeß des Rückenmarks (z. B. Tumor), der Rückenmarkshüllen (z. B. meningeale Narbe) oder des Extraduralraums (z. B. Bandscheibenvorfall).
- **Ventrale Eindellung der Kontrastmittelsäule in Höhe des Zwischenwirbelraums**
  Bandscheibenprotrusion. Medialer Bandscheibenvorfall.
- **Füllungsdefekt der Wurzeltasche**
  Lateraler Bandscheibenvorfall. Meningeale Narbe (z. B. nach Bandscheibenoperation).
- **Erweiterung/Verplumpung der Wurzeltasche**
  Traumatischer Ausriß der Nervenwurzel. Wurzeltaschenzyste.
  Während die posttraumatisch deformierten Wurzeltaschen homogen kontrastiert („leer") sind, werden in den kongenital erweiterten die durch die Nervenwurzeln bedingten Aufhellungsstreifen nachgewiesen.

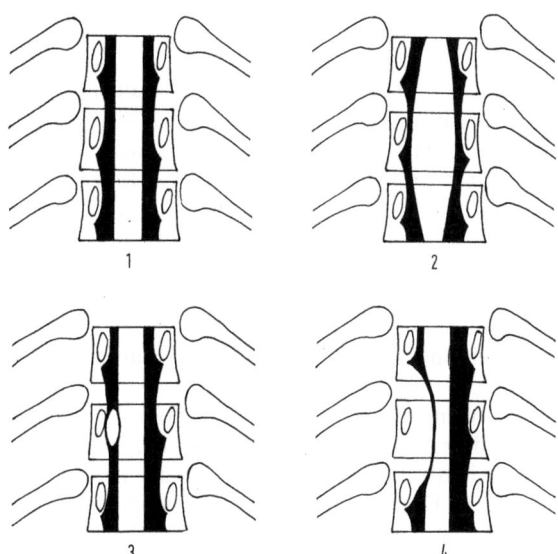

Abb. 5.1. Typische myelographische Befunde bei intraspinalen Tumoren
1. Normalbefund, 2. Intramedullärer Tumor, 3. Intraspinal extramedullärer Tumor, 4. Extraduraler Tumor

- **Globale Erweiterung des lumbalen Duralsacks**
  Sog. Megakauda
- **Schlangenförmige Aufhellungen im kontrastgefüllten Subarachnoidalraum**
  Spinales Angiom

Abb. 5.1 zeigt die typischen myelographischen Befunde bei intraspinalen Tumoren.

5.2.3 Typische krankhafte Befunde im kranialen und spinalen CT

Gesunde weiße Substanz besitzt im CT eine Dichte von + 25 bis + 35 HE, in der gesunden grauen Substanz werden + 35 bis + 45 HE gemessen. Die im CT erkennbaren intrakraniellen Läsionen werden nach ihrer Dichte in drei Gruppen unterteilt.

- **Hypodense Läsionen (Dichte: < + 25 HE)**
  Gliom. Metastase. Abszeß. Alte Blutung. Hirnödem.
  Die Dichte von Liquor (0 bis + 10 HE) besitzen zystische Anteile von Tumoren, Arachnoidalzysten, Pori, verflüssigte Infarkte und Hygrome.

Negative Dichtewerte charakterisieren Lipome und Margaritome (Dermoide, Epidermoide). Sofern nicht der Partialvolumeneffekt die Dichtemessung verfälscht, werden in intrakraniellen Lufteinschlüssen (z. B. nach offener Fraktur oder bei Liquorfistel) − 1000 HE gemessen. Falsch hypodense Areale werden gelegentlich frontal und temporobasal angetroffen.
- **Isodense Läsionen (Dichte: + 25 bis + 45 HE)**
  Glioblastom. Akustikusneurinom. Hypophysenadenom. Metastase. Ischämischer Infarkt im Frühstadium. Hämatom im Resorptionsstadium.
- **Hyperdense Läsionen (Dichte: > + 45 HE)**
  Meningeom. Plexuspapillom. Pinealom. Akutes epi- bzw. subdurales Hämatom. Frische intrazerebrale Blutung. Arteriovenöse Gefäßmißbildung.
  Läsionen mit einer Dichte > + 100 HE sind, sofern es sich nicht um Fremdmaterial (z.B. Kontrastmittel, OP-Clips, Projektile) handelt, als Kalkherde zu deuten. Verkalkungen von Plexus chorioideus, Glandula pinealis Falx cerebri und Stammganglien werden häufig beobachtet und sind nicht pathologisch. Die übrigen Verkalkungen besitzen in der Regel Krankheitswert und aufgrund ihrer Lokalisation und Konfiguration große differentialdiagnostische Bedeutung.

Erkrankungen mit computertomographisch nachweisbaren intrakraniellen Verkalkungen
Meningeom
Oligodendrogliom
Kraniopharyngeom
Plexuspapillom, Pinealom, Ependymom, Chordom
Altes Hämatom
Aneurysma
Arteriovenöses Angiom
Sturge-Weber-Krankheit, tuberöse Hirnsklerose
Konnatale Toxoplasmose, Zytomegalie, Zystizerkose
M. *Fahr*

Falsch hyperdense Areale finden sich gelegentlich unmittelbar unter der Schädelkalotte und können, vor allem wenn sie in der hinteren Schädelgrube oder vertexnahe lokalisiert sind, ein frisches Hämatom vortäuschen.
- **Läsionen, deren Dichte nach Gabe von Kontrastmittel zunimmt**
  Hirntumor (z. B. Meningeom). Ischämischer Infarkt im Stadium der Blut-Hirn-Schrankenstörung. Gefäßmißbildung.
  Ringförmige Anreicherung von Kontrastmittel ist typisch für Glioblastom, Hirnmetastasen, Abszeß und Empyem.

5.2 Erhebung und Deutung krankhafter Befunde

- **Verlagerung der Mittellinienstrukturen (Septum pellucidum, 3. Ventrikel, Glandula pinealis, Interhemisphärenspalt)**
  Tumor. Hämatom. Frischer Infarkt.
  Die Verlagerung (Shift) ist dort am stärksten, wo die Mittellinienstruktur dem raumfordernden Prozeß am nächsten liegt. Sie kann der einzige Hinweis auf eine computertomographisch nicht direkt erfaßbare, weil isodense Läsion sein.
  Die Verlagerung von Hirnstrukturen in der Vertikalen ist entsprechend der normalerweise axialen Schnittführung im CT kaum zu verifizieren. Deshalb hat auch das Tentorium cerebelli für die Erkennung der intrakraniellen Massenverschiebung viel geringere Bedeutung als die Falx cerebri.

Die **Seitenventrikel** werden als symmetrische liquordichte Strukturen beidseits der Mediansagittalen abgebildet. Bei der kaudokranialen Schnittführung erkennt man zuerst die Vorder-, danach die Hinterhörner und schließlich die Partes centrales; der häufig verkalkte Plexus chorioideus markiert die beim Gesunden sonst nicht erkennbaren Temporalhörner. Diskret asymmetrische Seitenventrikel gelten als Normvariante, wenn andere Anhaltspunkte für einen raumfordernden Prozeß fehlen. Die Impression des Cornu anterius durch das hyperdense Caput nuclei caudati wird bei Gesunden ebenfalls häufig isoliert beobachtet. Der dritte Ventrikel bildet sich als ventrodorsal ausgerichtete spindelförmige, der vierte meist als rundliche Struktur von Flüssigkeitsdichte ab. Die basalen Zisternen können manchmal nicht komplett identifiziert werden; schon bei geringer Schiefhaltung des Kopfes werden sie asymmetrisch abgebildet.

Die Seitenventrikel gelten als normal dimensioniert, wenn der

$$\text{Evans-Index} \left(\frac{\text{weitester Außenabstand der Vorderhörner}}{\text{größter Innendurchmesser der Schädelkalotte}} \right) < 0.3$$

und der

Cella media-Index
$$\left(\frac{\text{weitester Außenabstand der Partes centrales}}{\text{größter Außendurchmesser der Schädelkalotte in transversaler Richtung}} \right) < 0.25$$

sind.
  Der normal weite dritte Ventrikel hat einen Durchmesser von maximal 8 mm.

- **Verlagerung/Asymmetrie des Ventrikelsystems**
  Großer raumfordernder Prozeß, z. B. Hirntumor, subdurales Hämatom.
- **Partielle Verschmälerung der Seitenventrikel**
  Lokal raumfordernder Prozeß.

- **Partielle Erweiterung der Seitenventrikel**
  Lokaler Hirnsubstanzdefekt z. B. nach Trauma, Operation oder Infarkt.
- **Abnorm enges Ventrikelsystem**
  Normvariante. Generalisiertes Hirnödem. Bilaterales subdurales Hämatom.
- **Abnorm weites Ventrikelsystem**
  Hydrozephalus internus. Frühkindlicher Hirnschaden. Hirnatrophie.

Die Hirnwindungsfurchen sind beim Erwachsenen maximal 3 mm breit.

- **Verschmälerung/fehlende Darstellung der Sulci**
  Raumfordernder Prozeß, z. B. Hirnödem.
- **Erweiterung der Sulci**
  Hirnatrophie. Hirnsubstanzdefekt z. B. nach Trauma, Operation oder Infarkt.
  Vor allem die unilaterale Verschmälerung oder Erweiterung der Hirnwindungsfurchen erweckt Verdacht auf einen pathologischen intrakraniellen Prozeß.
- **Multiple Läsionen**
  Metastasen. Abzsesse. Multiple Infarkte (bei rezidivierenden zerebralen Embolien oder fortgeschrittener Arteriosklerose der hirnversorgenden Gefäße).

Die Maße von **Spinalkanal** und **Rückenmark** können im axialen CT direkt bestimmt werden. Der dorsoventrale Durchmesser des normal weiten Spinalkanals beträgt im HWS-Bereich mindestens 14, im LWS-Bereich mindestens 16 mm; der Spinalkanal besitzt in Höhe von LWK 1 querovale, weiter kaudal annähernd Dreiecks-Form. Das Halsmark hat einen Sagittaldurchmesser von 6–8 und einen Transversaldurchmesser von 8–12 mm, am Brustmark werden 5–7 bzw. 7–9 mm gemessen.

- **Erweiterung des Spinalkanals**
  Intraspinaler raumfordernder Prozeß. Spina bifida.
- **Enger Spinalkanal**
  Anomalie z. B. bei Chondrodystrophie. Skoliose. Spondylosis deformans. Spondylarthrose. Spondylolisthesis. Traumafolge. Operationsfolge.

Das Rückenmark ist ohne intrathekale Kontrastmittelapplikation meist nur im HWS-Bereich eindeutig abzugrenzen, da der Subarachnoidalraum dort mehrere Millimeter breit ist. Die fokale oder asymmetrische Verbreiterung des Rückenmarks ist sicherer zu erkennen als die allseitige Volumenzunahme.

- **Hyperdenses Areal im Spinalkanal**
  Prolabierter Diskus. (Verkalkter) Bandscheibensequester. Hämatom. Gefäßmißbildung. Meningeom. Knochenfragment.

Die Stränge der Cauda equina sind vom umgebenden Liquor nicht zu differenzieren. Die Verlaufsstrecken der Spinalnervenwurzeln im epiduralen

Fett werden jedoch ebenso wie die Spinalganglien im Sektorscan-Verfahren dargestellt.

- **Verdrängung der Spinalnervenwurzeln aus der normalen anatomischen Lage**
  Lateraler Diskusprolaps

Die gesunde Zwischenwirbelscheibe ist im CT nach dorsal glatt und konkav begrenzt. Der Partialvolumeneffekt verhindert häufig die eindeutige Abgrenzung in kraniokaudaler Richtung.

- **Nach dorsal konvex begrenzter, den ventralen Subarachnoidalraum beengender Weichteilschatten**
  Medialer Diskusprolaps

5.3 Leitsymptome wichtiger Erkrankungen

5.3.1 Gehirn

5.3.1.1 Anomalien, Mißbildungen

(Meningo)enzephalo(zysto)zele

Die präformierte Knochenlücke, durch die Hirnhaut, Gehirn und ggf. Teile des Ventrikelsystems prolabieren, ist meist im Occiput lokalisiert. Frontobasale (Meningo)enzephalo(zysto)zelen sind seltener. Im CT können die Hernie vermessen und die liquorhaltigen von den parenchymatösen Anteilen abgegrenzt werden. Oft sind die inneren Liquorräume erweitert.

Arnold-Chiari-**Syndrom**

CT:
- Teile des Kleinhirns und der Medulla oblongata nach kaudal in den Spinalkanal verlagert.
- Hydrocephalus internus

Dandy-Walker-**Syndrom**

CT:
- Dysplasie des Kleinhirnwurms
- Erweiterter 4. Ventrikel
- Anhebung des Tentorium cerebelli

Septum pellucidum-Zyste

Die Erweiterung des Cavum septi pellucidi imponiert im CT als zwischen den Vorderhörnern der Seitenventrikel lokalisierte liquordichte Zone, deren Breite von kaudal (3 mm) nach kranial zunimmt. Wenn sie über das Corpus fornicis nach okzipital reicht, liegt ein Cavum fornicis vor.

Balkenmangel

CT:
- Erweiterung und Verlagerung des 3. Ventrikels nach kranial und ventral.
- Vergrößerter Abstand der Vorderhörner von der Mittellinie.
- Erweiterung der Unter- und Hinterhörner

Arachnoidalzyste

Die meisten Arachnoidalzysten sind supratentoriell lokalisiert und wirken lokal raumfordernd; infratentorielle Arachnoidalzysten führen zum Verschlußhydrozephalus.

Angiogramm:
- Umschriebener gefäßfreier Bezirk unter der Kalotte

CT:
- Häufig polyzyklisch konfigurierte, der Kalotte anliegende liquordichte Zone.
- Keine Anfärbung nach intravenöser Kontrastmittelgabe.
- Verlagerung der benachbarten Hirnstrukturen zur Gegenseite.
- Umschriebene Verdünnung des benachbarten Abschnitts der Schädelkalotte.

5.3.1.2 Phakomatosen

Neurofibromatose (M. *Recklinghausen*)

CT:
- Multiple Neurinome der Hirnnerven
- Gliom des Chiasma opticum
- Multiple Meningeome
- Herniation des Temporallappens in die Orbita (infolge Aplasie des großen Keilbeinflügels).

Tuberöse Hirnsklerose (M. *Bourneville-Pringle*)

CT:
- Multiple verkalkte Tumoren ohne perifokales Ödem in den Wänden der Seitenventrikel, seltener in der Hirnrinde.

- Keine Anfärbung nach intravenöser Kontrastmittelgabe
- Verschlußhydrozephalus

Sturge-Weber-Syndrom

Das Angioma capillare et venosum calcificans der Leptomeninx ist gewöhnlich mit einem Naevus vasculosus der Gesichtshaut kombiniert.

Hauptlokalisation: Scheitel- und Hinterhauptslappen.
Leerbild:
- Doppelstreifige Verkalkungen in Projektion auf Scheitel- und/oder Hinterhauptslappen.

CT:
- Den Hirnwindungsfurchen folgende Verkalkungen der Pia und Hirnrinde.
- Atrophie der ipsilateralen Hemisphäre.
- Erweiterung des ipsilateralen Seitenventrikels.
- Verdickung der Schädelkalotte über der betroffenen Hemisphäre.

Hämangiomatose (v. *Hippel-Lindau*-Krankheit)

Angioblastome, deren Durchmesser 10 mm unterschreitet, können nur angiographisch nachgewiesen werden.

Angiogramm:
- Dichtes kapilläres Gefäßknäuel
- Massive Verdrängung benachbarter Gefäße (durch den zystischen Anteil der Tumoren).

CT:
- Multiple scharf begrenzte Läsionen im Kleinhirn
- Im Nativschnitt Iso- oder Hypodensität gegenüber dem gesunden Gewebe, nach Kontrastmittelapplikation färbt sich meist nur die Peripherie an.
- Perifokales Ödem
- Hydrocephalus internus

5.3.1.3 Infektionen

Die *akute Meningitis* ist keine Indikation zum Schädel-CT.

Chronische Meningitis

CT:
- Basale Zisternen erst nach intravenöser Kontrastmittelapplikation abgrenzbar.

- Subarachnoidalraum verschmälert
- Hydrozephalus

Enzephalitis

Für die meisten Formen der Enzephalitis liefert das CT keinen typischen Befund. Als Verdachtsmomente gelten:

- Diskret verminderte Dichte der Hirnsubstanz (infolge eines diffusen Ödems).
- Hypodense Areale in Mark und Rinde, die sich nach Kontrastmittelgabe nur selten anfärben.

Ein nahezu pathognomonisches Bild besitzt lediglich die **Herpes-Enzephalitis.**

CT:
- Zumeist bitemporal lokalisierte, ausgedehnte hypodense Zonen, die im subakuten Stadium randständig Kontrastmittel aufnehmen.
- Diffus verteilte kleinfleckige Blutungen

Das Spätstadium ist durch fokale Atrophie in den Schläfenlappen sowie Erweiterung der inneren und äußeren Liquorräume charakterisiert.

Hirnabszeß

Hämatogen-metastatische Abszesse treten meist multipel auf und werden überwiegend im Großhirn angetroffen. Infektionen der Nasennebenhöhlen werden in die Frontallappen, solche des Mittelohrs in die Temporallappen und das Kleinhirn fortgeleitet. Abszesse, die sich nach offenen Hirnverletzungen ausbilden, sind in der Umgebung der Wunde lokalisiert.

Angiogramm:
- Gefäßloser, die Nachbargefäße verdrängender Bezirk (Durchmesser: Bis zu 10 cm).
- Ringförmige perifokale Kontrastmittelanreicherung in der Parenchymphase (bei reifen Abszessen).
- Stark verlangsamte Kontrastmittelpassage

CT:
- Rundlich-oväläres, zentral hypodenses, marginal annähernd isodenses Areal.
- Gleichmäßig starke Kontrastmittelanreicherung am Rand der Läsion (durch Abszeßkapsel).
- Deutliches perifokales Ödem
- Mehr oder minder ausgeprägte Kompression des ipsilateralen Seitenventrikels und Verlagerung der Mittellinienstrukturen.

5.3 Leitsymptome wichtiger Erkrankungen

Empyem

Die meisten epi- und subduralen Empyeme werden in der Umgebung einer traumatischen Schädel-Hirn-Läsion und in der Stirnregion (bei fortgeleiteten Infektionen der Nasennebenhöhlen) beobachtet. Sie liegen der Kalotte an, können sich aber auch in den Interhemisphärenspalt ausdehnen.

CT:
- Bikonvexe, gelegentlich gekammerte hypodense Zone
- Starkes randständiges Enhancement nach Kontrastmittelapplikation.
- Geringfügiges perifokales Ödem

Encephalomyelitis disseminata (Multiple Sklerose)

Bei jedem zweiten an multipler Sklerose Erkrankten ist das kraniale CT unauffällig.

Während eines akuten Krankheitsschubs können multiple hypodense Areale beobachtet werden, die intravenös appliziertes Kontrastmittel mäßig anreichern. Raumfordernde Wirkung geht von den Läsionen nicht aus. Mit Ausnahme des periventrikulären Marklagers gibt es keine Prädilektionsstellen für computertomographisch erfaßbare Entmarkungsherde.

Nach langem Krankheitsverlauf zeigt das CT neben den umschriebenen Hirnsubstanzdefekten eine verschmälerte Hirnrinde sowie erweiterte innere und äußere Liquorräume.

5.3.1.4 Tumoren

Im Nativ-CT werden ca. 95%, nach Gabe von Kontrastmittel etwa 98% der Hirntumoren erfaßt – vorausgesetzt die Geschwulst hat einen Durchmesser von mindestens 1 bis 2 cm. Die Identifizierung von Mikroadenomen der Sella, kleinen Akustikusneurinomen und nach Operation und/oder Bestrahlung rezidivierenden Tumoren ist unsicher. Falsch negative Befunde werden bei isodensen Tumoren, die keine raumfordernde Wirkung haben, erhoben. Umgekehrt kann ein durch das perifokale Ödem raumfordernder Infarkt, der Kontrastmittel anreichert, als Tumor fehlinterpretiert werden.

Die Identifizierung der Hirntumoren im CT stützt sich auf drei Hauptkriterien, nämlich

- Lokalisation
- Dichte vor und nach Kontrastmittelgabe und
- Umfang des perifokalen Ödems.

75 bis 80% der Geschwülste färben sich nach Kontrastmittelgabe an; die Anreicherung wird durch die pathologisch verstärkte Vaskularisation der Neubildung und die begleitende Alteration der Blut-Hirn-Schranke hervorgerufen. Im Kontrast-CT kann der Tumor exakt vom umgebenden Ödem

abgegrenzt werden. Die Massenverschiebung ist ein unspezifisches Tumorzeichen; gelegentlich führt jedoch sie allein auf die Spur einer isodensen, d. h. nicht an der Dichtedifferenz erkennbaren Geschwulst.

Meningeom

Hauptlokalisationen:
- Lateral des Sinus sagittalis superior
- Falx cerebri
- Keilbeinflügel
- Olfaktoriusrinne
- Tentorium cerebelli
- Kleinhirnbrückenwinkel

Mit radiologischen Methoden werden 90 % der Meningeome richtig diagnostiziert (Abb. 5.2).

Leerbild:
- Umschriebene Verdickung von Tabula int., Diploe oder Tabula ext. bzw. der gesamten Schädelkalotte *oder*
- Umschriebener Defekt an der Schädelkalotte (selten).
- Verkalkungen

Angiogramm:
- Meningeome werden überwiegend von Ästen der A. carotis ext., besonders häufig von der A. meningea media versorgt. Von einem Gefäßnabel

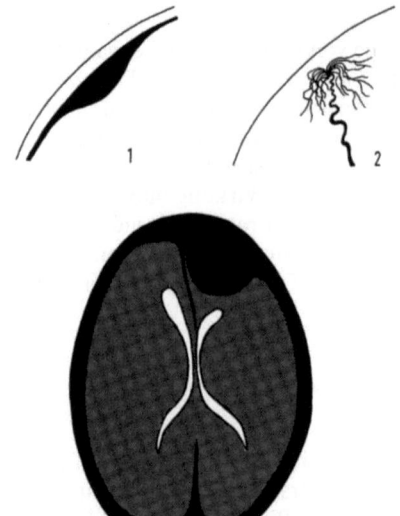

Abb. 5.2. Zeichen des Meningeoms 1. im Leerbild, 2. im Angiogramm, 3. im CT

aus färben sie sich bereits in der früharteriellen Phase dicht und homogen an. Die Kontrastierung hält bis in die spätvenöse Phase an.

CT:
- Bereits im Nativschnitt meist hyperdenses Areal
- Starke Anfärbung nach Kontrastmittelgabe
- Meist glatte Ränder
- Mäßig ausgeprägtes perifokales Ödem
- Verkalkungen

Die reaktive Hyperostose bzw. Usur der Kalotte wird im sog. Knochenfenster deutlicher dargestellt als auf konventionellen Schädelbildern.

Glioblastom

Hauptlokalisationen:
- Großhirn
- Stammganglien
- Balken

Die sog. Schmetterlingsgliome wachsen vom Balken in beide Hemisphären ein.

Angiogramm:
- Glioblastome sind pathologisch hypervaskularisiert und besitzen besonders viele arteriovenöse Kurzschlußverbindungen. Manche Tumoren färben sich nur peripher an.

CT (Abb. 5.3):
- Im Nativschnitt gemischt iso- und hypodense Areale
- Häufig ring- oder girlandenförmige Anfärbung nach Kontrastmittelgabe.
- Deutliches perifokales Ödem
- Gelgentlich hyperdense Einschlüsse als Hinweis auf frische Einblutung in den Tumor.

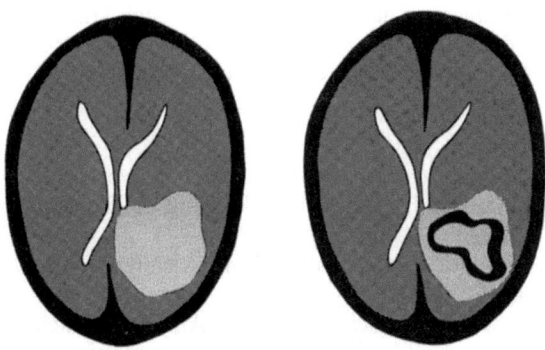

Abb. 5.3. Glioblastom im Nativ- (links) und Kontrast-CT (rechts)

Metastasen

Die meisten Hirnmetastasen gehen von Bronchial-, Mamma- und Nierenkarzinomen sowie malignen Melanomen der Haut aus. Tumorabsiedelungen ins Kleinhirn sind meist solitär; in der Großhirnrinde werden gelegentlich multiple Metastasen nachgewiesen.

Angiogramm:
Tumorgefäße werden nur bei etwa 50% der Hirnmetastasen sichtbar.

CT:
- Im Nativschnitt iso- oder hypodenses Areal
- Inhomogene Anfärbung nach Kontrastmittelgabe
- Deutliches perifokales Ödem
- Keine Verkalkungen

Nach mikroskopischen Untersuchungen befallen rund 50% der Leukämien das Gehirn. Im CT imponieren leukämische Infiltrate als iso- oder hypodense, meist Kontrastmittel speichernde Areale, die manchmal ein Randödem zeigen und frische Blutungsherde enthalten.

Hypophysenadenom

Die ausschließlich intrasellären, zumeist basophilen Adenome der Hirnanhangsdrüse entgehen dem radiologischen Nachweis in der Regel. Die chromophoben und eosinophilen Adenome dehnen sich meist in die supraselläre Region, seltener in prä- und parasellärer Richtung aus.

Leerbild (Leertomogramm):
- Erweiterung der Hypophysengrube
- Vertiefung, fakultativ Doppelkonturierung der Sella turcica
- Demineralisation und/oder Deformierung des Dorsum sellae
- Verkalkungen (selten)

Angiogramm:
- Verlagerung der Aa. cerebri antt. nach kranial
- Verlagerung der Endabschnitte der Aa. carotis intt. nach lateral.
- Verlagerung der A. basilaris nach dorsal (bei retrosellärem Tumorwachstum).

CT:
- Im Nativschnitt iso- oder angedeutet hyperdenses Areal in Höhe der Sella turcica und – je nach Ausdehnung des Tumors – auf den weiter kranial gelegenen Schnittbildern.
- Unvollständige Darstellung der Cisterna suprasellaris und/oder chiasmatis.
- Kräftige und meist homogene Anfärbung nach Kontrastmittelgabe.
  Das in der Ebene der Kranznaht angefertigte CT bzw. koronare Rekonstruktionstomogramme lassen die Ausdehnung eines Tumors in Richtung

5.3 Leitsymptome wichtiger Erkrankungen

auf den 3. Ventrikel und das Foramen interventriculare *Monroi* zuverlässig abschätzen.

Oligodendrogliom

Die meisten Oligodendrogliome entwickeln sich in den Großhirnhemisphären.

Angiogramm:
Der gefäßarme Tumor färbt sich in der Regel nicht an; die benachbarten Gefäße sind weit aus ihrer regulären anatomischen Lage verdrängt.

CT:
- Im Nativschnitt iso- oder hypodenses Areal
- Geringe, nur bei hohem Malignitätsgrad deutliche und irreguläre Anfärbung nach Kontrastmittelgabe.
- Meist diskretes perifokales Ödem
- Verkalkungen

Astrozytom

Bevorzugte Lokalisation:
Großhirn, vor allem Frontallappen.

Angiogramm:
- Astrozytome niedrigen Malignitätsgrades färben sich nicht, solche mittleren Malignitätsgrades diskret an.

CT:
Astrozytome niedrigen Malignitätsgrades haben zumeist erniedrigte Dichte und sind, da sie kein Kontrastmittel anreichern, nicht vom meist ausgedehnten perifokalen Ödem zu unterscheiden. Astrozytome mittleren Malignitätsgrades erscheinen im Nativschnitt als unscharf begrenzte teils iso-, teils hypodense Areale. Nach Kontrastmittelgabe färbt sich die Tumorperipherie an. Das computertomographische Erscheinungsbild der Astrozytome hohen Malignitätsgrades ähnelt dem der Glioblastome.

Akustikusneurinom

Neurinome können an allen Nerven und Nervenwurzeln auftreten und werden zusammen mit Neurofibromen und Meningeomen gehäuft bei M. *Recklinghausen* beobachtet. Unter den Hirnnerven ist der N. statoacusticus am häufigsten betroffen.

Felsenbeinaufnahme nach Stenvers:
- Erweiterung des inneren Gehörgangs
- Destruktion von Pyramidendach und/oder Pyramidenspitze

CT:
- Im Nativschnitt iso- oder hypodenses Areal im Kleinhirnbrückenwinkel.

- Nach Kontrastmittelgabe deutliche Anfärbung und scharfe Abgrenzung zur Umgebung.
- Kompression und Verlagerung des 4. Ventrikels.

Kleine intrakanalikuläre Akustikusneurinome werden im CT meist nur nach intrathekaler Applikation positiven oder negativen Kontrastmittels erkannt.

Spongioblastom

Meist sind Kinder und Jugendliche betroffen.

Hauptlokalisationen:
- Chiasma opticum
- Kleinhirn (meist in der Mittellinie)

CT:
- Im Nativschnitt iso- oder hypodenses Areal
- Bei etwa 75% der Tumoren homogene Anfärbung nach Kontrastmittelgabe
- Meist gering ausgeprägtes perifokales Ödem
- Verschlußhydrozephalus (häufig bei infratentoriell lokalisierten Geschwülsten)

Medulloblastom

Häufigster bösartiger Kleinhirntumor des Kindesalters.

CT:
- Im Nativschnitt zur Umgebung unscharf abgegrenztes Areal leicht erhöhter Dichte.
- Meist homogene Anfärbung nach Kontrastmittelgabe
- Mäßig ausgeprägtes perifokales Ödem
- Verschlußhydrozephalus
  Abtropfmetastasen im Lumbalsack werden im Myelogramm bzw. spinalen CT als Füllungsdefekte bzw. raumfordernde Prozesse im Subarachnoidalraum sichtbar.

Ependymom

Lokalisation:
In der Umgebung der inneren Liquorräume, besonders des 4. Ventrikels.

Angiogramm:
- Der Tumor färbt sich zumeist nicht an, verdrängt jedoch die benachbarten Gefäße erheblich aus ihrer regulären anatomischen Lage.

CT:
- Im Nativschnitt zumeist isodenses Areal mit kleinen Verkalkungen.
- Mäßig starke, bei im Großhirn lokalisierten Tumoren inhomogene Anfärbung nach Kontrastmittelgabe.
- Diskretes perifokales Ödem
- Verschlußhydrozephalus

Plexuspapillom

CT:
- Im Nativschnitt hypodenses Areal in der Pars centralis, seltener im Cornu inferius eines der Seitenventrikel oder im 4. Ventrikel.
- Starke und meist homogene Anfärbung nach Kontrastmittelgabe.
- Perifokales Ödem nicht obligatorisch
- Hydrocephalus internus

Kolloidzyste (Foramen *Monroi*-Zyste)

CT:
- Im Nativschnitt rundliche hyperdense Zone von maximal 2 cm Durchmesser im Dach des 3. Ventrikels.
- Keine Anfärbung nach Kontrastmittelgabe
- Keine Verkalkungen
- Kein perifokales Ödem
- Hydrozephalus der Seitenventrikel

Pinealom

CT:
- In der Mittellinie unmittelbar dorsal des 3. Ventrikels gelegenes, im Nativschnitt hyperdenses scharf begrenztes Areal.
- Starke Anfärbung nach Kontrastmittelgabe
- Meist kein perifokales Ödem
- Erweiterung des 3. Ventrikels sowie der Seitenventrikel

Kraniopharyngeom

Leerbild:
- Vertiefung der Sella turcica und Erweiterung der Hypophysengrube.
- Intra- und supraselläre schollige Verkalkungen

Angiogramm:
- Der Tumor färbt sich nicht an.

CT:
- Meist suprasellär lokalisiertes, im Nativschnitt teils iso-, teils hypodenses Areal mit spangenförmigen Verkalkungen.

- Die peripheren Anteile färben sich nach Kontrastmittelgabe an.
- Perifokales Ödem selten
- Kompression der basalen Zisternen sowie des 3. Ventrikels
- Erweiterung der Seitenventrikel

Margaritom (Dermoid, Epidermoid)

Hauptlokalisationen:
- Kleinhirnwurm
- 3. und 4. Ventrikel
- Basale Zisternen

CT:
- Glattrandiges, im Nativschnitt hypodenses Areal von partiell fettäquivalenter Dichte.
- Keine Anfärbung nach Kontrastmittelgabe
- Gelegentlich Verkalkungen
- Kein perifokales Ödem

Balkenlipom

Leerbild:
- In ventrodorsaler Projektion nach lateral konvexe symmetrische Kalkspangen beidseits der Mediansagittalen.

CT:
- Im Nativschnitt randständig verkalktes Areal negativer (um − 80 HE) Dichte im Corpus callosum.
- Keine Anfärbung nach Kontrastmittelgabe

5.3.1.5 Gefäßerkrankungen

Aortenbogen-Syndrom (*Takayasu*-Syndrom)

Angiogramm:
- Stenose/Verschluß der großen brachiozephalen Arterien.
  Am Umgehungskreislauf nehmen die Aa. intercostales, thoracicae intt., vertebrales sowie die Tr. thyreo- und costocervicalis teil.

Subclavian-Steal-Syndrom

Angiogramm:
- Verschluß der A. subclavia, links vor dem Ostium der A. vertebralis, rechts zwischen den Ostien von A. carotis comm. und A. vertebralis.
- Retrograde Kontrastierung von A. vertebralis und A. subclavia der kranken Seite (aus der A. vertebralis der gesunden Seite).

Manchmal können Anastomosen zwischen den Aa. thoracicae intt. sowie Ästen der A. carotis ext. und den Tr. thyreo- und costocervicalis nachgewiesen werden.

Zerebrale arterielle Verschlußkrankheit

Die Zeichen der obliterierenden Arteriosklerose im Angiogramm werden in 2.3.1.2 beschrieben. Die zerebrale arterielle Verschlußkrankheit kann durch extrakranielle (besonders häufig an der Bifurkation der A. carotis communis sowie in den Ursprungssegmenten von Aa. carotis int. und ext.) und/oder intrakranielle (bevorzugt im Carotissiphon, am Ostium der A. cerebri media sowie an der Verzweigungsstelle der A. basilaris) Stenosen/Verschlüsse hervorgerufen werden.

Neben dem Circulus arteriosus cerebri dienen präformierte Anastomosen zwischen

- A. chorioidea ant. und Rr. chorioidei postt.
- Aa. angularis/facialis und A. ophthalmica
- Muskelästen der A. occipitalis und Muskelästen der A. vertebralis
- Tr. thyreo-/costocervicalis und Muskelästen der A. vertebralis sowie
- Meningealästen der A. carotis ext. und leptomeningealen Arterien

der Kollateralversorgung des Gehirns.

Lumen und Kontur von Arterien nach gefäßchirurgischen Eingriffen können im digitalen Subtraktionsangiogramm ausreichend beurteilt werden.

Infarkt

Für **transitorische ischämische Attacken** des Gehirns bietet das CT im allgemeinen kein morphologisches Korrelat.

Von den kompletten Hirninfarkten sind rund 70% im Versorgungsbereich der A. cerebri media, 15% in dem der A. cerebri ant. und 10% in dem der A. cerebri post. lokalisiert.

Die ischämische Läsion kann meist erst 24 bis 48 Stunden nach dem akuten Ereignis computertomographisch erfaßt werden; sog. Minimalinfarkte entgehen häufig dem radiologischen Nachweis. Das computertomographische Bild wandelt sich mit dem Alter des Infarkts (Abb. 5.4):

Während der 1. Woche:
- Meist hypo-, selten isodenses, oft keilförmiges Areal im Versorgungsbereich einer der drei großen Hirnarterien.
- Perifokales Ödem
- Massenverschiebung (nur bei ausgedehnten Infarkten)
- Hyperdense Abschnitte (beim hämorrhagischen Infarkt)

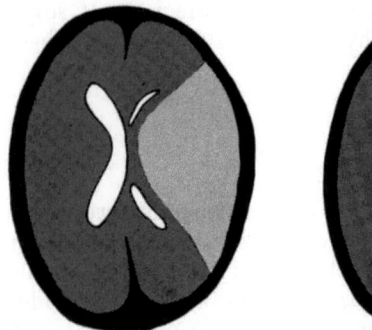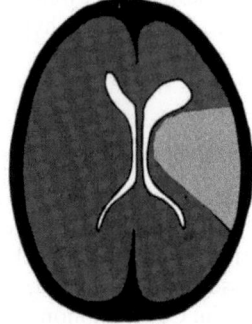

Abb. 5.4. Frischer (links) und alter (rechts) Infarkt im CCT

In der 2.-8. Woche:
- Hypodenses, fakultativ liquordichtes scharf begrenztes Areal ohne raumfordernde Wirkung.
- Meist periphere Anfärbung nach Kontrastmittelgabe (als Zeichen der krankhaft gesteigerten Permeabilität der Blut-Hirn-Schranke).
Im Kontrast-CT unterscheiden sich Infarkte von Tumoren und Abszessen oft nur durch das vergleichsweise diskrete Umgebungsödem.

Nach acht Wochen und später:
- Scharf begrenztes hypodenses Areal
- Keine Anfärbung nach Kontrastmittelgabe
- Erweiterung der benachbarten Abschnitte der inneren und äußeren Liquorräume

Arteriovenöses Angiom

90% der a.v.-Angiome liegen konvexitätsnah in der Großhirnrinde. Die meisten sind parietal lokalisiert; weniger häufig werden frontale oder temporale Angiome beobachtet. Manchmal greifen sie auf das Mark über oder reichen bis an die Ventrikel heran. Äste der A. cerebri media oder A. cerebri ant. speisen sie.

Leerbild.
- Vertiefung der Gefäßkanäle in dem der Gefäßgeschwulst benachbarten Abschnitt der Kalotte.
- Strichförmige Verkalkungen

Angiogramm:
- Knäuel eng benachbarter dilatierter Gefäße
- Multiple arteriovenöse Kurzschlußverbindungen
- Vorzeitige Kontrastierung der Hirnvenen
- Schwache Kontrastierung benachbarter Gefäßprovinzen

CT:
- Im Nativschnitt angedeutet, nach Kontrastmittelgabe stark hyperdenses Areal.
- Verkalkungen

Die **spinalen Angiome,** die sich meist über mehrere Segmente erstrecken, können myelographisch an zahlreichen mehrfach gewundenen Aufhellungsstreifen innerhalb des Subarachnoidalraums erkannt werden.

Aneurysma

Hauptlokalisationen:
- Ramus communicans anterior
- Teilungsstelle der A. cerebri anterior
- Teilungsstelle der A. carotis interna
- Teilungsstelle der A. cerebri media
- Teilungsstelle der A. basilaris
- Carotissiphon

Angiogramm:
- Sack- oder kugelförmige Ausstülpung des Gefäßlumens, die entweder breitbasig aufsitzt oder durch einen Stiel mit ihm in Verbindung steht.
- Engstellung der Gefäße in der Umgebung des Aneurysma.
- Thrombosierte Aneurysmen entziehen sich dem angiographischen Nachweis.

Da multiple Aneursymen nicht selten sind, sollte stets der gesamte Hirnkreislauf dargestellt werden.

CT:
Oft verhindern durch die Knochen der Schädelbasis hervorgerufene Artefakte den Nachweis kleiner Aneurysmen. Die Darstellung gelingt in der Regel, wenn das Aneurysma einen Durchmesser von mindestens 5 bis 10 mm hat. Im Nativschnitt erkennt man gelegentlich Verkalkungen am Ort des Aneurysmas, das sich nach Kontrastmittelgabe als meist rundliche hyperdense Zone abhebt. Frisch thrombosierte Aneurysmen haben höhere Dichte als durchströmte.

Subarachnoidalblutung (Abb. 5.5)

Das Angiogramm dient der Suche nach der Blutungsquelle.

CT:
Der Subarachnoidalraum weist frischem Blut entsprechende hyperdense Abschnitte auf, deren Zentrum der Blutungsquelle meist benachbart ist. So ist Blut in den basalen Zisternen verdächtig auf ein rupturiertes Aneurysma, Blut im Interhemisphärenspalt dagegen auf ein blutendes Angiom oder ein frisches Trauma. Subarachnoidal geronnenes Blut bleibt für einige Tage

nachweisbar. Rezidivierende Subarachnoidalblutungen können zum Hydrozephalus führen.

Massenblutung (Abb. 5.5)

Die nichttraumatische intrakranielle Massenblutung entstammt zumeist einem rupturierten arteriosklerotischen Gefäß.

Hauptlokalisationen:
- Putamen – Claustrum
- Thalamus
- Kleinhirn
- Brücke

Angiogramm:
- Avaskuläres Areal
- Verdrängung der benachbarten Gefäße aus der regelrechten anatomischen Lage

CT:
Von einem Durchmesser von 5 bis 8 mm an können intrakranielle Hämatome zuverlässig nachgewiesen werden. Kugelblutungen sind leichter zu erfassen als flächenhafte Hämatome. Wenn klinische Angaben über den Zeitpunkt der Hämorrhagie fehlen, sollte Kontrastmittel intravenös appliziert werden. Das Bild wandelt sich mit dem Alter der Blutung:

Während der ersten Tage:
- Meist scharf begrenzte hyperdense (Dichte: + 60 bis + 80 HE) Zone
- Schmaler hypodenser Randsaum
- Verlagerung der Mittellinienstrukturen zur Gegenseite (entsprechend der Ausdehnung der Blutung).
  Massive Blutungen können durch den Nucleus caudatus in die inneren Liquorräume einbrechen. Auf den **Hämatocephalus internus** weisen frisch geronnenem Blut entsprechende hyperdense Areale im ipsilateralen Seitenventrikel (zuerst wird das Hinterhorn tamponiert) hin. Die Ventrikeltamponade erkennt man an der gleichmäßigen Anhebung der Dichte von Liquor- auf Blutwerte in den Hirnkammern.

Nach zwei bis drei Wochen:
- Im Nativschnitt isodense Zone am Ort der ehemaligen Blutung
- Verbreiterung des hypodensen Randsaums
- Anfärbung der Ränder nach Kontrastmittelgabe
  Je größer das Hämatom ist, umso später wird es resorbiert und damit im Vergleich mit seiner Umgebung isodens.

Nach acht Wochen und später:
- Scharf begrenztes hypodenses Areal
- Keine Anfärbung nach Kontrastmittelgabe

- Verlagerung der Mittellinienstrukturen zur kranken Seite
- Erweiterung des der Läsion benachbarten Abschnitts des Seitenventrikels
  Kleine Hämatome können sich ohne computertomographisch faßbares Residuum zurückbilden. Der posthämorrhagische ist dem postischämischen Hirnsubstanzdefekt im CT sehr ähnlich. Ohne Vergleichsaufnahmen aus dem Akutstadium der Erkrankung gelingt die Differenzierung kaum.

Sinusthrombose

Angiogramm:
- Fehlende Kontrastierung des thrombosierten venösen Blutleiters
- Drainage über erweiterte und vermehrt geschlängelte Venen
- Verlangsamte zerebrale Kontrastmittelpassage

5.3.1.6 Verletzungsfolgen

Epidurales Hämatom (Abb. 5.5)

Die meisten epiduralen Hämatome sind supratentoriell lokalisiert; man trifft sie vorwiegend frontal und temporal an.

Leerbild:
- In manchen Fällen ist eine Kalottenfraktur nachzuweisen, die die Knochenrinne der A. meningea media kreuzt.

Angiogramm:
- Zur Oberfläche des Gehirns konvexer gefäßfreier Bezirk unter der Tabula interna calvariae.
- Bündelung und Verlagerung der peripheren Arterienäste sowie des Sinus sagittalis sup. nach innen.

CT:
- Zur Oberfläche des Gehirns konvexe, im Nativschnitt meist homogen hyperdense (Dichte: + 60 bis + 80 HE) Zone unter der Schädelkalotte. Die Läsion kann an ihrer breitesten Stelle mehrere Zentimeter messen. Die Grenzlinie zur Hirnoberfläche verläuft glatt.
- Umgebungsödem
- Kompression des ipsilateralen Seitenventrikels sowie der angrenzenden Abschnitte der äußeren Liquorräume.
- Verlagerung der Mittellinienstrukturen zur Gegenseite

Subdurales Hämatom (Abb. 5.5)

Gleich den epiduralen sind die meisten subduralen Hämatome supratentoriell lokalisiert; ihre raumfordernde Wirkung ist jedoch im allgemeinen ge-

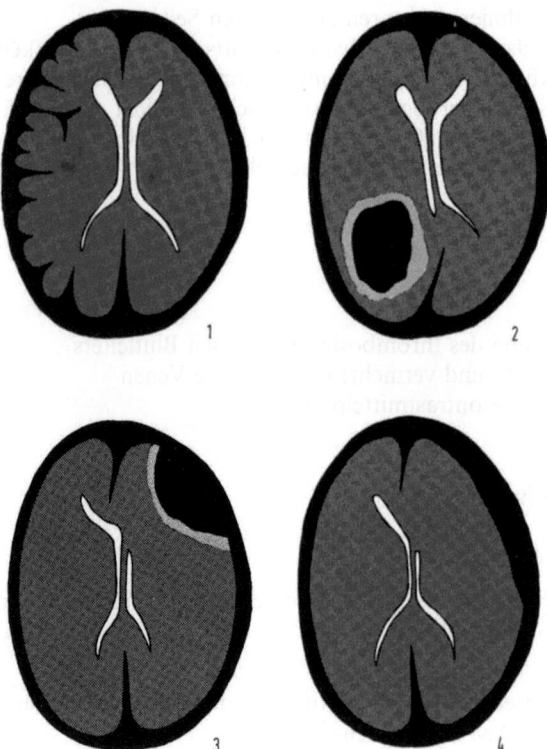

Abb. 5.5. Intrakranielle Blutungen im CT
1. Subarachnoidalblutung 2. Frische Massenblutung 3. Epidurales Hämatom
4. Akutes subdurales Hämatom

ringer. Flächenhafte subdurale Blutungen (sog. Pancake-Hämatome) komprimieren das Gehirn kaum.

Angiogramm:
- Sichelförmiger gefäßfreier Bezirk unter der Schädelkalotte (Tangentialbilder lassen das wahre Ausmaß der Blutung am besten erkennen).
- Verlagerung der peripheren Gefäße nach innen

CT:
- Zur Oberfläche des Gehirns konkave und von ihr glatt abgegrenzte Zone unterhalb der Schädelkalotte.
  Das *akute subdurale Hämatom* ist hyperdens (+60 bis +80 HE). Oft beobachtet man das Dichtemaximum am Boden der Blutung. Verantwortlich dafür ist die Sedimentation der korpuskulären Bestandteile des Blutes.

Das *chronische subdurale Hämatom* ist iso- oder hypodens im Vergleich mit der Hirnrinde; nach Kontrastmittelgabe färbt sich gelegentlich die Kapsel des Hämatoms an. Verkalkungen zeigen die vollständige Organisation der Blutung an. Die meist bifrontalen *Hygrome* haben Liquordichte.

Isodense subdurale Hämatome geben sich an den Zeichen der Massenverschiebung (Verlagerung der Mittellinienstrukturen sowie des meist verkalkten Plexus chorioideus zur Gegenseite, Kompression des ipsilateralen Seitenventrikels) zu erkennen. Verdacht auf ein beidseitiges isodenses subdurales Hämatom erwecken enge Seitenventrikel und verstrichene Hirnwindungsfurchen.

Kontusionsblutung und intrazerebrales Hämatom

Zerebrale Kontusionsherde werden im CT oft erst 24 bis 48 Stunden nach dem Trauma sichtbar. Wenn ihr Durchmesser 5 mm überschreitet, sind sie meist zuverlässig zu identifizieren. Man erkennt dann entweder ein unscharf begrenztes hypodenses oder – häufiger – ein ziemlich scharf begrenztes hyperdenses Areal in der Hirnrinde, dessen Umgebung verminderte Dichte besitzt. Es besteht keine räumliche Beziehung zum Versorgungsgebiet eines großen Hirnarterienasts. Ventrikelnahe Kontusionsblutungen können in die inneren Liquorräume einbrechen. Die raumfordernde Wirkung wird von der Größe des Prellungsherdes und der Ausdehnung des Umgebungsödems bestimmt. Kontusionsblutungen treten häufig multipel auf und liegen zumeist in den Windungskuppen von Stirn- und Schläfenlappen. Die Kombination mit einem Kopfschwartenhämatom und einer subduralen oder subarachnoidalen Blutung ist geläufig.

Wenn das Blut resorbiert ist, markiert ein hypodenses Areal den **postkontusionellen Hirnsubstanzdefekt.**

Die **Massenblutung traumatischer Genese** ist im Gegensatz zur spontanen intrazerebralen Blutung (vgl. 5.3.1.5) meist im Stirnlappen lokalisiert. Contrecoup-Herde sind meist größer als Coup-Herde und werden häufiger frontal als okzipital beobachtet.

Carotis-Sinus cavernosus-Fistel

Die Carotis-Sinus cavernosus-Fistel ist die bei weitem häufigste unter den traumatischen arteriovenösen Kurzschlußverbindungen des Hirnkreislaufs. Die Ursache kann eine im Leerbild erkennbare Schädelbasisfraktur sein.

Angiogramm:
- Kontrastierung des Sinus cavernosus in der frühen arteriellen Phase.
- Erweiterung der Orbitavenen

CT:
- Der verbreiterte Sinus cavernosus ist nach Kontrastmittelgabe als hyperdense Zone neben der Sella zu erkennen.

- Die gestaute V. ophthalmica sup. kann man als hyperdensen Streifenschatten im Orbitadach abgrenzen.

Bei offener Schädelfraktur werden im CT häufig an der Hirnoberfläche rundliche, teilweise konfluierende Zonen extrem niedriger Dichte angetroffen, die *Lufteinschlüssen* entsprechen. Auf eine Liquorfistel (nach Verletzungen von Gesichtsschädel oder Schädelbasis) weist computertomographisch an der Dichte von -1000 HE eindeutig identifizierbare in den basalen Zisternen und/oder den Ventrikeln gelegene Luft hin (*Pneumatozephalus*).

5.3.1.7 Hirnödem

Das **perifokale** Hirnödem ist typisch für Glioblastome, Meningeome, Metastasen und Abszesse.

CT:
- Ring- oder flammenförmige hypodense Zone in der unmittelbaren Umgebung der Läsion.
- Keine Anfärbung nach Kontrastmittelgabe.
  Das Ödem verstärkt die raumfordernde Wirkung des Krankheitsherdes.

Das **generalisierte** Hirnödem wird u. a. nach Schädel-Hirn-Trauma, Intoxikation, Reanimation und neurochirurgischem Eingriff sowie bei Enzephalitis beobachtet.

CT:
- Enggestellte Ventrikel
- Verschmälerter bzw. verstrichener Subarachnoidalraum
- Abnorm flaches Relief der Großhirnwindungsfurchen
- Verminderte Dichte der Hirnsubstanz

5.3.1.8 Hirnatrophie

Die **diffuse Hirnatrophie** erfaßt Rinde und Mark.

CT:
- Verschmälerung der Hirnwindungen
- Symmetrische Erweiterung der Hirnwindungsfurchen
- Verbreiterung des Interhemisphärenspalts
- Verplumpung der basalen Zisternen
- Symmetrische Erweiterung der Seitenventrikel
  Der Durchmesser des 3. Ventrikels und die Breite der Hirnwindungsfurchen erlauben eine grobe **Quantifizierung der zerebralen Atrophie:**

Grad der Hirnatrophie	Durchmesser des 3. Ventrikels	Breite der Windungsfurchen
leicht	8 – 10 mm	3 – 4 mm
mäßig	10 – 14 mm	4 – 6 mm
stark	über 14 mm	über 6 mm

Von der **senilen Atrophie** sind vornehmlich Stirn- und Scheitellappen, von der *Alzheimer*schen **Krankheit** hauptsächlich der Schläfenlappen betroffen.

Die sog. **Systematrophien**, die stets nur ein bestimmtes Hirnareal wie z. B. die Chorea *Huntington* das Striatum erfassen, können im CT nur ausnahmsweise diagnostiziert werden. Die isolierte Kleinhirnatrophie ist allerdings meist sicher zu erkennen.

Fokale **Hirnsubstanzdefekte** werden nach Hirnkontusion, Hirninfarkt, Hirnblutung, Hirnabszeß, Enzephalitis und als Operationsfolge beobachtet.
CT:
- Meist in der Hirnrinde lokalisiertes, vor und nach Kontrastmittelgabe hypodenses, unstrukturiertes Areal
- Verbreiterung der benachbarten Hirnwindungsfurchen
- Erweiterung des angrenzenden Abschnitts des Seitenventrikels
- Verdickung des benachbarten Anteils der Schädelkalotte (wenn die Läsion in der frühen Kindheit erworben wurde).

5.3.1.9 Hydrozephalus

Leerbild:

Beim Kind:
- Vergrößerter Schädel
- Klaffende Schädelnähte
- Vertiefte Impressiones digitatae

Beim Erwachsenen:
- Verdünnung des Sellabodens
- Abflachung des Dorsum sellae (nur bei chronischem Hydrozephalus)

Angiogramm:
- Gespreizte Gabel der A. carotis int.
- Nach ventral großbogig ausgespannte A. cerebri ant.
- Verlagerung der A. cerebri media nach kranial

CT:
Der **kommunizierende** Hydrozephalus wird an der Erweiterung der inneren und äußeren Liquorräume, der **nichtkommunizierende** Hydrozephalus an

der Volumenzunahme des gesamten oder eines Teils des Ventrikelsystems erkannt.
Als Frühzeichen des Hydrocephalus internus gilt die symmetrische Erweiterung der Temporalhörner. Den **akuten** Verschlußhydrozephalus erkennt man an die Vorderhörner umgebenden kappenartigen hypodensen Zonen, die durch transependymär austretenden Liquor entstehen.

Zeichen des **chronischen** Hydrocephalus internus:

- Erweiterte Seitenventrikel (*Evans*-Index > 0,3; Cella media-Index > 0,25).
- Verschmälerte bzw. aufgebrauchte äußere Liquorräume
- Verschmälertes Pallium

Die Ausdehnung des Verschlußhydrozephalus weist auf den **Sitz der Obstruktion** hin:

- *Partielle Erweiterung eines Seitenventrikels:* Obstruktion in der Pars centralis.
- *Erweiterung eines oder beider Seitenventrikel:* Obstruktion des Foramen interventriculare *Monroi*.
- *Erweiterung der Seitenventrikel und des 3. Ventrikels:* Stenose des Aquaeductus cerebri.
- *Erweiterung sämtlicher Ventrikel:* Verschluß der Aperturen des 4. Ventrikels.

Im nach einer **Shuntoperation** angefertigten Schädel-CT werden die Lage des Ventils und die Weite der Liquorräume im Vergleich zum präoperativen Status beurteilt. Für eine suffiziente Liquorableitung sprechen die Verkleinerung der Temporalhörner und die Rückbildung der hypodensen periventrikulären Kappen.

5.3.1.10 Das operierte Gehirn

Auf einen hirnchirurgischen Eingriff weisen hin:

CT:
- Defekte der Schädelkalotte.
  Bohrlöcher und Knochendeckel werden im sog. Knochenfenster sichtbar gemacht. Der Prolaps von Hirngewebe bei postoperativ erhöhtem intrakraniellem Druck kann exakt quantifiziert werden.
- Luftdepots unter der Schädelkalotte (unmittelbar postoperativ).
- Operationsmaterial (vorwiegend Metallclips)
- Hirnsubstanzdefekte (v. a. nach Entfernung großer Tumoren). Verdacht auf ein Tumorrezidiv besteht dann, wenn das hypodense Areal acht Wochen nach der chirurgischen Intervention und später Kontrastmitel anreichert.

5.3.2 Rückenmark

5.3.2.1 Mißbildungen

Meningomyelozele

Der Vorfall von Rückenmark und Rückenmarkshäuten wird überwiegend im lumbosakralen Abschnitt der Wirbelsäule angetroffen und ist in der Regel nach dorsal gerichtet. Laterale Meningomyelozelen werden an der BWS, ventrale am Kreuzbein beobachtet.

Leerbild:
- Glatt begrenzter Spalt im Bogen eines oder mehrerer benachbarter Wirbelkörper.
  Unvollständig geschlossene Wirbelbögen haben nur Krankheitswert, wenn das Rückenmark und seine Hüllen den Spinalkanal durch die Knochenlücke verlassen.

Myelogramm:
- Meist nach dorsal gerichtete, sich über ein oder mehrere Segmente erstreckende Vorwölbung des Subarachnoidalraums, die je nach dem Inhalt an Mark und Nerven band- oder streifenförmige Aufhellungen innerhalb des Kontrastschattens zeigt.

CT:
In der Meningozele werden ausschließlich Dichtewerte von Flüssigkeit gemessen, in der Myelomeningozele finden sich zusätzlich Zonen solider Dichte.

Syringomyelie

Die Syringomyelie ist häufig mit einem *Arnold-Chiari-* oder einem *Dandy-Walker*-Syndrom kombiniert.

CT:
- Dorsal oder lateral des normal weiten Zentralkanals gelegener intramedullärer Hohlraum, der sich bisweilen über viele Segmente erstreckt. Intrathekal appliziertes Kontrastmittel färbt die Syrinx an und erleichtert so die Abgrenzung zu Mark und Zentralkanal. Selten werden mehrere Höhlen nachgewiesen.
- Rückenmark gelegentlich spindelförmig verbreitert.

Diastematomyelie

Myelogramm:
- Mittelständige geradlinige Aufhellung innerhalb der Kontrastmittelsäule.
- Subarachnoidalraum erweitert
- Tiefstand des Conus medullaris

CT:
- Weichteil- oder kalkdichtes Septum in der Mediansagittalebene des erweiterten Spinalkanals.
- Mark in zwei Säulen gespalten, die pro Segment je eine Spinalnervenwurzel abgeben.

5.3.2.2 Tumoren

Leerbild:
- Vertiefung der Dorsalkante der benachbarten Wirbelkörper
- Vergrößerung des Abstands der Bogenwurzeln
- Verdünnung der Wirbelbögen
- Umschriebene Vermehrung der Knochensubstanz (beim Meningeom)
- Erweiterung des Foramen intervertebrale (beim Neurinom)
- Meist einseitige umschriebene Verbreiterung und Verdichtung des Paravertebralschattens.
  Destruierte Wirbel deuten auf Metastasen, Plasmozytom oder Chordom hin.

Myelogramm:
Die sichere Differenzierung zwischen intramedullären, extramedullären und extraduralen Tumoren gelingt oft nur im frühen Stadium der neoplastischen Raumforderung. Später werden einheitlich ein (sub)totaler Stop der Kontrastmittelpassage und Abbruch der Kontrastmittelsäule am Ober- und Unterrand der Läsion registriert.

Intramedulläre Tumoren (überwiegend Gliome)
- Spindelförmige Auftreibung der Marksäule
- Meist beidseitige, gelegentlich asymmetrische Verschmälerung der Kontrastbänder in Höhe des raumfordernden Prozesses.

Extramedulläre Tumoren (überwiegend Meningeome und Neurinome)
- Spindelförmige, zunächst allseits, später nur noch von kranial und kaudal von Kontrastmittel konkavbogig umflossene Aufhellung des Subarachnoidalraums.
- Verschmälerung und Verlagerung der Marksäule zur Gegenseite.
- Verschmälerung des kontralateralen Kontrastbands.

Extradurale Tumoren (meist Metastasen oder Lymphome)
- Zunächst einseitige Verschmälerung des subarachnoidalen Kontrastbands von der Seite.
- Später Kompression und Verlagerung der Marksäule zur Gegenseite sowie Verschmälerung des kontralateralen Kontrastbands.

CT:
Die Auftreibung des Rückenmarks durch einen intramedullären Tumor ist im Nativschnitt selten zu erkennen; der Subarachnoidalraum ist dafür zu

schmal. Außerdem haben Mark und Tumor meist annähernd gleiche Dichte.

Extramedulläre und extradurale Geschwülste kann man, solange sie vom Rückenmark durch Liquor oder Fett getrennt sind, zuverlässig abgrenzen. Meningeome und Neurinome färben sich nach Kontrastmittelapplikation an. Der paravertebrale Anteil von Wirbelsäulentumoren wird aufgrund der räumlichen Verbindung zum spinalen Kompartiment und der identischen Dichte identifiziert.

5.3.2.3 Bandscheibenvorfall

Gezielte radiologische Diagnostik verlangt nur die dorsale Herniation der Zwischenwirbelscheibe. Die unteren Segmente der LWS (L_4–L_5, L_5–S_1) und HWS (C_5–C_6, C_6–C_7) sind am häufigsten betroffen. Die pathologisch-anatomische Differenzierung zwischen Protrusion, bei der der Nucleus pulposus prolabiert, der Anulus fibrosus aber erhalten bleibt, und Prolaps, bei dem der Faserring zerreißt, gelingt im Röntgenbild nicht immer. Als Extrusion wird die Sequestration und Wanderung (meist nach kaudal) eines Fragments der Zwischenwirbelscheibe bezeichnet.

Leerbild:
Verschmälerung des Zwischenwirbelraums, Verdichtung und Verbreiterung der einander zugekehrten Wirbelkörperabschlußplatten und Spondylophyten zeigen nur an, daß die Bandscheibe degeneriert, nicht jedoch, ob sie prolabiert ist.

Als Indizien für einen Diskusprolaps gelten:

- Streckhaltung und Blockade des erkrankten Segments auf Funktionsaufnahmen.
- Dorsale Verbreiterung des Zwischenwirbelraums.
- Streckhaltung des kranial vom erkrankten Segment gelegenen Abschnitts der Wirbelsäule.

Auf Kontrollaufnahmen nach Diskusoperation sind in aller Regel die Zeichen der Osteochondrosis intervertebralis und Spondylosis deformans des erkrankten Segments zu beobachten. Glatte Defekte am Wirbelbogen weisen auf eine Hemilaminektomie, unscharf konturierte Knochenerosionen auf eine postoperative Spondylitis hin.

Myelogramm:
Der mediale Prolaps wird am sichersten im Seitbild, der laterale im a.p.- und Schrägbild und der mediolaterale im Schräg- und Seitbild nachgewiesen.

A.p.-Bild:
- Verminderte Kontrastdichte in Höhe des erkrankten Segments.

Seitbild:
- Verschmälerung der Kontrastmittelsäule durch ventrale Impression in Höhe des erkrankten Segments.
- Doppelkontur der Vorderwand des Duralsacks (beim mediolateralen Prolaps).
- Kompression und Verlagerung der am prolabierten Diskus vorbeiziehenden Wurzeln.

Schrägbild:
- Verkürzung bzw. fehlende Füllung der Wurzeltasche des erkrankten Spinalnerven.
- Verbreiterung der Nervenwurzel

Manchmal wird ein kompletter Abbruch der Kontrastmittelsäule beobachtet. Prolapse in mehreren Segmenten oder die Kombination eines zervikalen und lumbalen Vorfalls sind möglich.

CT:
Dehydrierte oder verkalkte Disci sind aufgrund der höheren Dichte von Rückenmark und Liquor besser abzugrenzen als flüssigkeitsreiche Bandscheiben.
- Dekonturierung der dorsalen Grenzfläche des Discus intervertebralis.
- Verschmälerung der epiduralen Fettschicht auf der betroffenen Seite.
- Im Spinalkanal gelegener Weichteilschatten, der bei medialer Position das Rückenmark bzw. die Cauda equina von ventral komprimiert, bei lateraler Position den Canalis intervertebralis ausfüllt und den dort austretenden Spinalnerven verdrängt.

5.3.2.4 Verletzungsfolgen

Den **Ausriß von Spinalnervenwurzeln** beobachtet man am häufigsten nach Traumen des Hals- und oberen Brustmarks. Innerhalb der Wurzeltasche können dann myelographisch keine Wurzelfasern mehr nachgewiesen werden. Manchmal sieht man verplumpte und nach lateral ausgezipfelte Wurzeltaschen, durch die Kontrastmittel aus dem Subarachnoidalraum in den Paravertebralraum gelangt.

Im Spinalkanal gelegene **Knochenfragmente** und **Fremdkörper** (z. B. Projektile) werden durch die Computertomographie zuverlässig identifiziert und lokalisiert. Zugleich wird das Ausmaß der Kompression des Rückenmarks durch Knochen (nach Luxation, Luxationsfraktur oder Absprengung), Bandscheibe (nach Ruptur und Protrusion) oder frisches Blut (hämorrhagische Kontusionsherde) sichtbar.

Die **posttraumatische Arachnopathie** erkennt man im Myelogramm an der verzögerten Passage des Kontrastmittels durch den partiell verklebten Subarachnoidalraum, der ungleichmäßigen Verteilung des Kontrastmittels und der inkompletten Füllung der Wurzeltaschen.

6. Radiologische Diagnostik der Knochen und Gelenke

6.1 Methoden 224	6.3 Leitsymptome wichtiger
6.1.1 Konventionelle Radio-	Erkrankungen........... 256
graphie................. 224	6.3.1 Generalisierte Knochen-
6.1.1.1 Biplane Übersichtsauf-	erkrankungen 256
nahmen, Zielbilder........ 224	6.3.2 Ubiquitäre Knochen-
6.1.1.2 Spezialeinstellungen:	erkrankungen 264
Schädel 224	6.3.3 Erkrankungen des knöcher-
6.1.1.3 Spezialeinstellungen:	nen Schädels............. 277
Thoraxskelett, Wirbelsäule,	6.3.3.1 Normvarianten........... 277
Becken................. 225	6.3.3.2 Basiläre Impression 277
6.1.1.4 Spezialeinstellungen:	6.3.3.3 Verletzungsfolgen......... 278
Extremitäten............. 226	6.3.3.4 Infektionen 280
6.1.1.5 Tomographie, Angio-	6.3.3.5 Tumoren 281
graphie, Fistulographie.... 227	6.3.4 Erkrankungen
6.1.1.6 Arthrographie............ 228	des Achsen-, Thorax-
6.1.2 Computertomographie 228	und Beckenskeletts........ 282
	6.3.4.1 Anomalien, Mißbildungen . 282
6.2 Erhebung und Deutung	6.3.4.2 Verletzungsfolgen......... 285
krankhafter Befunde 230	6.3.4.3 Spondylarthritis ankylo-
6.2.1 Typische krankhafte	poietica (M. *Bechterew*) ... 287
Befunde im konventionellen	6.3.4.4 Verschleißerkrankungen ... 288
Röntgenbild 230	6.3.4.5 M. *Scheuermann*.......... 290
6.2.1.1 Läsionen des knöchernen	6.3.5 Erkrankungen der knöcher-
Schädels................ 231	nen Extremitäten 290
6.2.1.2 Läsionen des Achsen-,	6.3.5.1 Anomalien, Mißbildungen . 290
Thorax- und Beckenskeletts 236	6.3.5.2 Verletzungsfolgen......... 292
6.2.1.3 Läsionen der knöchernen	6.3.5.3 Der operierte Knochen 296
Extremitäten............. 244	6.3.5.4 Verschleißerkrankungen ... 297
6.2.2 Typische krankhafte	6.3.5.5 Knochennekrosen 299
Befunde im Arthrogramm 253	6.3.5.6 Entzündliche Erkrankungen
6.2.3 Typische krankhafte	der Gelenke.............. 301
Befunde im Computertomo-	
gramm 255	

6.1 Methoden

6.1.1 Konventionelle Radiographie

Die kalksalzhaltigen Knochenanteile zeichnen sich durch hohe Röntgendichte aus. Die meisten skelettdiagnostischen Fragen lassen sich daher durch Nativaufnahmen beantworten. Demineralisation des Knochens macht sich im Röntgenbild erst bei Verlusten von > 30% bemerkbar.

6.1.1.1 Biplane Übersichtsaufnahmen, Zielbilder

Am Beginn der Skelettdiagnostik stehen Übersichtsaufnahmen in zwei zueinander senkrechten Ebenen, in der Regel in der Frontal- (a.p. oder p.a.) und Sagittalebene (links oder rechts seitlich). Nur so sind auch kleine Läsionen zu erkennen und zu lokalisieren. Der Patient soll stets mit der mutmaßlich erkrankten Seite der Filmkassette anliegen. Suspekte Areale werden auf (unter Durchleuchtung) gezielten und eingeblendeten sowie ggf. vergrößerten Aufnahmen erneut dargestellt.

Raumfordernde Prozesse (z.B. Hämatome) in den dem Knochen benachbarten Geweben und wenig schattendichte Fremdkörper (z.B. Glassplitter) kann man auf sog. Weichteilaufnahmen (Aufnahmespannung: 30–35 kV) erkennen. Folienlose Filme werden verwendet, wenn diskrete ossäre Läsionen (z.B. Usuren im Frühstadium der chronischen Polyarthritis) aufgedeckt werden sollen. Implantate (z.B. Prothesen) müssen immer vollständig abgebildet sein. Zur Verlaufskontrolle bei konservativer bzw. nach operativer Behandlung werden Knochen und Gelenke im Verband geröntgt. Die Qualität der Bilder leidet unter der Überlagerung der Skelettelemente durch das Verbandmaterial (z.B. Gips) oft so stark, daß nur die Form, jedoch nicht die Struktur des kranken Knochens beurteilt werden kann.

6.1.1.2 Spezialeinstellungen: Schädel

Übersichtsaufnahmen in zwei Ebenen gestatten die Beurteilung von Schädeldach (mit Ausnahme der Hinterhauptsschuppe), Hypophysenregion (bei streng seitlicher Einstellung), Felsenbeinpyramiden (im Seitenvergleich) sowie der kraniozervikalen Übergangsregion. Häufig sind Zusatzaufnahmen erforderlich, um überlagerungsfreie Abbildungen der übrigen Skelettelemente des Schädels zu erhalten:

- **Schädel halbaxial** (fronto-nuchal nach *Towne*)
  Hinterhauptsschuppe. Hinterhauptsloch. Hinterer Atlasbogen. Dorsum sellae. Felsenbeinpyramiden. Warzenfortsätze.

- **Schädel axial**
  Schädelbasis. Keilbeinhöhle. Unterkiefer.
- **Nasennebenhöhlen okzipitofrontal**
  Stirnhöhle. Siebbeinzellen.
- **Nasennebenhöhlen okzipitomental** (mit geöffnetem Mund)
  Kieferhöhle, Keilbeinhöhle. Jochbein.
  Zum Nachweis frei beweglicher Flüssigkeit in den Nasennebenhöhlen werden die Aufnahmen bei seitlich geneigtem Kopf wiederholt.
- **Nasennebenhöhlen axial** (nach *Welin*)
  Stirnhöhle. Keilbeinhöhle.
- **Orbita spezial**
  Orbitaboden. Jochbein.
- **Foramen opticum** (nach *Rhese-Goalwin*)
  Der Sehnervenkanal wird in den unteren äußeren Quadranten der Augenhöhle projiziert.
- **Nasenbein seitlich**
  Nasenbein. Spina nasalis anterior.
- **Mundboden** (Aufbißaufnahme)
  Unterkiefer. Oberkiefer.
  In dieser Projektion werden schattengebende Speichelsteine nachgewiesen. Dazu eignet sich auch die seitliche Aufnahme des der Filmkassette anliegenden Unterkiefers.
- **Kieferpanorama** (Pantomogramm)
  Oberkiefer. Unterkiefer. Kiefergelenk.
  Die Zähne können nur grob beurteilt werden.
- **„Henkeltopf"**
  Jochbögen im Seitenvergleich.
- **Schläfenbein nach *Schüller***
  Warzenfortsatz (Antrum, Cellulae mastoideae). Kieferköpfchen. Kiefergelenk (Vergleichsaufnahmen bei geschlossenem und geöffnetem Mund zeigen die Wanderung des Caput mandibulae aus der Fossa mandibularis auf das Tuberculum articulare).
  Porus acusticus externus und internus projizieren sich aufeinander.
- **Felsenbein nach *Stenvers***
  Felsenbeinpyramide. Innerer Gehörgang. Bogengänge. Warzenfortsatz.
- **Felsenbein nach *Mayer***
  Felsenbeinpyramide (in voller Länge)

6.1.1.3 Spezialeinstellungen: Thoraxskelett, Wirbelsäule, Becken

Die **Thorax**übersichtsaufnahme läßt nur eine orientierende Beurteilung der Skelettelemente des Brustkorbs zu. Sichere Diagnosen basieren auf

- Aufnahmen der knöchernen Anteile der Rippen in sog. Rippentechnik,

- der Abbildung der Clavicula in voller Länge,
- der streng seitlichen Aufnahme des Brustbeins.

Die Übersichtsbilder der **Halswirbelsäule** werden durch

- beidseitige Schrägaufnahmen (zur Beurteilung der Wirbelbögen und Zwischenwirbelkanäle) und
- Funktionsaufnahmen (a.p. bei maximaler Beugung nach rechts und links, seitlich bei maximaler Ante- und Retroflexion) ergänzt.

Während der Belichtung der HWS-Aufnahme im ventrodorsalen Strahlengang muß der Patient den Mund rasch und gleichmäßig öffnen und schließen; so vermeidet man die Überlagerung des Atlantookzipital- und Atlantoaxialgelenks durch die Mandibula weitgehend. Der Dens axis kann durch den offenen Mund überlagerungsfrei abgebildet werden.

Die Foramina intervertebralia der **Brust- und Lendenwirbelsäule** sind im Seitbild einsehbar. Auf den Schrägaufnahmen der LWS können die Zwischenwirbelgelenke und Interartikularportionen beurteilt werden. Der lumbosakrale Übergang wird a.p. durch die sog. Einsichtsaufnahme (*Teschendorf*) erfaßt.

Die Übersichtsaufnahme des **Beckens** – die Beine sind dabei innenrotiert, damit die Antetorsion der Schenkelhälse ausgeglichen ist und die Kollodiaphysenwinkel bestimmt werden können – wird ergänzt durch

- Schrägaufnahmen der Darmbeine (bei Frakturverdacht),
- Die Aufnahme der koxalen Femurenden nach *Rippstein* zur Messung des Antetorsionswinkels beidseits,
- Die mediolaterale Aufnahme des Hüftgelenks nach *Lauenstein* (nicht bei Schenkelhalsfraktur!) und
- Das axiale Hüftgelenksbild nach *Sven-Johannson*.

6.1.1.4 Spezialeinstellungen: Extremitäten

Die Standardaufnahmen der langen Röhrenknochen sollten zumindest das nächstbenachbarte, wenn möglich beide angrenzenden Gelenke mit abbilden. Wenn die Epiphysenfuge des dargestellten Skelettelements noch nicht geschlossen ist, müssen Vergleichsaufnahmen von der Gegenseite angefertigt werden. Von Traumatologen und Orthopäden werden zusätzlich angefordert:

- **Schulterpanorama** (mit Gewichten) bei Verdacht auf Sprengung des Acromioclaviculargelenks.
- **Naviculare spezial** (vier a.p.-Aufnahmen, jeweils um 45° gedreht) zum Ausschluß/Nachweis einer Fraktur oder Pseudarthrose.
- **Kniegelenkspalt nach *Frik*** zum Ausschluß/Nachweis eines freien Gelenkkörpers sowie zur Beurteilung der Eminentia intercondylaris.

- **Patella axial nach *Knutson*** zum Ausschluß/Nachweis einer Dysplasie oder Retropatellararthrose.
- **Défilé-Aufnahmen der Patella** (= Patella axial bei 40°, 70° und 100° Beugung im Kniegelenk) bei Chondropathia patellae.
- **Calcaneus axial** zur Beurteilung der Ausdehnung einer Fraktur.
- **Sog. gehaltene Aufnahmen** (vor allem des Knie- und oberen Sprunggelenks) zum Ausschluß/Nachweis einer Bandläsion.

6.1.1.5 Tomographie, Angiographie, Fistulographie

Konventionelle **Knochentomogramme** werden regelmäßig in zwei zueinander senkrechten Ebenen angefertigt. Nur am Schädel wählt man häufig eine der Spezialeinstellungen (z. B. Felsenbein nach *Stenvers*). Ausschnitt und Schichttiefe werden aufgrund der Übersichtsbilder festgelegt. Flächenhafte Verwischung (Röhre und Kassette werden z. B. auf einem Kreis oder einer Ellipse bewegt) gewährleistet die beste Detailerkennbarkeit.

Wichtige Indikationen zur Tomographie
- Komplizierte, vor allem gelenknahe Fraktur
- (Sequestrierende) Osteomyelitis
- Osteochondrosis dissecans
- Pseudarthrose
- Knochentumor
- Auf den Knochen übergreifender Tumor (z. B. Kieferhöhlenkarzinom)
- Basiläre Impression

Die **Angiographie** trägt dazu bei, das wahre Ausmaß einer knöchernen Läsion, insbesondere den parossalen Anteil von Knochentumoren zu erkennen und die lokale Operabilität abzuschätzen.

Indikationen zur Angiographie
- Bösartiger Knochentumor (vor der Operation)
- Osteoid-Osteom
- Osteomyelitis (selten)

Ausdehnung, Lage und Nachbarschaftsbeziehungen pathologischer Hohlräume, die sich nach außen öffnen, werden mit der **Fistulographie** beurteilt. Dazu sondiert man das Ostium mit einem Katheter oder einer Knopfkanüle und instilliert unter leichtem Druck wasserlösliches Kontrastmittel (z. B. Endografin®). Die Fistelöffnung wird mit einem Bleiring markiert. Aufnahmen in zwei Ebenen dokumentieren die Verteilung des Kontrastmittels.

Indikation zur Fistulographie
- Fistelnde Osteomyelitis

6.1.1.6 Arthrographie
Kontrastdarstellung des Gelenkbinnenraums

Die Arthrographie liefert Informationen über Gelenkknorpel, Gelenkhöhle, Gelenkkapsel und Discus articularis (Kiefergelenk) bzw. Menisci (Kniegelenk) sowie über die Lagebeziehung gelenknaher Verkalkungen und Verknöcherungen zum Binnenraum. Die meisten Arthrographien werden am Kniegelenk zum Ausschluß/Nachweis einer Meniskusläsion durchgeführt.

Zunächst wird das Gelenk unter sterilen Kautelen punktiert und – wenn erforderlich – Ergußflüssigkeit entfernt. Den Binnenraum von Schulter- und oberem Sprunggelenk erreicht man am sichersten von ventral, den des Ellenbogen- und Radiokarpalgelenks von dorsal, den des Hüftgelenks von ventral oder lateral und den des Kniegelenks von lateral nach Luxation der Patella. Anschließend werden 2 bis 10 ml wasserlöslichen Kontrastmittels instilliert und, nachdem die Punktionskanüle entfernt ist, durch aktive oder passive Bewegung im Gelenkhohlraum verteilt. Am Knie- und Ellenbogengelenk insuffliert man zusätzlich Luft (max. 60 ml), um eine Darstellung im Doppelkontrast zu erreichen. Unter Durchleuchtung gezielte Aufnahmen bilden die Gelenkhöhle in zwei oder mehr Ebenen und die Knorpeloberfläche tangential ab. Der Kniegelenkspalt wird dabei so weit aufgeklappt, daß die Menisci in allen Abschnitten überlagerungsfrei abgebildet sind.

Wichtige Indikationen zur Arthrographie des Kniegelenks
- Scheibenmeniskus
- Meniskusganglion
- Meniskusruptur
- Degenerative Meniskusläsion
- Osteochondrosis dissecans
- Chondropathia patellae
- *Baker*zyste

6.1.2 Computertomographie

Die Computertomographie liefert Informationen über Lokalisation, Binnenstruktur und Ausdehnung ossärer Läsionen, die das konventionelle Röntgenbild nicht bietet. Als Suchmethode eignet sie sich jedoch nicht, d. h. nur in seltenen Fällen werden mit ihrer Hilfe bis dahin unbekannte Defekte aufgespürt.

Die Skelettelemente werden im CT grundsätzlich bei einem weiten Fenster (1024 HE) und einer der Dichte von Knochen adäquaten Fensterhöhe (ca. + 500 HE), die den Knochen umgebenden Weichteile bei einem mittelweiten Fenster und einer Fensterhöhe von + 50 bis + 60 HE beurteilt. Intravenös appliziertes Kontrastmittel verbessert gelegentlich die Identifikation und Abgrenzung von Tumoren und Abszessen gegenüber der Nachbarschaft. Verbände (auch Gipsschalen) stören bei der Untersuchung nicht. Metallische Implantate, z. B. Endoprothesen, erzeugen hingegen starke Streifenartefakte im umgebenden Gewebe.

Die meisten Computertomogramme des Skeletts dienen dazu, die Ausdehnung von Knochen- und Weichteiltumoren sowie Abszessen zu ermitteln und traumatische Läsionen in der konventionellen Radiographie schwer zugänglichen Regionen zu diagnostizieren. Die CT eignet sich außerdem so gut wie keine andere radiologische Methode, die Größe des Frakturhämatoms zu bestimmen. In jedem CT von Patienten, die an einem bösartigen Tumor leiden, sollten die Knochen auf Metastasen abgesucht werden.

Basis und Dach des **knöchernen Schädels** werden auf horizontalen Tomogrammen (s. 5.1.3) beurteilt. Für die Analyse von Gesichtsschädel und Orbita sind zusätzliche Schnitte in der koronaren Projektion hilfreich.

Wichtige Indikationen zur CT des knöchernen Schädels
- Impressionsfraktur der Schädelkalotte
- Verletzung des Gesichtsschädels
- Tumor der Nasennebenhöhlen/Orbita
- Intraorbitaler Fremdkörper
- Mukozele/Pyozele

Das axiale Schichtbild der **knöchernen Elemente der Wirbelsäule** (zur Aufnahmetechnik s. 5.1.3)

- läßt die Ausdehnung primärer und sekundärer Wirbeltumoren zuverlässig abschätzen,
- verfeinert die Diagnostik traumatischer Wirbelsäulendefekte (z. B. Wirbelbogenfraktur),
- ermöglicht die exakte Lokalisation und Größenbestimmung paravertebraler Abszesse und
- gibt Gelegenheit zur Osteodensitometrie (z. B. bei renaler Osteopathie).

Die CT des **knöchernen Thorax** (zur Aufnahmetechnik s. 1.1.5) dient dem Staging von

- Mediastinaltumoren,
- Bronchialkarzinomen des Lungenmantels,
- Mesotheliomen sowie
- brustwandnahen Metastasen (meist von Bronchial-, Mamma-, Schilddrüsen- und Nierenkarzinomen).

Das **knöcherne Becken** wird vom Unterrand der Symphyse bis zu den Darmbeinkämmen in aneinandergrenzenden Schichten von 8 mm Dicke untersucht.

Wichtige Indikationen zur CT des knöchernen Beckens
- Tumor der Beckenknochen/-weichteile.
- Tumor der parenchymatösen Beckenorgane (zum Ausschluß/Nachweis einer Infiltration der Beckenwand).

- Knöcherne Verletzung (Fraktur der Darmbeinschaufel, des vorderen/ hinteren Darmbeinpfeilers und/oder der Hüftgelenkpfanne. Hüftluxation. Intraartikuläre Knochenfragmente. Sprengung des Ileosakralgelenks).

Die Beurteilung der **Extremitäten** im CT setzt den Vergleich mit der Gegenseite voraus. Die Arme werden während der Untersuchung entweder eng an den Körper angelegt oder gestreckt über den Kopf erhoben, die Beine geschlossen und flach auf der Tischplatte gelagert.

Wichtige Indikationen zur CT der Extremitäten
- Knochentumor (z. B Osteosarkom).
  Tumorrezidive werden durch die vergleichende Betrachtung prä- und posttherapeutischer Computertomogramme früher und zuverlässiger erfaßt als in der konventionellen radiologischen Verlaufskontrolle.
- Weichteiltumor (z. B. Liposarkom)
- Osteochondrosis dissecans

Das CT eignet sich auch zur Messung des Antetorsionswinkels des Schenkelhalses und des Schienbeintorsionswinkels.

6.2 Erhebung und Deutung krankhafter Befunde

6.2.1 Typische krankhafte Befunde im konventionellen Röntgenbild

Das konventionelle Röntgenbild ermöglicht die Lokalisation, Struktur- und Formanalyse ossärer Läsionen und der erkrankten Skelettelemente. Man unterscheidet zwischen solitären und multiplen Läsionen; von letzteren können ein einziger Knochen (monostotischer Sitz), mehrere Knochen (polyostotischer Sitz) oder das ganze Skelett (Generalisation) betroffen sein. Die typischen Lokalisationen krankhafter Prozesse am Röhrenknochen zeigt Abb. 6.1.

Die **Strukturanalyse** des kranken Knochens gibt Auskunft über:

- Integrität von Spongiosa und Kortikalis
- Musterung (Anordnung der Bälkchen) der Spongiosa
- Konturierung von Spongiosa und Kortikalis
- Dichte von Spongiosa und Kortikalis
- Dicke der Kortikalis

Die Kortikalis der Röhrenknochenschäfte wird auch Kompakta genannt. Das gesunde Periost ist im Röntgenbild nicht sichtbar. Die erkrankte Knochenhaut wird auf

6.2 Erhebung und Deutung krankhafter Befunde

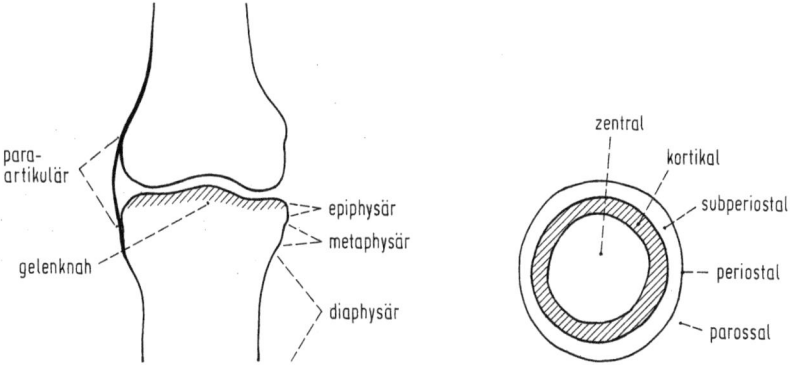

Abb. 6.1. Typische Lokalisationen ossärer Läsionen in der Längs- (links) und Querachse (rechts) des Röhrenknochens

- Form
- Binnengliederung
- Dicke
- Dichte und
- Lagebeziehung zur Kortikalis überprüft.

Die **Formanalyse** einer ossären Läsion gibt Auskunft über:

- Größe
- Gestalt
- Begrenzung und
- begleitende Weichteilprozesse

Vom erkrankten Knochen werden Länge, Breite, Form und ggf. Knochenalter registriert, von den angrenzenden Gelenken die Form der artikulierenden Skelettelemente, die Konturen der Grenzflächen, die Form und Breite des röntgenologischen Gelenkspalts und die Röntgendichte der paraartikulären Weichteile.

6.2.1.1 Läsionen des knöchernen Schädels

Am durchschnittlich großen Schädel stehen größter Transversal- und größter Sagittaldurchmesser im Verhältnis von 3:4. Wenn der Quotient 75 v. H. überschreitet, diagnostiziert man Kurzschädel (**Brachyzephalie**), wenn er unter diesem Wert liegt, Langschädel (**Dolichozephalie**). Für den kurzen Schädel ist der vorzeitige Schluß der Koronar- oder Lambdanaht, für den langen Schädel der vorzeitige Schluß der Pfeilnaht verantwortlich. Die Schädelnähte sind in der Regel mit Beginn des 14. Lebensjahres fest. Später verknöchern sie meist partiell. Einseitig vorzeitiger Schluß der Koronarnaht führt zum Schiefkopf (**Plagiozephalie**). Wenn Koronar- und Lambdanaht zugleich vorzeitig schließen, nimmt der knöcherne Schädel Turmform (**Turrizephalie**, z. B. bei M. *Crouzon*) an. Falls sich sämtliche Nähte und die Fontanellen vorzeitig schließen, wird der Schädel klein (**Mikrozephalie**) und spitz (**Oxyzephalie**).

Die isolierte Verbreiterung einer Schädelnaht ist in der Regel auf eine traumatische Nahtlockerung oder -sprengung zurückzuführen. Erweiterung aller Suturen wird nur im Kindesalter beobachtet; sie weist auf erhöhten intrakraniellen Druck (z. B. durch Hydrozephalus) hin.

- **Umschriebene Vertiefung der Schädelkalotte**
  Impressionsfraktur
- **Umschriebene Vorwölbung der Schädelkalotte**
  Hämangiom. Meningeom. Osteom. Osteochondrom. (Enzephalo)meningozele. Fibröse Dysplasie.

Das Schädeldach ist durchschnittlich 5 mm dick und dreischichtig aufgebaut: Die aus kompaktem Knochen bestehenden Tabula externa und Tabula interna umhüllen die spongiöse Diploe. Im seitlichen Strahlengang sind Stirn- und Hinterhauptsbein transparenter als Scheitel- und Schläfenbein. Die Hirnwindungen bilden sich an der Tabula interna als rundliche Aufhellungen (*Impressiones digitatae*) ab, die Hirnfurchen werden durch schmale streifige Verdichtungen (*Juga cerebralia*) markiert.

Fleckige Aufhellungen der Schädelkalotte *ohne Krankheitswert* werden hervorgerufen durch:

- Foveolae granulares (*Pacchioni*sche Granulationen): Sie werden vom 10. Lebensjahr an in der Tabula interna nachgewiesen, sind durch die Einmündung von Gefäßkanälen (der Diploevenen) charakterisiert und werden überwiegend an den Stirn- und Scheitelbeinen beobachtet.
- Emissarien: Sie durchsetzen sämtliche Schichten der Kalotte. Das Emissarium occipitale liegt auf der Protuberantia occipitalis externa, das Emissarium parietale neben der Pfeilnaht und das Emissarium mastoideum an der Wurzel des Warzenfortsatzes.

Streifige Aufhellungen der Schädelkalotte *ohne Krankheitswert* werden hervorgerufen durch:

- Kanäle der A. meningea media und ihrer Verzweigungen: Sie verjüngen sich in der Peripherie.
- Kanäle der Diploevenen: Sie bilden im typischen Fall am Scheitelbein eine sternförmige Aufhellungsfigur.
- Knochenfurchen der Hirnsinus

Frakturlinien unterscheiden sich von den Gefäßkanälen der Schädelkalotte durch:

6.2 Erhebung und Deutung krankhafter Befunde

- Intensiver gesteigerte Knochentransparenz
- Meist geraden Verlauf
- Meist fehlende Verzweigung

Der Luftgehalt und damit die Transparenz der Schläfenbeine variieren stark. Wenn die Pneumatisation gehemmt ist, enthält der Warzenfortsatz viel spongiösen bzw. kompakten Knochen und nur wenige lufthaltige Zellen. Andererseits werden lufthaltige Hohlräume auch in der Squama temporalis, im Processus zygomaticus und in der Felsenbeinpyramide beobachtet.

Die Schädelkalotte ist bei Osteogenesis imperfecta verschmälert, bei M. *Paget*, Akromegalie und Osteopetrose verdickt. Die umschriebene Verbreiterung des Stirnbeins ist typisch für Hyperostosis frontalis interna.

Der dreischichtige Aufbau der Schädelkalotte geht beim Hyperparathyreoidismus durch Verminderung, bei der Osteopetrose durch Vermehrung der Knochendichte verloren.

- **Generell herabgesetzte Dichte des knöchernen Schädels**
  Osteogenesis imperfecta
- **Solitäre Aufhellung des knöchernen Schädels**
  Fraktur. Knochendefekt nach Trepanation. Osteolytische Metastase. Dermoid bzw. Epidermoid (Sklerosesaum obligat!). Eosinophiles Granulom. Hämangiom.
- **Multiple Aufhellungen des knöchernen Schädels**
  Chronische Osteomyelitis. Plasmozytom. Multiple osteolytische Knochenmetastasen. Osteodystrophia fibrosa generalisata. Fibröse Dysplasie (zystoide Form). M. *Paget* im Frühstadium (Osteoporosis circumscripta). Histiocytosis X. Lückenschädel (nur bei Säuglingen).
- **Solitäre Verdichtung des knöchernen Schädels**
  Meningeom. Osteom. Osteochondrom.
- **Multiple Verdichtungen des knöchernen Schädels**
  M. *Paget* im Spätstadium. Fibröse Dysplasie. Multiple osteoplastische Knochenmetastasen.

Die Strahlentransparenz des Schädels wird häufig an einer oder mehreren Stellen durch **intrakranielle Verdichtungen (Verkalkungen)** herabgesetzt. Sofern sie anatomisch regelrecht lokalisiert werden können, besitzen Verkalkungen von

- Glandula pinealis
- Habenula
- Plexus chorioidei
- Falx cerebri und
- Ligg. petrosellaria

keinen Krankheitswert (von dieser Regel sind Verkalkungen eines Pinealoms, Falxmeningeoms oder Plexuspapilloms ausgenommen). An anderer Stelle nachweisbare Verkalkungen gelten als pathologisch. Ihr differentialdiagnostisches Spektrum umfaßt:

- Kongenitale Erkrankungen: Tuberöse Hirnsklerose, *Sturge-Weber-Syndrom*.
- Entzündungen: Tuberkulöse (Meningo)enzephalitis, Abszeß.
- Parasitosen: Toxoplasmose, Zystizerkose.
- Gefäßerkrankungen: Arteriosklerose (besonders häufig sind auf die Sella projizierte Verkalkungen), arteriovenöses Angiom, Aneurysma, chronisches subdurales Hämatom.
- Neubildungen: Meningeom, Oligodendrogliom, Ependymom, Kraniopharyngeom, Balkenlipom.
- Strahlennekrose

Die **Sella turcica** erscheint im streng seitlichen Röntgenbild als annähernd halbmondförmige Aufhellung. Sie ist auf drei Seiten – nach vorn durch das Tuberculum sellae, nach unten durch den vom Keilbeinkörper gebildeten Boden und nach hinten durch das Dorsum sellae – glatt begrenzt. Nach oben fehlt eine knöcherne Begrenzung; die Processus clinoidei antt. et postt. können jedoch so eng benachbart bzw. durch eine ossäre Brücke („Brückensella") miteinander verbunden sein, daß das Lager der Hypophyse allseits knöchern begrenzt ist. Die Sella turcica ist gewöhnlich 12 bis 15 mm lang, 12 bis 16 mm breit und 9 bis 12 mm tief.

- **Globale Erweiterung (sog. Ballonierung) der Sella**
  Intrasellärer Tumor (z. B. chromophobes Hypophysenadenom). Dysostosis multiplex *Pfaundler-Hurler*.
- **Einseitige Erweiterung der Sella**
  Großes Aneurysma. Tumor des N. opticus.
- **Vertiefung des Sellabodens**
  Intrasellärer Tumor
- **Abflachung des Sellabodens**
  Extrasellärer Tumor. Hydrozephalus.
- **Verdünnung des Sellabodens**
  Intrasellärer Tumor. Extrasellärer Tumor.
- **Zerstörung des Sellabodens**
  Destruierender Tumor von Naso- oder Epipharynx. Keilbeinhöhlenkarzinom.
- **Destruktion des Dorsum sellae**
  Suprasellärer Tumor (z. B. Kraniopharyngeom). Erhöhter intrakranieller Druck.

Gesunde **Nasennebenhöhlen** sind vollkommen transparent. Sie sind knöchern allseits glatt begrenzt und häufig septiert. Größe und Form variieren erheblich.

- **Diffuse Verdichtung einer Nasennebenhöhle**
  Sinusitis. Zustand nach operativem Eingriff. Mukozele/Pyozele. Tumor (z. B. Kieferhöhlenkarzinom).

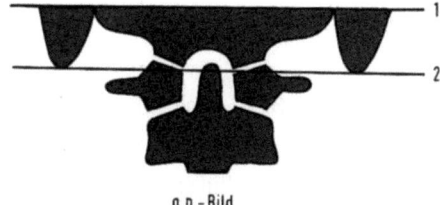

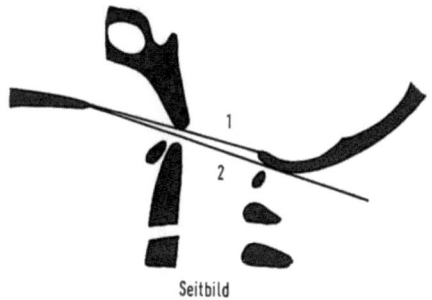

Abb. 6.2. Meßlinien am kraniozervikalen Übergang
Im a.p.-Bild:
1. Biventerlinie, 2. Bimastoidlinie
Im Seitbild:
1. Palatookzipitallinie,
2. Palatosubokzipitallinie

- *Bimastoidlinie:*
  Verbindung zwischen den Spitzen der Warzenfortsätze.

Meßlinien im Seitbild
- *Palatookzipitallinie:*
  Verbindung zwischen dem Hinterrand des harten Gaumens und dem Hinterrand des Foramen magnum.
- *Palatosubokzipitallinie:*
  Verbindung zwischen dem Hinterrand des harten Gaumens und dem tiefsten Punkt der Hinterhauptsschuppe.

6.2.1.2 Läsionen des Achsen, Thorax- und Beckenskeletts

Das **Achsenskelett** setzt sich aus 24 freien (7 Hals-, 12 Brust-, 5 Lendenwirbel) und 9 bis 10 verschmolzenen (5 Kreuzbein-, 4 bis 5 Steißbeinwirbel) Wirbeln zusammen. Die am zervikothorakalen, thorakolumbalen und lumbosakralen Übergang gelegenen Wirbel können ganz oder teilweise die morphologischen Charakteristika der Wirbel der Nachbarregion haben (sog. Übergangswirbel, s. 6.3.4.1).

Während im ventrodorsalen Bild das gesamte Achsenskelett überblickt werden kann, sind in der seitlichen Aufnahme der 7. Hals- und die beiden

6.2 Erhebung und Deutung krankhafter Befunde

- **Wandständige Verdichtung einer Nasennebenhöhle**
  Sinusitis. Polyp. Osteom.
- **Spiegel in einer Nasennebenhöhle**
  (Meist akute) Sinusitis. Frisches Hämatom (z. B. nach Orbitafraktur).

Der gesunde, regelrecht pneumatisierte **Warzenfortsatz** ist vollkommen transparent, die knöchernen Septen zwischen den Cellulae mastoideae sind scharf konturiert. Bei der Auswertung der *Schüller*-Aufnahme orientiert man sich am Kieferköpfchen. Die dorsal davon gelegene runde Aufhellung entsteht durch die aufeinander projizierten Gehörgänge. Dahinter liegen Antrum und Cellulae mastoideae. Die *Mayer*-Aufnahme zeigt von unten nach oben den Attikus, den äußeren Gehörgang, die Paukenhöhle und das Antrum mastoideum

- **Verdichtung der Cellulae mastoideae**
  Mastoiditis. Pneumatisationshemmung.
- **Aufhellung der Cellulae mastoideae**
  Cholesteatom. Zustand nach Antrotomie.

Die *Stenvers*-Aufnahme bildet die **Pyramide** bis zur Spitze ab. Die Pyramidenoberkante wird durch die Eminentia mediana wellig aufgeworfen, bleibt dabei jedoch glatt konturiert. Der innere Gehörgang ist etwa 10 mm lang und 3 mm weit, er hat glatte Wände und wird im labyrinthnahen Abschnitt durch die deutlich erkennbare Crista transversa zweigeteilt. Wenn der innere Gehörgang der erkrankten Seite um zwei oder mehr Millimeter weiter ist als der kontralaterale, darf auf ein Akustikusneurinom als Ursache geschlossen werden.

Das **Foramen opticum** besitzt einen Durchmesser von 5 mm. Es liegt kranial und medial der Fissura orbitalis superior.

- **Vergrößerung des Foramen opticum**
  Tumor des Chiasma opticum/N. opticus. Chronisch erhöhter intrakranieller Druck (z. B. bei Hydrozephalus).
- **Zerstörung der knöchernen Wand des Foramen opticum**
  Raumfordernder Prozeß der Orbita. Optikusgliom.

Die Beurteilung des **kraniozervikalen Übergangs** wird durch Hilfslinien erleichtert (Abb. 6.2). Sie dienen dazu, die räumliche Beziehung des Dens axis zur hinteren Schädelgrube zu quantifizieren; dadurch wird die Diagnose der basilären Impression erleichtert. Im Regelfall erreicht die Spitze des Dens axis die Ebene des großen Hinterhauptslochs sowie die Biventerlinie nicht; die Bimastoidlinie überragt sie um maximal 10, die Palatookzipital- um maximal 3 und die Palatosubokzipitallinie um maximal 5 mm.

Meßlinien im a.p.-Bild
- *Biventerlinie:*
  Verbindung zwischen den Einsenkungen medial der Warzenfortsätze.

6.2 Erhebung und Deutung krankhafter Befunde

oberen Brustwirbel oft erheblich von Schulterweichteilen überlagert und daher kaum zuverlässig beurteilbar. Diskrete Läsionen von Kreuz- und Steißbein können unerkannt bleiben, da die Region von gashaltigem Darm überlagert wird.

Die Achse der gesunden Wirbelsäule verläuft im a.p.-Bild streng gerade; die Dornfortsätze weichen aus der Mediansagittalen nicht ab. In der Frontalebene sind HWS und LWS nach ventral (physiologische Lordose), BWS und Kreuz-Steißbein nach dorsal konvex gekrümmt (physiologische Kyphose). LWS und Kreuzbein bilden einen nach dorsal offenen Winkel von etwa 130°. Wenn die Basis des Kreuzbeins annähernd horizontal steht und so der Lumbosakralwinkel auf etwa 90° schrumpft, liegt ein Sacrum acutum vor.

Fixierte Abweichung der Wirbelsäulenachse aus der Mediansagittalen: **Skoliose**.

- **Knickbildende Skoliose**
  Verletzungsfolge. Zustand nach Spondylitis. Wirbeltumor.
- **Bogige Skoliose**
  Angeborene Fehlbildung. Neurofibromatose *Recklinghausen*. Rachitis. Osteodystrophia fibrosa generalisata. Zur Kompensation eines Beckenschiefstands.

Die Wirbelsäule kann kleinbogig, großbogig oder in Form eines S gekrümmt sein. Die Verbiegung ist häufig mit einer Verdrehung (Torsion) der Wirbel kombiniert. An der Konkavseite der Krümmung sind die Wirbelkörper oft erniedrigt und tragen Spondylophyten. Die Neigung des Scheitelwirbels (am Krümmungsmaximum gelegener Wirbel) gegenüber dem Neutralwirbel (am Ende der Krümmung gelegener Wirbel) liefert den Skoliosewinkel.

Fixierte, das physiologische Maß überschreitende nach dorsal konvexe Verkrümmung der ganzen oder eines Abschnitts der Wirbelsäule: **Kyphose**.

- **Knickbildende Kyphose (Gibbus)**
  Kongenitaler Keilwirbel. Zustand nach Hyperflexionsfraktur. Zustand nach Spondylitis. Wirbeltumor.
- **Großbogige Kyphose**
  Achondroplasie. Osteogenesis imperfecta. M. *Scheuermann*. Spondylarthritis ankylopoietica (M. *Bechterew*). Osteoporose.

Die **Steilstellung** eines Wirbelsäulenabschnitts ist Ausdruck der bei Verletzungen und Entzündungen der Wirbelsäule sowie beim Bandscheibenvorfall typischen reflektorischen Schonhaltung.

Der intakte **Wirbelkörper** ist weniger hoch als tief und breit; sämtliche Grenzflächen sind angedeutet konkav. Der 5. Lendenwirbelkörper besitzt in der Regel leichte Keilform.

- **Abnorm große Wirbelkörper**
  M. *Paget*
- **Abnorm hohe Wirbelkörper**
  Marfan-Syndrom. Akromegalie.
- **Abnorm flache Wirbelkörper (Flachwirbel, Platyspondylie)**
  Zustand nach Kompressionsfraktur (Trauma, Osteolyse). Vertebra plana *Calvé*. Zustand nach Spondylitis. Osteoporose.
- **Abnorm breite Wirbelkörper**
  Zustand nach Kompressionsfraktur. Achondroplasie. Osteogenesis imperfecta. Akromegalie.

Plumpe Wirbelrudimente werden je nach Größe als **Viertel- oder Halbwirbel**, mediansagittal gespaltene Wirbel als **Schmetterlingswirbel** bezeichnet. Benachbarte Wirbel, die mit ihren Körpern und/oder Bögen verschmelzen, bilden einen partiellen/kompletten **Blockwirbel**. Die ventrale Grenzfläche eines Blockwirbels ist stark konkav. Der angeborene Blockwirbel besitzt homogene, der durch Trauma oder Spondylitis erworbene Blockwirbel unregelmäßige Binnenstruktur.

- **Wirbel mit abnorm niedriger ventraler Grenzfläche (Keilwirbel)**
  Angeborene Anomalie. Zustand nach Kompressionsfraktur. Osteoporose. M. *Scheuermann*.
  Der durch eine Kompressionsfraktur entstandene Keilwirbel zeichnet sich gelegentlich durch einen Knochenschnabel an der Spitze der Deckplatte aus.
- **Wirbel mit konkaven Abschlußplatten und schmaler Taille (Fischwirbel)**
  Osteoporose. Osteomalazie. Osteodystrophia fibrosa generalisata.
- **Wirbel mit konvexen Abschlußplatten**
  Dysostosis multiplex *Pfaundler-Hurler*
- **Wirbel mit planer (Kastenwirbel) oder konvexer (Tonnenwirbel) ventraler Grenzfläche**
  M. *Bechterew*

Der intakte Wirbelkörper besitzt glatte Abschlußplatten. Halbkreisförmige, von einem zarten Sklerosesaum umgebene Defekte der Grund- und Deckplatten (*Schmorl*sche Knötchen) weisen auf M. *Scheuermann*, wellige oder zackige Konturen auf M. *Scheuermann* und Spondylitis, unscharfe und zerklüftete Konturen (evtl. in Verbindung mit einem Substanzdefekt des Wirbelkörpers) auf Spondylitis und Wirbeltumor hin. Ein Spalt an der Spitze der Deckplatte ist in den meisten Fällen entweder mit inkompletter Verschmelzung (die persistierende Apophyse ist rundlich und homogen binnenstrukturiert) oder mit einem Trauma (das Fragment ist häufig spitz und an den Rändern verdichtet, der Wirbelkörper zum Keil deformiert) zu erklären.

Die **knöchernen Appositionen** des Wirbelkörpers unterscheiden sich nach Form und Wachstumsrichtung (Abb. 6.3).

6.2 Erhebung und Deutung krankhafter Befunde

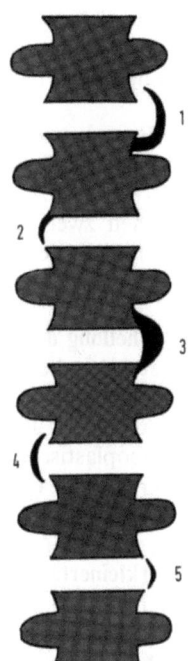

Abb. 6.3. Knöcherne Appositionen am Wirbelkörper:
1. Spondylophyt, 2. Syndesmophyt, 3. Mixtaosteophyt,
4. Parasyndesmophyt, 5. Schaltknochen

- **Knapp unter bzw. über der Abschlußplatte entspringende, zunächst horizontal, dann vertikal verlaufende Anlagerung (Spondylophyt):**
  Spondylosis deformans. Verletzungsfolge.
  Wenn von benachbarten Wirbeln ausgehende Spondylophyten verschmelzen, bilden sie einen Winkel. Besonders breite, die Wirbelkörper ventral und lateral verzahnende Knochenspangen kennzeichnen die Spondylosis hyperostotica *Forestier*.
- **Am Intervertebralraum entspringende, der Längsachse folgende flachbogige Anlagerung (Syndesmophyt):**
  M. *Bechterew*. Chronische Polyarthritis. Ochronose.
  Syndesmophyten sind weniger schattendicht als Spondylophyten. Multiple bilaterale überklammernde Spondylophyten erzeugen das Bild des „Bambusstabs" (typischer Befund beim fortgeschrittenen M. *Bechterew*).
- **Knöcherne Apposition mit den typischen Merkmalen von Spondylo- und Syndesmophyt (Mixtaosteophyt):**
  Kombination einer entzündlichen mit einer degenerativen Erkrankung der Wirbelsäule.
- **Lateral vom Zwischenwirbelraum (a.p.-Bild!) lokalisierte Knochenspange, die höchstens zu einem Wirbelkörper Kontakt hat (Parasyndesmophyt):**
  Arthritis psoriatica. *Reiter*-Syndrom.

- **Ventral des Zwischenwirbelraums (Seitbild!)** lokalisierte kraniokaudal orientierte kommaförmige Verdichtung ohne Wirbelkontakt (Schaltknochen): Spondylosis deformans.

Die **Bogenwurzeln** sind im a.p.-Bild als annähernd ringförmige Schatten in Projektion auf die seitlichen Partien des Wirbelkörpers zu erkennen. Ihr Zentrum besitzt die Dichte und Struktur von Spongiosa. Der Abstand zwischen zwei gegenüberliegenden Bogenwurzeln (sog. Interpedikulardistanz) ist an der HWS und LWS (ca. 30 mm) größer als an der BWS (ca. 20 mm).

- **Aufhellung der Bogenwurzel**
  Osteolytische Metastase.
  Beim Plasmozytom sind die Bogenwurzeln in aller Regel **nicht** destruiert.
- **Verdichtung der Bogenwurzel**
  Osteoplastische Metastase. Osteoid-Osteom. Osteoblastom.
- **Vergrößerte Interpedikulardistanz**
  Raumfordernder Prozeß im Wirbelkanal.
  Zugleich kann die mediale Kontur der Bogenwurzel(n) abgeflacht sein.
- **Verkleinerte Interpedikulardistanz**
  Achondroplasie. M. *Paget*.

Die **kleinen Gelenke** der Hals- und Brustwirbel werden am besten im Seitbild, die der Lendenwirbel im a.p.- oder Schrägbild beurteilt.

- **Verschmälerter Gelenkspalt der kleinen Wirbelgelenke**
  Spondylarthrose
- **Ankylose der kleinen Wirbelgelenke**
  M. *Bechterew*

Schrägaufnahmen der LWS zeigen die sog. *Lachapèle*sche Hundefigur. Mit ihrer Hilfe können die Fehlbildungen des zwischen dem oberen und unteren Gelenkfortsatz gelegenen Isthmus des Wirbelbogens zuverlässig beurteilt werden (Abb. 6.4):

- **Verlängerter und verschmälerter Isthmus („Hund mit langem schmalem Hals")**
  Interartikulardysplasie
- **Gespaltener Isthmus („Hund mit Halsband")**
  Spondylolyse

Die **Dornfortsätze** projizieren sich im ventrodorsalen Strahlengang auf das Zentrum des Wirbelkörpers. Sie erscheinen als rund-ovaläre (an der HWS) bzw. spindelförmige (an der BWS und LWS) Verdichtungen mit kompaktem Randsaum, deren Spitze an bzw. unter der Grundplatte des Wirbelkörpers liegt. Intakte Dornfortsätze berühren sich nicht.

6.2 Erhebung und Deutung krankhafter Befunde

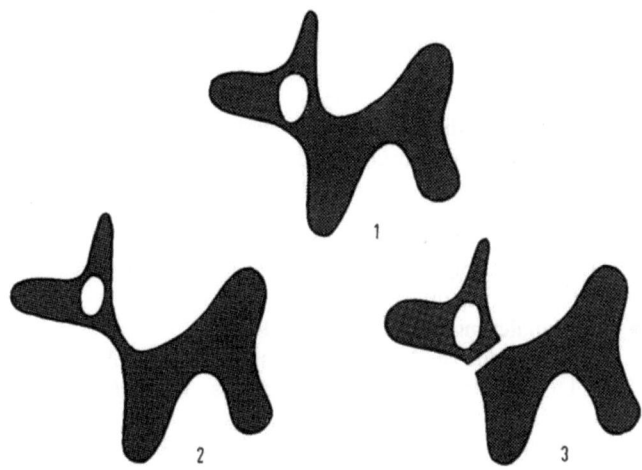

Abb. 6.4. Der Wirbelbogen in der *Lachapèle*schen Hundefigur 1. Normalbefund, 2. Verlängerter und verschmälerter Isthmus („Hund mit langem schmalem Hals"), 3. Gespaltener Isthmus („Hund mit Halsband")

- **Gabelung des Dornfortsatzes**
  Anomalie ohne Krankheitswert
- **Längsgerichteter Spalt in der Mitte des Dornfortsatzes**
  Spina bifida (s. 5.3.2.1). Manchmal erstreckt sich die Aufhellung bis in den Wirbelbogen.
- **Knöcherner Kontakt zwischen den Dornfortsätzen**
  Baastrup-Syndrom

Der gesunde **Wirbelkörper** besitzt eine homogene spongiöse Binnenstruktur und einen allseits glatt konturierten Kompaktarahmen.

- **Mehr oder weniger gleichmäßig verdichteter Wirbelkörper**
  Osteoplastische Metastase(n). Selten M. *Paget*, malignes Lymphom des Knochens und Zustand nach Spondylitis tuberculosa.
  Ein Wirbel mit komplett sklerosierter Spongiosa wird Elfenbeinwirbel genannt.
- **Wirbel mit dichtem und breitem Rahmen**
  M. *Paget*. Altersosteoporose.
- **Wirbel mit abschlußplattennahen Querstreifen**
  Osteopetrose. Osteodystrophia fibrosa generalisata.
- **Wirbel mit multiplen zarten Längsstreifen**
  Hämangiom
- **Homogen heller Wirbelkörper**
  Osteogenesis imperfecta. Osteoporose. Osteomalazie. Osteodystrophia fibrosa generalisata.

- **Wirbelkörper mit fleckig aufgehellter Binnenstruktur**
  Osteolytische Metastase(n). Plasmozytom. Aneurysmatische Knochenzyste. Spondylitis.

Der **Intervertebralraum** besitzt Weichteildichte. Seine kraniokaudale Ausdehnung beträgt durchschnittlich 25% der Höhe des zugehörigen Wirbelkörpers.

- **Streifige Aufhellung im Intervertebralraum**
  Vakuumphänomen (durch Lufteinschluß in der Zwischenwirbelscheibe) bei Chondrosis intervertebralis.
- **Verschmälerung des Intervertebralraums**
  (Osteo)chondrosis intervertebralis. Zustand nach operativer Entfernung des Discus intervertebralis. Spondylitis. M. *Bechterew*. M. *Scheuermann*.
- **Verbreiterung des Intervertebralraums**
  Osteoporose (in der Nachbarschaft von Fischwirbeln). Zustand nach Wirbelkörperkompressionsfraktur. Vertebra plana *Calve*. Osteogenesis imperfecta. Akromegalie.

Die Foramina intervertebralia der HWS werden im Schräg-, die der BWS und LWS im Seitbild beurteilt. Sie sind rund oder oval und allseits glatt konturiert. Das oberste Zwischenwirbelloch liegt zwischen Axis und 3. Halswirbelkörper.

- **Verengung des Foramen intervertebrale**
  Spondylarthrose (von dorsal). Unkovertebralarthrose (von ventral). Spondylolisthesis. Verletzungsfolge. M. *Paget*. Akromegalie. Tumor des Wirbelbogens.
- **Erweiterung des Foramen intervertebrale**
  Neurinom. Osteolytische Metastase. Chordom.

Die **Beweglichkeit** der Wirbelsäule wird durch die quantitative Auswertung von Funktionsaufnahmen ermittelt. Dabei kann man sowohl die großen Abschnitte des Achsenskeletts als auch einzelne Segmente analysieren. Die HWS kann gewöhnlich um 45° gebeugt und um 50 bis 60° gestreckt, die BWS um 50° gebeugt und kaum gestreckt und die LWS um 15° gebeugt und 50° gestreckt werden. Sowohl HWS als auch LWS können um jeweils etwa 35° zur Seite geneigt werden. Wenn die Wirbelverbindung blockiert ist, behalten die benachbarten Wirbel ihre Lagebeziehung in allen Funktionsstellungen bei, wenn sie gelockert ist, verschieben sie sich gegeneinander. Angedeutete Stufen zwischen den Vorder- bzw. Hinterkanten der Halswirbelkörper bei starker Flexion bzw. Extension gelten als physiologisch. Der atlantoaxiale Gelenkspalt ist häufig diskret asymmetrisch. Der Abstand zwischen der Hinterkante des vorderen Atlasbogens und der Vorderkante des Dens axis beträgt beim gesunden Erwachsenen 2 mm. Eine atlantodentale Distanz von mehr als 3 mm wird vorwiegend bei chronischer Polyarthritis sowie als Verletzungsfolge und z. B. bei Dysostosis multiplex *Pfaundler-Hurler* beobachtet.

Der **paravertebrale Weichteilschatten** ist links meist deutlicher erkennbar als rechts und zwischen 8 und 15 mm breit. Seine umschriebene Verbreiterung (und Verdichtung) weist auf

- Hämatom
- Abszeß oder
- Neoplasma hin.

Im Röntgenbild ist nur der knöcherne Anteil der **Rippen** direkt beurteilbar. Der knorpelige ventrale Abschnitt wird mit zunehmendem Alter häufig durch Verkalkungen bzw. Verknöcherungen markiert. Dorsal verlaufen die Rippen schräg von mediokranial nach laterokaudal, ventral etwas steiler von laterokranial nach mediokaudal. Die Knorpelknochengrenze liegt medial der Medioklavikularlinie. Der Oberrand der 1. Rippe wird durch einen Höcker für den Ansatz des M. scalenus ant. aufgeworfen.

- **Kerben an der Unterkante der dorsalen Rippenanteile**
  Aortenisthmusstenose. Aortenbogen-Syndrom. *Fallot*sche Tetralogie.
- **Kerben an der Oberkante der Rippe**
  Neurofibromatose *Recklinghausen*
- **Umschriebene spindelförmige Auftreibung der Rippe**
  Knöchern konsolidierte Fraktur. Rachitis. Fibröse Dysplasie.

Der Spalt des **Sakroiliakalgelenks** verläuft schräg von dorsomedial nach ventrolateral. Die Übersichtsaufnahme des knöchernen Beckens bildet nur den ventralen Anteil des Gelenkspalts regelmäßig in voller Breite ab.

- **Kombination von Aufhellungen und Verdichtungen an den Rändern des Sakroiliakalgelenks**
  M. *Bechterew*. Arthritis psoriatica. *Reiter*-Syndrom. Chronische Polyarthritis. Arthritis bei M. *Crohn* und Colitis ulcerosa. Infektiöse Sakroiliitis.

Der vordere **Darmbeinpfeiler** ist kräftiger als der hintere, reicht jedoch weniger weit nach kaudal. Deshalb steht der Vorderrand der Hüftpfanne etwas höher als der Hinterrand. Die Hüftpfanne wird medial von einem Knochenzapfen (*Köhler*sche Tränenfigur) begrenzt; sein Querdurchmesser entspricht der Dicke des Pfannenbodens.

Der **Symphysenspalt** ist maximal 6 mm breit und glatt begrenzt.

- **Erweiterung des Symphysenspalts**
  Angeborene Anomalie. Traumatische Symphysenruptur.
  Bei Multiparae stellt man häufig eine diskret erweiterte, asymmetrische Schambeinfuge fest.
- **Dekonturierung des Symphysenspalts**
  Osteomyelitis. Tuberkulose. Symphysitis bei M. *Bechterew*. Gelenkverschleiß.

6.2.1.3 Läsionen der knöchernen Extremitäten

Das Längenwachstum der Mädchen endet in der Regel im Alter zwischen 16 und 18, das der Jungen im Alter zwischen 18 und 20 Jahren. Zu diesem Zeitpunkt sind die Epiphysenfugen geschlossen. Auf dem radiologischen Nachweis sekundärer Ossifikationszentren und der Fusion von Meta- und Epiphysen basiert die Berechnung des sog. **Knochenalters**. Ossifikationstabellen erleichtern die Auswertung der Röntgenbilder des reifenden Skeletts; routinemäßig wird die linke Hand beurteilt.

Die Verknöcherung der Mittelhandknochen ist im Alter zwischen 16 und 17, die der Finger mit 17 bis 18 Jahren abgeschlossen. Phalangen, Metakarpalia und Metatarsalia besitzen eine, Radius, Ulna, Tibia, Fibula und Femur zwei und der Humerus drei Epiphysen.

Ossifikation des Handskeletts

Beginn der Ossifikation

		männl. Geschlecht	weibl. Geschlecht
Handwurzel	Os capitatum	im 4. Monat	im 3. Monat
	Os hamatum	im 5. Monat	im 3. Monat
	Os triquetrum	mit 2½ Jahren	mit 2¼ Jahren
	Os lunatum	mit 3¾ Jahren	mit 3 Jahren
	Os multang. majus	mit 6 Jahren	mit 4¼ Jahren
	Os multang. minus	mit 6 Jahren	mit 4¼ Jahren
	Os naviculare	mit 5¾ Jahren	mit 4½ Jahren
	Os pisiforme	mit 12 Jahren	mit 9 Jahren
Mittelhand	Os metacarpale I	mit 3 Jahren	mit 1¾ Jahren
	Os metacarpale II	mit 1¾ Jahren	mit 13 Monaten
	Os metacarpale III	mit 1¾ Jahren	mit 14 Monaten
	Os metacarpale IV	mit 2 Jahren	mit 16 Monaten
	Os metacarpale V	mit 2¼ Jahren	mit 12 Monaten
Finger	Grundphalanx I	mit 3 Jahren	mit 1¾ Jahren
	Grundphalanx II–IV	mit 18 Monaten	mit 11 Monaten
	Grundphalanx V	mit 2 Jahren	mit 15 Monaten
	Mittelphalanx II–IV	mit 2 Jahren	mit 16 Monaten
	Mittelphalanx V	mit 3¾ Jahren	mit 2¼ Jahren
	Endphalanx I	mit 1¾ Jahren	mit 13 Monaten
	Endphalanx III, IV	mit 2½ Jahren	mit 1¾ Jahren
	Endphalanx II, V	mit 3½ Jahren	mit 2 Jahren

- **Verzögertes Knochenwachstum**
  M. *Cushing*. Hyperkortizismus. Hypothyreose. Hypopituitarismus. D-Hypervitaminose. *Turner*-Syndrom. *Marfan*-Syndrom. Zyanotischer Herzfehler. Juveniler Diabetes mellitus. Nephrose.

Die **Hypoplasie** (Verkürzung bzw. Verschmächtigung) eines Einzelknochens kann (z. B. im Rahmen einer Neurofibromatose) anlagebedingt oder durch langdauernde Inaktivität, Verletzung der Epiphysenfuge oder Bestrahlung verursacht sein.

- **Beschleunigtes Knochenwachstum**
Eosinophiles Hypophysenadenom. Pubertas praecox. *Klinefelter*-Syndrom.

Bei primordialer Nanosomie ossifizieren die Skelettelemente regelrecht. Disproportionierter Minderwuchs wird bei Chondrodystrophie, Dysostosis multiplex *Pfaundler-Hurler*, Osteogenesis imperfecta und renaler Rachitis beobachtet. Bei isoliertem Gigantismus eines oder mehrerer Finger bzw. Zehen oder eines Arms bzw. Beins sind sowohl Knochen als auch Weichteile hypertrophiert. Die Skelettelemente der von einem *Klippel-Trenaunay*-Syndrom (s. 2.3.2.1) betroffenen unteren Extremitäten sind verlängert.

Form und Kontur des Knochens werden durch Verbiegung, Auftreibung, Kompression, Fragmentation, umschriebene Anlagerung und randständige Defekte (Abb. 6.5) krankhaft abgewandelt.

- **Deutliche Abweichung von der anatomisch regelrechten Achse**
Verletzungsfolge. Ostitis deformans *Paget*. Fibröse Dysplasie. Neurogene Osteoarthropathie. Chondrodystrophie.
- **Auftreibung des Knochens**
Verheilte Fraktur. Grünholzfraktur (bei Kindern). Hypertrophe Pseudarthrose. Tumor. Ostitis deformans *Paget*. Osteomyelitis sclerosans *Garré*. Chondrodystrophie. Dysostosis multiplex *Pfaundler-Hurler*.
- **Kompression des Knochens**
Verletzungsfolge. Osteolytische Metastase. Osteoporose. Ostitis deformans *Paget*.
- **Fragmentation des Knochens**
Verletzungsfolge. Aseptische Knochennekrose. Neurogene Osteoarthropathie. Osteomyelitis. Tuberkulose.

Appositionen und Defekte verändern Form und Kontur des Knochens an umschriebener Stelle. Man beobachtet sie sowohl im Rahmen systemischer Erkrankungen als auch isoliert.

- **Umschriebene Anlagerungen**
Akromegalie. Kartilaginäre Exostosenkrankheit. Arthrose. Osteoarthropathia hypertrophicans Pierre *Marie-Bamberger*.

Nach Gestalt und Lokalisation sind zu unterscheiden:

– Kortikospongiöse Apposition am Rand einer Gelenkfläche: **Osteophyt.**
– Anatomisch nicht präformierter Knochenvorsprung: **Exostose.**
– Glatt begrenzter Knochensporn am Ansatz von Sehnen und Bändern: **Fibroostose.**

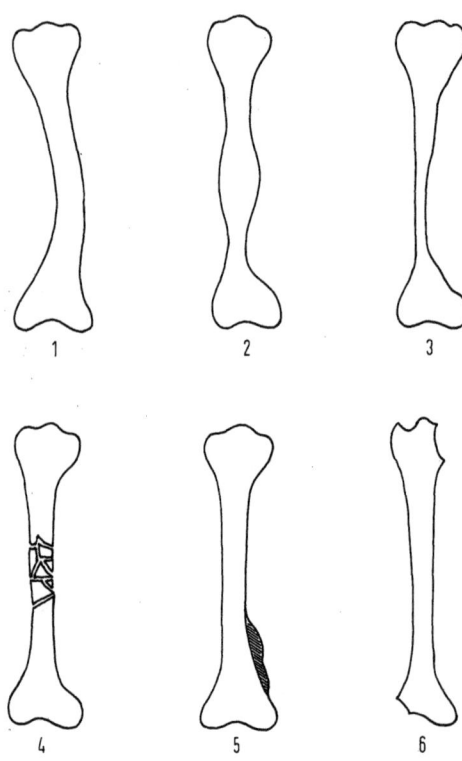

Abb. 6.5. Grobpathologische Abweichungen von der regelrechten Form und Kontur des Knochens
1. Verbiegung, 2. Auftreibung, 3. Kompression, 4. Fragmentation, 5. Umschriebene Anlagerung, 6. Randständige Defekte

Geläufiger Befund bei Akromegalie, Diabetes mellitus, Ochronose und dem sog. Tennisellenbogen. Die entzündete Fibroostose zeichnet sich durch Auffaserung des freien Randes und Verdichtung der benachbarten Spongiosa aus; sie wird bei chronischer Polyarthriris, M. *Bechterew*, *Reiter*-Syndrom und Arthritis psoriatica nachgewiesen.
– Verdichtetes und verdicktes Periost: **Periostose.**
Die Auflagerungen verlaufen entweder parallel zur Knochenlängsachse (**Lamellen,** *Codman*-**Dreieck**) oder sie stehen senkrecht auf ihr (**Spikula**). Lamelläre Appositionen des Periosts werden bei Frakturheilung, chronischer Periostitis, Osteomyelitis, Knochentuberkulose, Ostitis deformans *Paget*, Rachitis, Marmorknochenkrankheit, Osteoid-Osteom, *Ewing*-Sarkom und Retikulosarkom, Periostsporne bei Osteosarkom, Thalassämie, Sichelzellanämie und gelegentlich ebenfalls bei *Ewing*-Sarkom beobachtet.

- **Randständige Defekte**
  Osteodystrophia fibrosa generalisata. Knochentuberkulose. Skelettsarkoidose. Osteolytisches Osteosarkom. Osteoarthropathie.

- **Defekt an den Endphalangen der Finger und Zehen (Akroosteolyse)**
  Chronische Polyarthritis. Arthritis psoriatica. Arthritis urica. Osteodystrophia generalisata. Panaritium ossale.

Die Integrität von Knochen und Gelenken kann durch ein Trauma in vielfältiger Weise zerstört werden:

- **Unterbrechung der Kontinuität: Fraktur**
  Das Skelettelement ist entweder komplett oder partiell gebrochen. Die partielle Unterbrechung der Kontinuität ist an einer zarten Aufhellungslinie („Sprung im Knochen", **Fissur**) oder einem Spalt, der den Knochen nicht ganz durchsetzt (**Infraktion**), zu erkennen. Frakturen, die sich nur durch eine Wulstung an der Bruchstelle des Knochens verraten, begegnen im Kindesalter. Man bezeichnet sie als **Grünholzfrakturen** (der Periostschlauch bleibt dabei erhalten).
  Nach dem Verlauf der Frakturlinien unterscheidet man folgende Bruchformen (Abb. 6.6):

- *Querfraktur:* Bruchspalt quer zur Längsachse des verletzten Knochens,
- *Schrägfraktur:* Bruchspalt durchsetzt den verletzten Knochen schräg zu dessen Längsachse,
- *Längsfraktur:* Bruchspalt in der Längsachse des verletzten Knochens,
- *Spiralfraktur:* Bruchspalt durchsetzt den verletzten Knochen ähnlich der Windung einer Schraube,
- *Stückfraktur:* Doppelter Bruchspalt zerlegt verletzten Knochen in zwei durch ein drittes Fragment voneinander getrennte Bruchstücke,
- *Trümmerfraktur:* Verletzter Knochen in zahlreiche Fragmente zersplittert,
- *T-, Y- und V-Fraktur:* Der Bruchspalt besitzt T-, Y- oder V-Form und strahlt in eine Gelenkfläche des verletzten Knochens ein,
- *Lochfraktur:* Der Bruchspalt besitzt Kreisform.

Die **Biegungsfraktur** ist durch die Kombination aus Einriß an der Konvexseite und dreieckigem Bruchkeil an der Konkavseite des verletzten Knochens, die **Impressionsfraktur** durch das verkleinerte Volumen des geborstenen Skelettelements, die **Spaltfraktur** durch einen ins Gelenk ziehenden axialen Bruchspalt charakterisiert. Bei einem **Defektbruch** fehlt am verletzten Knochen ein großes Fragment, bei einem **Amputationsbruch** verlieren proximales und distales Fragment jeden Kontakt.
Der Spalt einer frischen Fraktur ist hell, scharfrandig und gelegentlich gezackt, der einer alten Fraktur – sofern nicht knöchern überbrückt – trüb, unscharf und oft geglättet. Von der Fraktur i.e.S., die durch ein momentanes Ungleichgewicht zwischen Belastung und Belastbarkeit eines gesunden Knochens hervorgerufen wird, werden unterschieden:

248   6. Knochen und Gelenke

a) Kontinuitätstrennung im chronisch traumatisierten Knochen: **Ermüdungsfraktur (Dauerfraktur, schleichende Fraktur)**
Der Frakturspalt besitzt einen strahlendichten Randsaum und ist von einer Kallusspindel umgeben. Von Ermüdungsbrüchen sind vor allem die Mittelfußknochen II und III, die Dornfortsätze der oberen Brustwirbel und Röhrenknochen, in denen eine Endoprothese verankert ist, betroffen.

b) Kontinuitätstrennung des kranken Knochens: **Pathologische Fraktur**
Die pathologische (spontane) Fraktur zeichnet sich durch einen von Anfang an unscharf begrenzten Bruchspalt und aufgehellte knöcherne Umgebung aus. Für die erhöhte Brüchigkeit des Knochens sind zumeist Osteoporose oder primäre (z. B. solitäre Knochenzyste) und sekundäre (z. B. Metastase eines Hypernephroms) Tumoren verantwortlich. Pathologische Frakturen heilen langsam und oft mangelhaft.

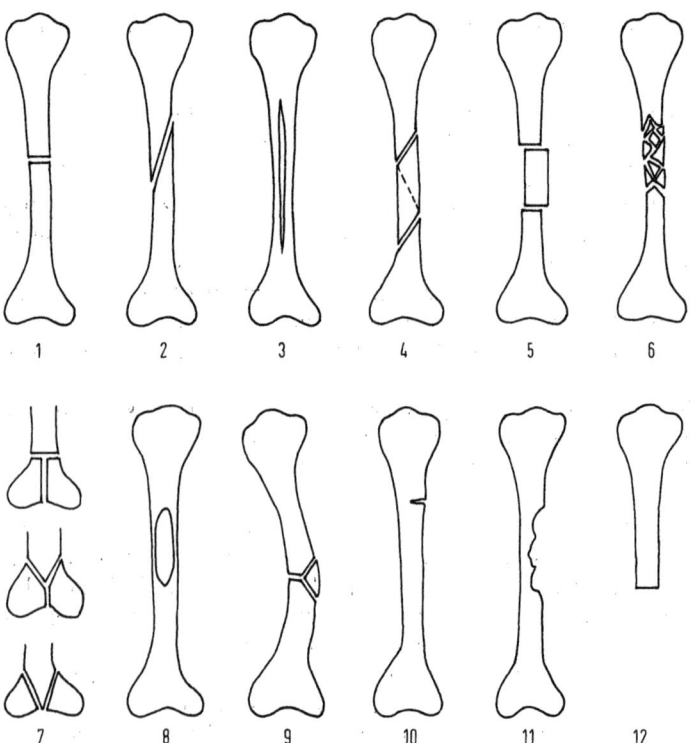

Abb. 6.6. Formen der Extremitätenfraktur
1. Querfraktur, 2. Schrägfraktur, 3. Längsfraktur, 4. Spiralfraktur, 5. Stückfraktur, 6. Trümmerfraktur, 7. T-, Y- und V-Fraktur, 8. Lochfraktur, 9. Biegungsfraktur, 10. Spaltfraktur, 11. Defektfraktur, 12. Amputationsfraktur

6.2 Erhebung und Deutung krankhafter Befunde

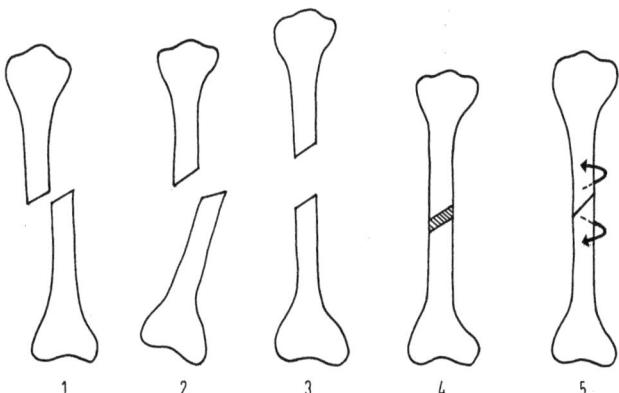

Abb. 6.7. Grundformen der Dislokation
1. Dislocatio ad latus, 2. Dislocatio ad axim, 3. Dislocatio ad longitudinem cum distractione, 4. Dislocatio ad longitudinem cum contractione, 5. Dislocatio ad peripheriam

- **Verschiebung der Knochenfragmente: Dislokation**
  Man wählt als Bezugspunkt das körpernahe Fragment und unterscheidet (Abb. 6.7):
  – Verschiebung zur Seite: **Dislocatio ad latus.**
  – Abwinkelung: **Dislocatio ad axim.**
    Wenn das distale Fragment nach lateral abknickt und so mit dem körpernahen Bruchstück einen nach außen stumpfen Winkel bildet, resultiert **Valgisierung.** Wenn das distale Fragment nach medial abknickt und dadurch mit dem körpernahen Bruchstück einen nach innen stumpfen Winkel bildet, resultiert **Varisierung.**
  – Verschiebung in der Längsachse: **Dislocatio ad longitudinem.**
    Dabei kann die Achse des Knochens zu- (**cum distractione**) oder abnehmen (**cum contractione**).
  – Verschiebung durch Innen- oder Außenrotation: **Dislocatio ad peripheriam.**

  Das Ausmaß der Dislokation wird in Zentimetern bzw. Winkelgraden angegeben.

- **Verlust des gelenkigen Kontakts zwischen Skelettelementen: Luxation**
  Wenn sich die gelenkbildenden Knochenabschnitte noch teilweise berühren, besteht **Subluxation.** Wenn die verrenkten Knochen gebrochen sind, liegt eine **Luxationsfraktur** vor. Geht der Kontakt zwischen Meta- und Epiphyse des wachsenden Knochens verloren, so wird **Osteoepiphyseolyse** diagnostiziert.

Von der reinen Epiphysenlösung, bei der Meta- und Epiphyse unverletzt bleiben, werden nach *Aitken* drei Bruchformen am metaepiphysären Übergang unterschieden (Abb. 6.8):

I: Partielle Epiphyseolyse + Fraktur der Metaphyse
II: Partielle Epiphyseolyse + Fraktur der Epiphyse
III: Absprengung eines metaepiphysären Fragments

- **Gelenkähnliche Verbindung zwischen Knochenfragmenten: Pseudarthrose**
  Die einander zugekehrten Ränder der Fragmente können verdichtet sein, weit ausladen und einen glatt und scharf begrenzten Pseudarthrosenspalt umschließen (**hypertrophe Pseudarthrose**) oder aufgehellt, abgestumpft und durch einen weiten, unregelmäßig konturierten Spalt getrennt sein (**Defektpseudarthrose**).
  Eine Fraktur wird erst dann als Pseudarthrose bezeichnet, wenn sie nach sechs bis acht Monaten noch nicht knöchern stabil ist.

- **Den Frakturspalt überbrückendes Knochengewebe: Kallus**
  Nach der Lokalisation unterscheidet man im Frakturspalt gelegenen (**endostalen** und **kortikalen**) von außerhalb des Frakturspalts gelegenem (**periostalen**) Kallus, nach der Binnenstruktur ungeordneten („wolkigen") von geschichtetem (lamellärem) Kallus. Wenn eine Fraktur anatomisch ideal reponiert und vollkommen ruhiggestellt wird, bilden sich ausschließlich kortikaler und endostaler Kallus. Der für die indirekte Knochenbruchheilung charakteristischen Bildung von periostalem Kallus geht die Verbreiterung des Bruchspalts voran. Der neugebildete Knochen nimmt im typischen Fall Spindel-, Mantel- oder Kugelform an. Er kann auch Brücken zu benachbarten Skelettelementen schlagen.
  Eine Knochenschwiele, die weit über die Bruchzone hinausreicht, wird **Callus luxurians** genannt. Wuchernder Kallus wird vornehmlich am Oberschenkelknochen beobachtet.

Gesunde Kompakta ist von unterschiedlicher Dicke, jedoch gleichmäßig hoher Röntgendichte. Gesunde Spongiosa stellt sich als unterschiedlich wei-

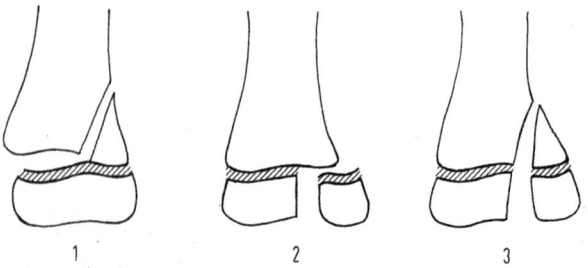

Abb. 6.8. Einteilung der Osteoepiphyseolysen nach *Aitken*
1. Partielle Epiphyseolyse + Fraktur der Metaphyse, 2. Partielle Epiphyseolyse + Fraktur der Epiphyse, 3. Absprengung eines metaepiphysären Fragments

6.2 Erhebung und Deutung krankhafter Befunde

tes, jedoch stets scharf konturiertes Netzwerk mehr oder weniger zarter Knochentrabekel dar. Vermehrung der kalkhaltigen Knochenanteile imponiert im Röntgenbild als *Verdichtung*. Man bezeichnet sie als **Osteosklerose** bzw. **Hyperostose.**

- **Solitäre Verdichtung der Spongiosa**
  Kompaktainsel. Osteom. Osteoid-Osteom. Osteoplastische Knochenmetastase. Knochensequester.
  Gelenkflächennahe Verdichtungen der Spongiosa sind ein Leitsymptom der Arthrose. Quer zur Längsachse des Knochens verlaufende, zarte, streifige Verdichtungen in der Metaphyse sind in der Regel als Wachstumslinien zu deuten. Traubenartige Verdichtungen in der Metaphyse langer Röhrenknochen charakterisieren den verkalkten Knocheninfarkt.
- **Multiple, mehr oder weniger scharf begrenzte Verdichtungen der Spongiosa**
  Chronische Osteomyelitis. Osteomyelosklerose. Multiple ostoplastische Knochenmetastasen. Osteosarkom. M. *Paget*. Osteopoikilie. Osteopetrose.

Verminderung der kalkhaltigen Knochenanteile imponiert im Röntgenbild als Aufhellung. Man bezeichnet sie als **Osteoporose**. Wenn der Knochen an umschriebener Stelle vollkommen transparent ist, liegt eine **Osteolyse** vor. Defekte der Kompakta werden als **Arrosionen** oder **Usuren,** strukturlose Zonen in der Spongiosa als **Zysten** bezeichnet. Die randständigen Osteolysen werden eher röntgenmanifest als die zentral lokalisierten. Von einem Sklerosesaum umgebene Knochendefekte, deren Umgebung regelrechten Kalksalzgehalt aufweist, gelten als inaktiv.

- **Diffus verminderte Knochendichte**
  Altersosteoporose. Inaktivitätsatrophie (z. B. bei frakturbedingter Immobilisation). Osteomalazie. Osteodystrophia fibrosa generalisata. Neurofibromatose *Recklinghausen*. Plasmozytom. *Cushing*-Syndrom.
- **Scharf begrenzte Aufhellung ohne Sklerosesaum**
  Druckusur (z. B. bei Neurofibromatose *Recklinghausen*). Sog. brauner Tumor (bei Hyperparathyreoidismus). Solitäres Plasmozytom. Enchondrom. Riesenzelltumor. Aneurysmatische Knochenzyste. Skelettsarkoidose. M. *Paget* (Frühstadium). Orthograd getroffener Gefäßkanal.
- **Scharf begrenzte Aufhellung mit Sklerosesaum**
  Nicht-ossifizierendes Knochenfibrom. *Brodie*-Abszeß. Chondroblastom. Osteoblastom. Solitäre Knochenzyste. Gereinigte Nekrosehöhle (z. B. bei Knochentuberkulose). Sklerosierende Osteomyelitis *Garré*. Fibröse Dysplasie.
- **Unscharf begrenzte Aufhellung**
  Osteolytische Knochenmetastase. Osteogenes Sarkom (osteolytischer Typ). *Ewing*-Sarkom. Fibrosarkom. Malignes Lymphom des Knochens. Knochenhämangiom. Panaritium ossale. Akute Osteomyelitis. Knochentuberkulose. Histiocytosis X.

- **Streifige Aufhellung**
  Fraktur. Akzessorischer Gelenkspalt (z. B. bei persistierender Apophyse). Tangential getroffener Gefäßkanal. *Looser*sche Umbauzone.
  Ein vom Röntgenstrahl tangential getroffener Gefäßkanal im Röhrenknochen verläuft in der Regel von der Kompakta schräg zur Knochenmitte, also von proximal lateral nach distal medial.
  Die *Looser*sche Umbauzone ist das morphologische Korrelat für den Ermüdungsbruch des kranken Knochens (bei Osteomalazie, Osteodystrophia fibrosa generalisata und M. *Paget*). Das stets senkrecht zur Längsachse des erkrankten Knochens verlaufende Aufhellungsband wird an den unteren Rippen, den Schambeinen sowie an Tibia und Fibula nachgewiesen.
- **Diffuse, z. T. bandförmige Aufhellung des gelenknahen Knochens**
  Inaktivitätsatrophie. *Sudeck*-Syndrom. Osteomalazie. Osteodystrophia fibrosa generalisata. Chronische Polyarthritis.
- **Fleckige Aufhellungen des gelenknahen Knochens**
  Arthrose. Arthritis urica. Enchondromatose. M. *Jüngling*. Dysostosis multiplex *Pfaundler-Hurler*.
- **Schwund der subchondralen Grenzlamelle**
  Arthritis. Osteodystrophia fibrosa generalisata. Osteomalazie.
- **Aufhellungen und Verdichtungen in enger räumlicher Nachbarschaft**
  Sudeck-Syndrom (Reparationsstadium). Osteomyelitis. Aseptische Knochennekrose. Osteoradionekrose. M. *Paget*.

Der röntgenologische *Gelenkspalt* wird beidseits durch die subchondrale Grenzlamelle, die als schmale Aufhellungslinie am Übergang vom Knochen zum Gelenkknorpel zu erkennen ist, gebildet. Seine Breite ist durch die Höhe der Knorpelbeläge der artikulierenden Skelettelemente bestimmt. Sie beträgt an den großen Gelenken (z. B. Hüft- und Kniegelenk) 4 bis 6, an den mittleren (z. B. Ellenbogen- und Sprunggelenk) rund 3 und an den kleinen Gelenken (der Hände und Füße) 1,5 bis 2,5 mm.

- **Verbreiterung des röntgenologischen Gelenkspalts**
  Akute Arthritis (seröser Gelenkerguß). Frisches Trauma (blutiger Gelenkerguß).
- **Verschmälerung des röntgenologischen Gelenkspalts**
  Fortgeschrittene Arthritis (z. B. chronische Polyarthritis). Arthrose. Hämophilie-Arthropathie („Blutergelenk").
  Für Arthritis ist der *konzentrisch*, für Arthrose der *exzentrisch* verschmälerte Gelenkspalt charakteristisch.
- **Aufhebung des Gelenkspalts zwischen artikulierenden Skelettelementen**
  Anlageanomalie (z. B. Synostose zwischen Kalkaneus und Navikulare). Knöcherne Ankylose (z. B. nach bakterieller Arthritis oder bei chronischer Polyarthritis). Zustand nach operativer Versteifung des Gelenks (Arthrodese).

6.2 Erhebung und Deutung krankhafter Befunde

- **Asymmetrie des röntgenologischen Gelenkspalts**
  Anlageanomalie. Arthrose. Fehlstellung (z. B. nach Trauma oder infolge Lähmung).
  Die Inkongruenz von Gelenkflächen durch angeborene oder erworbene Fehlform oder Fehlstellung der artikulierenden Skelettelemente wird als *präarthrotische Deformität* bezeichnet.

Die **Weichteile** zeichnen sich durch hohe Strahlentransparenz aus. Ihre Konturen lassen sich jedoch – zumindest an der Spaltlampe – stets beurteilen. Häufig kann man auch die von den Muskeln gebildeten dunkelgrauen Bandschatten von den tiefschwarzen Streifenschatten des Fettgewebes unterscheiden. Fleckige Verdichtungen mit inhomogener Binnenstruktur bezeichnen Verkalkungen, netzig gemusterte, manchmal mit einem kompakten Randsaum ausgestattete Verdichtungen sind mit Verknöcherungen identisch.

- **Aufhellung der Weichteile**
  Fett (z. B. Lipom). Luft (z. B. Weichteilemphysem). Gas (z. B. bei Abszeß)
- **Verdichtung und Verbreiterung der Weichteile**
  Ödem (z. B. bei Osteomyelitis). Blut (z. B. Frakturhämatom). Tumor. Akromegalie.
- **Verkalkung der Weichteile**
  Verkalktes Hämatom. Verkalkter Abszeß. Verkalkter Tumor (z. B. Chondrosarkom). Sehnenverkalkung (z. B. der Supraspinatussehne bei Periarthrosis humeroscapularis). Bandverkalkung (z. B. *Stieda-Pellegrini*-Schatten am femoralen Ansatz des Lig. collaterale mediale des Kniegelenks nach Innenmeniskusläsion). Schleimbeutelverkalkung. Osteodystrophia fibrosa generalisata.
- **Verknöcherung der Weichteile**
  Knöchern ausgerissene Sehne. Sehnenverknöcherung. Bandverknöcherung. Myositis ossificans. Narbenknochen. *Küntscher*-Hütchen (am proximalen Ende des Femurschafts nach Marknagelung).
- **Fremdkörper in den Weichteilen**
  Metallteile. Gummidrainagen. Bleiglas.
  Wenig Schatten geben Glas, Porzellan, Steinsplitter und die meisten Verbandmaterialien. Stoff, Wolle und Holz sind nicht sichtbar.

6.2.2 Typische krankhafte Befunde im Arthrogramm

Der luft- bzw. kontrastmittelgefüllte Gelenkbinnenraum stellt sich als glatt konturierte Höhle dar, die den Gelenkspalt allseits umspannt. Nicht immer sind alle Nischen voll entfaltet.

- **Vergrößerung der Gelenkhöhle**
  Posttraumatischer Erguß. Arthritis.

- **Umschriebene Erweiterung der Gelenkhöhle**
  Arthrozele
  Typisches Beispiel ist die in etwa der Hälfte der Fälle mit dem Kniegelenk kommunizierende Bursa semimembranacea (*Baker*zyste).
- **Verkleinerung der Gelenkhöhle**
  Verletzungsfolge. Entzündungsfolge. „Blutergelenk".

Freie Gelenkkörper erscheinen als von Kontrastmittel gesäumte Aufhellungen im Gelenkbinnenraum.

- **Im Leerbild unsichtbare, nur arthrographisch nachweisbare freie Gelenkkörper**
  Knorpelfragment. Kapselchondrom (meist multipel bei Chondromatosis articularis).
- **Bereits im Leerbild erkennbare, durch Arthrographie verifizierte freie Gelenkkörper**
  Knorpel-Knochenfragment bei Osteochondrosis dissecans. Kapselosteom. Abgebrochener Osteophyt. Traumatische Knochenabsprengung. Entzündlicher Sequester. Arthritisches Dissekat. Persistierende Apophyse.

Verschmälerung des **Knorpel**belags und/oder Defekte an seinen freien Rändern weisen auf Läsionen des Gelenkknorpels (z. B. bei Chondropathia patellae) hin.

Die **Menisken** werden dadurch im Doppelkontrast sichtbar, daß sie durch die insufflierte Luft vom Gelenkknorpel abgehoben und ihre Oberfläche von einem Kontrastmittelfilm bedeckt wird. Der intakte Meniskus erscheint im Arthrogramm als sich harmonisch verjüngender, spitz auslaufender Keil mit ebener Unter- und angedeutet konkaver Oberfläche. Die Diagnose von am Vorderhorn des Innenmeniskus lokalisierten Läsionen wird durch überlagernde Zotten des infrapatellaren Fettkörpers gelegentlich erschwert. Das Hinterhorn des Außenmeniskus wird an der Basis durch die annähernd vertikal verlaufende Sehne des M. popliteus bandförmig aufgehellt. Aufhellungs- oder Verdichtungslinien, die über die Meniskuskanten hinaus zu verfolgen sind, dürfen nicht als Risse angesehen werden.

- **Lineare Verdichtung im Meniskus**
  Ruptur
  Am häufigsten sind das Hinterhorn des Innenmeniskus und das Vorderhorn des Außenmeniskus verletzt. In der Längsachse des Meniskus gelegene Läsionen werden öfter als Schräg- und Vertikalrisse beobachtet. Stumpf und Fragment können in Kontakt bleiben oder auseinanderweichen. Der an der Basis in Längsrichtung rupturierte Meniskus (sog. Korbhenkelriß) splittert in den außen gelegenen Stumpf (= Korb) und das nach innen luxierende Bruchstück (= Henkel) auf.

- **Bandförmiger Meniskusschatten**
  Scheibenmeniskus
- **Gefurchte, mit Kontrastmitteldepots getränkte Meniskusoberfläche**
  Degenerative Meniskusläsion
- **Hohe Meniskusbasis**
  Meniskusganglion (überwiegend am Außenmeniskus nachweisbar)

6.2.3 Typische krankhafte Befunde im Computertomogramm

Das axiale Schichtbild läßt Haut, Fettgewebe, Muskeln und Knochen voneinander gut abgrenzen. Am Knochen können Kompakta, Spongiosa und Mark differenziert werden.

Im **CT des verletzten Knochens** werden meist zuverlässiger als mit der konventionellen Radiographie erfaßt:
- *Begleitende Gelenkverletzungen:*
  Subluxation. Luxation. Fraktur der Gelenkfläche. Knochenfragmente in der Gelenkhöhle.
- *Begleitende Weichteilverletzungen:*
  Hämatom. Fremdkörper.

Das **CT eines Knochentumors** liefert Informationen über:
- *Erhaltung der Kompakta*
  Der maligne Knochentumor zerstört die Kompakta an einer oder mehreren Stellen, der benigne Knochentumor läßt sie intakt.
- *Ausbreitung im Knochenmark*
  Das von malignen Zellen infiltrierte Knochenmark hat wesentlich höhere Dichte (max. + 30 bis + 50 HE) als das gesunde (− 100 HE). *Skip lesions* werden als durch gesundes Gewebe vom Tumorkern getrennte intramedulläre Herde abnorm hoher Dichte sichtbar.
- *Parossale Anteile des Tumors*
  Sie stehen mit dem Tumorkern in Verbindung und löschen, indem sie in die Weichteile vordringen, die fetthaltigen Septen aus. Dabei kann zwischen Verdrängung und Infiltration nicht immer zuverlässig unterschieden werden.
- *Verkalkte und nichtverkalkte Anteile des Tumors*

Das CT primärer raumfordernder **Weichteilprozesse** erlaubt nur selten eine sichere Aussage zur Dignität, geschweige denn die Artdiagnose. Kleine, nicht zur Asymmetrie der betroffenen Region führende und vor allem isodense Tumoren können ganz übersehen werden. Ein perifokales Ödem kann eine hypodense Läsion zu groß erscheinen lassen. Hämatom, infiziertes Hämatom, Serom und Abszeß sind häufig nicht voneinander zu unterscheiden. Glatte Begrenzung, Kapsel und homogene Binnenstruktur werden vorwiegend bei gutartigen, unscharfe Ränder und fleckige Binnenstruktur bei bösartigen Tumoren beobachtet. Verkalkungen findet man bei Myositis ossificans und gelegentlich in Hämatomen.

6.3 Leitsymptome wichtiger Erkrankungen

6.3.1 Generalisierte Knochenerkrankungen

Generalisierte Knochenerkrankungen befallen simultan oder sukzessiv das ganze oder einen großen Teil des knöchernen Skeletts.

Osteogenesis imperfecta tarda *Lobstein*

Knochenstruktur:
- Dünne Kompakta
- Weitmaschige Spongiosa

Schädel:
- Zarte Kalotte
- Multiple Knocheninseln („Mosaikschädel")

Wirbelsäule:
- Fischwirbel, Plattwirbel.
- Kyphoskoliose

Becken:
- Protrusio acetabuli
- Coxa vara

Extremitäten:
- Schlanke, deformierte Röhrenknochen
- Spontanfrakturen

Achondroplasie (Chondrodystrophie)

Schädel:
- Brachyzephalie
- Prominentes Stirnbein, große Stirnhöhle
- Enges Foramen occipitale magnum

Wirbelsäule:
- Enger Wirbelkanal (kurze Wirbelbögen, geringer Abstand zwischen den Bogenwurzeln)

- Hohe Bandscheibenräume
- Verstärkte Brustkyphose
- Verstärkte Lendenlordose

Becken:
- Annähernd quadratische, kaudal hypoplastische Darmbeine
- Sacrum acutum
- Dicke, flache Pfannendächer
- Kurze, plumpe Schenkelhälse

Extremitäten:
- Kurze Röhrenknochenschäfte
- Breite Metaphysen
- Schräge Epiphysenfugen
- Kräftige Trochanteren
- Genu varum

Osteopoikilie

Zumeist in den ersten Lebensjahrzehnten entdeckte harmlose Dysostose.

Hauptlokalisationen:
- Lange und kurze Röhrenknochen (metaepiphysärer Übergang)
- Becken

Knochenstruktur:
- Multiple, meist runde intraspongiöse Verdichtungen von maximal 5 mm Durchmesser. Die Läsionen sind annähernd symmetrisch verteilt.

Dysostosis multiplex *Pfaundler-Hurler*

Knochenstruktur:
- Grobe Spongiosa

Schädel:
- Dolichozephalie
- Hypertelorismus
- Kaum pneumatisierter Warzenfortsatz
- Große, flache Sella turcica

Thorax:
- Kurze und plumpe Schlüsselbeine und Schulterblätter
- Ventral breite Rippen

Wirbelsäule:
- Konvexe Wirbelkörperabschlußplatten
- Spitze Appositionen an der Vorderunterkante einzelner Wirbelkörper am thorakolumbalen Übergang

Becken:
- Breite Darmbeinschaufeln
- Coxa valga

Extremitäten:
- Schäfte der Röhrenknochen verdickt und verkürzt
- Mittelhandknochen proximal schmäler als distal

Marfan-Syndrom

Knochenstruktur:
- Dünne Kortikalis

Schädel:
- Dolichozephalie

Thorax:
- Trichterbrust

Wirbelsäule:
- Kyphoskoliose

Extremitäten:
- Lange, schlanke Mittelhand- und Fingerknochen (Arachnodaktylie, „Madonnenhand")

Mongolismus (*Down*-Syndrom)

Schädel:
- Brachyzephalie
- Hypertelorismus

Becken:
- Breite Darmbeinschaufeln
- Sehr flacher Azetabulumwinkel
- Coxa valga

Extremitäten:
- Kurze und nach radial gekrümmte Mittelphalanx der Kleinfinger (Klinodaktylie).

Osteopetrose (Marmorknochenkrankheit, M. *Albers-Schönberg*)

Knochenstruktur:
- Hochgradige, nahezu homogene Verdichtung der Spongiosa (die Trabekulierung ist aufgehoben).
- Kompakta stellenweise nicht mehr abgrenzbar.
- Zirkumskripte intraspongiöse Verdichtungen, die die Form des betroffenen Skelettelements imitieren (sog. Knochen im Knochen) – besonders

häufig im proximalen Drittel von Humerus, Femur, Tibia und Fibula sowie an Rippen, Schambein und Fersenbein.

Schädel:
- Verdichtung und Verdickung der Schädelkalotte
- Kleine Nasennebenhöhlen
- Mangelhafte Pneumatisation des Warzenfortsatzes
- Foramina der Schädelbasis verengt

Wirbelsäule:
- Verdichtung und Verbreiterung der Grund- und Deckplatten („Sandwichwirbel")
- Abrundung der Wirbelkörperkanten

Extremitäten:
- Längsstreifung der Diaphysen
- Auftreibung und Querstreifung der Metaphysen der langen Röhrenknochen
- Spontanfrakturen

Neurofibromatose *Recklinghausen*

Knochenstruktur (der Extremitäten):
- Strähnig aufgelockerte Spongiosa
- Glatt begrenzte, z. T. zystische Defekte der Kompakta
- Abgehobenes Periost

Schädel:
- „Leere Orbita" (Defekte am großen und kleinen Keilbeinflügel)
- Erweitertes Foramen opticum
- Erweiterte Sella turcica
- Erweiterter Meatus acusticus internus
- Defekt der Lambdanaht

Wirbelsäule:
- (Oft kurzbogige) Kyphoskoliose
- Erweiterte Foramina intervertebralia
- Konkave Wirbelkörperrückflächen

Rippen:
- Defekte an den Unterkanten

Extremitäten:
- Verschmälerung und Verbiegung von Tibia und Fibula
- Pseudarthrose der Tibia
- Verkürzung/Verlängerung der Finger

M. *Paget* (Ostitis deformans)

Die Erkrankung tritt – monostotisch oder polyostotisch – überwiegend im höheren Lebensalter auf.

Knochenstruktur im Frühstadium:
- Grobsträhnige Spongiosa
- Langgestreckte, scharf begrenzte Defekte in der Kompakta

Knochenstruktur im Spätstadium:
- Streifig-fleckige Verdichtungen der Spongiosa
- Verdickung und Auffaserung der Kompakta (zuerst epi-, dann diaphysär)
- Verwischung der Knochengrenzen

Schädel:
- Zahlreiche fleckige Aufhellungen der Kalotte (Osteoporosis circumscripta cranii)
oder
- Fleckige Verdichtung und Verdickung der Kalotte.
Sekundär kann sich eine basiläre Impression entwickeln.

Wirbelsäule:
- Rahmenartige Verdichtung der Wirbelkörperspongiosa
- Verkleinerter Abstand der Bogenwurzeln

Becken:
- Verdichtung und Verbreiterung von Pfannenboden, Scham- und Sitzbein
- Protrusio acetabuli

Extremitäten:
- Zunahme des Umfangs der langen Röhrenknochen
- Verbiegung der Röhrenknochenschäfte
- Spontanfrakturen

Fibröse Dysplasie *Jaffé-Lichtenstein*

Die Erkrankung manifestiert sich – monostotisch oder polyostotisch – in der Regel erstmals im Jugendalter. Häufig sind die Läsionen halbseitig akzentuiert.

Knochenstruktur:
- Wabig-zystische (seifenblasenähnliche) Felderung der Spongiosa
- Mattglasartige Trübung des Markraums
- Hochgradige Verdünnung der den Läsionen benachbarten Kompakta
- Fleckig-strähnige Verdichtungen der Spongiosa (im Spätstadium)

Schädel:
- Blasige Höckerung von Stirn- und Scheitelbein
- Verdichtung und Verdickung der Schädelbasis
- Meist einseitige polyzystische Wulstung der Mandibula
- Verdichtung der Nasennebenhöhlen

Rippen:
- Langstreckige zystische Auftreibung der ventralen Rippenanteile

Becken:
- Von Sklerosesäumen umgebene gekammerte Zysten in den Darmbeinschaufeln

Extremitäten:
- Kolbenförmige Verbreiterung und Verbiegung der langen Röhrenknochen.
 Typisch sind Coxa vara, hirtenstabähnliche Verkrümmung des proximalen Femur, Varisierung und Antekurvation der Tibia und Torsion der Fibula.
- Großteil der zystischen Läsionen metaphysär lokalisiert
- Epiphysen intakt
- Spontanfrakturen

Altersosteoporose

Osteoporose ist erst dann im Röntgenbild sicher zu diagnostizieren, wenn 30 bis 50% der kalkhaltigen Knochensubstanz verlorengegangen sind.

Knochenstruktur:
- Vermehrte Transparenz des Knochens
- Aufgelockertes Spongiosamuster.
 Durch Verlust bzw. Verschmälerung zahlreicher Bälkchen treten die erhaltenen spongiösen Knochenelemente plastisch hervor.
- Kompakta verschmälert und scharf gezeichnet *oder* aufgesplittert und unscharf konturiert.

Wirbelsäule:
- Knick in den Deckplatten der Wirbelkörper
- Keilwirbel an der BWS, Fischwirbel an der LWS
- Verstärkte Brustkyphose

Die Form der Extremitätenknochen bleibt lange erhalten. Sie brechen jedoch ebenso wie die Rippen (Rippenserienfraktur) schon nach leichten Traumen (z. B. Schenkelhalsfraktur bei unkompliziertem Sturz).

Rachitis

Knochenstruktur:
- Vermehrt strahlendurchlässige, grobmaschige Spongiosa
- *Looser*sche Umbauzonen
- Periostale Knochenappositionen

Schädel:
- Prominente Stirn- und Scheitelbeinhöcker
- Flaches Hinterhauptsbein

Wirbelsäule:
- Thorakolumbale Kyphoskoliose

Thorax:
- Am Knorpel-Knochen-Übergang aufgetriebene Rippen („rachitischer Rosenkranz")
- Hühnerbrust

Extremitäten:
- Unscharf konturierte, zur Epiphysenfuge becherartig eingestülpte Metaphysen
- Breite Epiphysenfugen
- Schattenarme Epiphysenkerne
- Verbiegung der langen Röhrenknochen (z. B. Crus varum)

Osteomalazie

Knochenstruktur:
- Vermehrte Strahlentransparenz
- Verwaschene, nahezu homogen getrübte Spongiosa
- Verschmälerte, z. T. defekte Kompakta
- *Looser*sche Umbauzonen (überwiegend an Rippen, Schulterblatt, Sitzbein, Schambein und Schenkelhals)

Multiple, oft bilateral symmetrische Umbauzonen werden als *Milkman*-Syndrom bezeichnet.

Osteodystrophia fibrosa generalisata (Osteopathie bei Hyperparathyreoidismus)

Knochenstruktur:
- Vermehrte Transparenz
- Grobsträhnige Spongiosa
- Zystische Defekte (von mehreren Zentimetern Durchmesser) in der Spongiosa (sog. braune Tumoren) von Rippen, Becken und Röhrenknochen
- Aufgefaserte („spongiosierte") Kompakta
- Verkalkte Weichteile (v. a. in der Umgebung der Gelenke)

Schädel:
- Verlust der Dreischichtung der Kalotte
- Körnige Struktur der Diploe
- Verlust der Kompakta der Alveolarfortsätze von Ober- und Unterkiefer
- Basiläre Impression

Wirbelsäule:
- Verdichtung der Wirbelkörperabschlußplatten
- Kyphoskoliose

Becken:
- Erweiterter Ileosakralgelenkspalt
- Erweiterter Symphysenspalt

Extremitäten:
- Hochgradige Verdünnung *oder* Schwund der Kompakta an den Radialseiten der Mittel- und Endphalangen der Hände.
- Knochenschwund an den Endphalangen von Fingern und Zehen sowie am akromialen Ende der Klavikula (Akroosteolysen).

Osteopathie bei Akromegalie

Knochenstruktur:
- Grobes Spongiosamuster
- Periostale Knochenappositionen

Schädel:
- Verbreiterte Kalotte
- Erweiterte Sella
- Große Nasennebenhöhlen
- Progenie

Wirbelsäule:
- Großer Sagittaldurchmesser vor allem der Brustwirbelkörper
- Tief konkave Wirbelkörperrückflächen

Extremitäten:
- Breite, aber normal lange Metakarpalia und Fingerphalangen
- Breite, ankerförmige Nagelfortsätze
- Große Sesambeine
- Breite Weichteilschatten an den Fingern
- Zahlreiche Fibroostosen
- Ausladender Kalkaneussporn
- Weichteilschatten der Ferse mehr als 25 mm hoch

Osteopathie bei Diabetes mellitus

Neben generalisierter Osteoporose werden gehäuft beobachtet:

- Hyperostosis frontalis interna
- Spondylosis hyperostotica *Forestier*
- Multiple Fibroostosen
- Osteoarthropathie des Fußskeletts

Osteopathie bei Thalassämie

Kochenstruktur:
- Grobsträhnige Spongiosa
- Dünne Kompakta
- Spikula

Schädel:
- Dicke, mit Spikula besetzte Kalotte („Bürstenschädel")
- Hypertelorismus
- Kleine Nasennebenhöhlen

Osteomyelosklerose

Hauptlokalisationen:
- Femur, Tibia, Humerus
- Wirbelsäule und Becken
- Rippen, Sternum und Schlüsselbeine

Knochenstruktur:
- Vorwiegend fleckige Verdichtungen der Spongiosa
- Kompakta regelrecht

6.3.2 Ubiquitäre Knochenerkrankungen

Unbiquitäre Knochenerkrankungen rufen häufiger mon- als polyostotische Läsionen hervor und können grundsätzlich jedes Skelettelement befallen.

Osteomyelitis

Die Erkrankung manifestiert sich überwiegend monostotisch.

Akutes Stadium
(Röntgensymptome frühestens drei Wochen nach Beginn der Infektion faßbar)
- Verbreiterung und Unschärfe des Weichteilschattens in der Umgebung der Knochenläsion.
- Zuerst diffuse, dann fleckige Entkalkung der Spongiosa.
- Kompaktadefekt
- Abhebung, später lamelläre Verdichtung und Verkalkung des Periosts.

Am osteosynthetisch versorgten Knochen kündigt sich die Osteomyelitis durch streifige Aufhellung von Spongiosa bzw. Kompakta in der unmittelbaren Nachbarschaft des Implantats an.

Das Angiogramm zeigt:

- Lange kontrastierte Arterien
- Frühzeitig und intensiv kontrastierte Venen
- Gefäßarme Weichteile
- Keine pathologischen Gefäße

Chronisches Stadium:
- In der Spongiosa streifige Verdichtungen neben fleckigen Aufhellungen.
- Massive („pagetoide") Verbreiterung von Kompakta und Periost.

- Von Aufhellungszone umgebene kompakte Knochenherde (Sequester, „Totenlade").
- Fistel nach außen

Spätfolgen:
- Verbiegung und Verplumpung des befallenen Knochens
- Arthrose, selten Ankylose benachbarter Gelenke
- Spontanfraktur

Sonderformen der Osteomyelitis:

Plasmazelluläre Osteomyelitis

Die Erkrankung wird vorwiegend bei Jugendlichen und jungen Erwachsenen beobachtet.

Hauptlokalisationen:
- Metaphysen der langen Röhrenknochen
- Wirbelkörper

Knochenstruktur:
- Polygonale Aufhellung in der Spongiosa
- Dichter und breiter Randsaum
- Periost intakt

Sklerosierende Osteomyelitis *Garré*

Hauptlokalisationen:
- Nasennebenhöhlen
- Wirbelkörper

Knochenstruktur:
- Massive Verdichtung des aufgetriebenen Knochens
- Keine Osteolyse
- Kein Sequester

Bakterielle Spondylitis

In der Regel ist nur ein Segment befallen.

- Verschmälerter Intervertebralraum.
- Unscharf konturierte, z.T. defekte Abschlußplatten der angrenzenden Wirbelkörper.
- Spindelförmige Verdichtung der benachbarten Weichteile (vor allem an der Halswirbelsäule).

Brodie-Abszeß

Überwiegend sind Erwachsene betroffen.

Hauptlokalisationen:
- Metaphysen von Tibia, Fibula, Femur und Radius

Knochenstruktur:
- Meist zentral gelegene scharf begrenzte Aufhellung (maximal 5 cm Durchmesser) in der Spongiosa.
- Kompakter Randsaum

Panaritium ossale

Lokalisationen:
- Metakarpalia
- Metatarsalia
- Phalangen der Finger und Zehen

Knochenstruktur:
- Verbreiterter Weichteilschatten in der Umgebung der Läsion.
- Unscharf begrenzter Defekt von Spongiosa und Kompakta (die Osteolyse kann das benachbarte Gelenk ergreifen: **Panaritium articulare**).
- Verbreitertes und verdichtetes Periost.

Tuberkulose der Knochen und Gelenke

Hauptlokalisationen:
- Wirbelkörper
- Knie-, Hüft- und Schultergelenk
- Finger und Zehen (nur bei Säuglingen und Kleinkindern, sehr selten geworden).

Spondylitis tuberculosa

Sie tritt vorwiegend am thorakolumbalen Übergang auf, meist sind zwei benachbarte Wirbel betroffen.

Florides Stadium:
- Verschmälerung des Intervertebralraums
- Osteolysen („Kavernen") in den einander zugekehrten Partien der Wirbelkörper.
- Verbreiterung des paravertebralen Weichteilschattens in der Umgebung des erkrankten Segments zu einer Spindel oder Kugel (durch Senkungsabszeß) – Ausdehnung des Abszesses im Sagittaldurchmesser durch CT erfaßbar.

Reparationsstadium:
- Keilform der erkrankten Wirbelkörper
- Verblockung benachbarter destruierter Wirbelkörper (der tuberkulöse Blockwirbel besitzt inhomogene Binnenstruktur).

- Gibbus, selten Skoliose.
- Verkalkungen im verbreiterten Weichteilschatten

Arthritis tuberculosa

- Verdichtete, später verkalkte periartikuläre Weichteile
- Meist verschmälerter Gelenkspalt.
- Die subchondrale Grenzlamelle bleibt oft erhalten, verdichtet sich gelegentlich sogar.
- Zystische Aufhellungen in der subkortikalen Spongiosa („Knochenkaries").
- Die erhaltene Spongiosa ist hochgradig aufgehellt.

Daktylitis tuberculosa (Spina ventosa)

- Verdickter Weichteilmantel von Fingern/Zehen
- Auftreibung des Knochenschafts
- Fleckige Aufhellung der Spongiosa
- Verdünnte, z. T. defekte Kompakta
- Aufgesplittertes und verkalktes Periost

Sarkoidose der Knochen und Gelenke

Hauptlokalisationen:
- Distale Phalangen der Finger und Zehen (M. *Jüngling*)
- Wirbelsäule
- Schädel (Stirn- und Scheitelbein)

Knochenstruktur:
- Solitäre oder multiple scharf begrenzte Osteolysen (Lochdefekte) von 2–8 mm Durchmesser im gelenknahen Knochen.
- Perifokaler Sklerosesaum nicht obligat
- Benachbarte Spongiosa unauffällig

Die Zerstörung der Endphalangen ist eine seltene Spätfolge. Die Wirbelkörper behalten ihre äußere Form. Die Defekte an der Schädelkalotte können verschmelzen. Auf Gelenkbefall weisen Defekte der subchondralen Grenzlamelle und gelenknahen Kompakta hin.

Tumoren der Knochen und Gelenke

Kenntnisse von der Verteilung der Knochen- und Gelenkgeschwülste auf die Geschlechter und Lebensalter erleichtern die Differentialdiagnose.
Die Röntgenuntersuchung erlaubt gelegentlich die Artdiagnose einer ossären Geschwulst; manchmal fällt aber selbst die Unterscheidung zwischen gut- und bösartigem Wachstum schwer.

Radiologische Erkennungsmerkmale knöcherner Neubildungen	
Benigner Knochentumor	**Maligner Knochentumor**
• Meist scharf begrenzter expansiver Prozeß	• Meist unscharf begrenzter expansiver Prozeß
• Manchmal durch Sklerosesaum vom gesunden Knochen abgesetzt	• Meist ohne scharfe Trennlinie zum benachbarten Knochengewebe
• Benachbarte Kompakta intakt	• Benachbarte Kompakta zerstört
• Häufig homogen aufgehellte oder gekammerte Binnenstruktur	• Fleckige Binnenstruktur
• Selten extraossäre Ausdehnung	• Häufig ausgedehnter parossaler Anteil

Als Zeichen der **malignen Entartung** eines Knochentumors gelten:

- Rasche Vergrößerung
- Zerstörung der vormals intakten Kompakta
- Kaum erkennbare periostale Knochenschale
- Breitflächige Ausdehnung in die Weichteile

Rund zwei Drittel der Knochen- und Gelenkstumoren werden an Femur, Humerus und Tibia nachgewiesen.

Geschwulstähnliche Läsionen („tumour-like lesions")

Solitäre Knochenzyste
(♂ > ♀, bis 20 Jahre)

Hauptlokalisation:
- Exzentrisch in den Metaphysen von Humerus, Femur und Tibia.

Knochenstruktur und -form:
- Scharf begrenzte, nicht gekammerte, polyzyklische Aufhellung (bis 10 cm Durchmesser) in der Spongiosa.
- Hochgradige Verdünnung der benachbarten Kompakta
- Spindelförmige Auftreibung des Knochens
- Spontanfraktur

Aneurysmatische Knochenzyste
(♂ = ♀, bis 20 Jahre)

Hauptlokalisationen:
- Exzentrisch in den Metaphysen von Femur, Tibia und Humerus.
- Brust- und Lendenwirbel (vor allem in den Gelenk-, Quer- und Dornfortsätzen).

6.3 Leitsymptome wichtiger Erkrankungen

Knochenstruktur und -form:
- Blasige, oft gekammerte Aufhellung (bis 8 cm Durchmesser) der Spongiosa, die die Kontur des befallenen Knochens einseitig deutlich überragt.
- Hochgradige Verdünnung der Kompakta
- Scharfe Grenze zum gesunden Knochen
- Epiphysenfuge bleibt intakt

Nicht-ossifizierendes Knochenfibrom
($\male > \female$, bis 20 Jahre)

Hauptlokalisation:
- Exzentrisch in den Metaphysen von Femur, Tibia und Fibula

Knochenstruktur und -form:
- Durch sklerotischen Randsaum scharf begrenzte, rundliche, am Rand oft blasige Aufhellung (bis 5 cm Durchmesser) in der subkortikalen Spongiosa.
- Benachbarte Kompakta verdünnt und flach vorgebuckelt.
- Scharfe Grenze zum gesunden Knochen

Das nicht-ossifizierende Knochenfibrom wird häufig aus Anlaß einer zum Ausschluß/Nachweis einer Fraktur durchgeführten Röntgenuntersuchung als Nebenbefund erkannt. Je älter der Kranke ist, umso mehr entfernt sich die Läsion von der Metaphyse (sog. diaphysäre Auswanderung).

Osteoid-Osteom
($\male \gg \female$, bis 25 Jahre)

Hauptlokalisationen:
- Schäfte der langen und kurzen Röhrenknochen.
- Bögen der Hals- und Lendenwirbelkörper.

Knochenstruktur und -form:
- Unscharf begrenzte rundliche Aufhellung (5–10 mm Durchmesser) der subkortikalen Spongiosa (sog. Nidus), die von kortikalen und periostalen streifigen Verdichtungen umgeben ist.
- Exzentrische spindelförmige Auftreibung des befallenen Knochens

Die Läsion zeichnet sich im Angiogramm durch die hohe Gefäßdichte des Nidus aus.

Eosinophiles Granulom
($\male \gg \female$, 10–20 Jahre)

Knochenstruktur:
- Scharf begrenzte polyzyklische Aufhellung (0,5–5,0 cm Durchmesser) in Spongiosa oder Kompakta

- Meist schmaler Verdichtungssaum
- Umgebender Knochen intakt

Schädel:
- Häufig solitäre Läsion.
  Multiple Herde können konfluieren („Landkartenschädel").

Wirbelsäule (v.a. BWS und obere LWS):
- Plattwirbel (im Stadium der Ausheilung)

Benigne Tumoren

Hämangiom
(♂=♀, alle Altersstufen)

Knochenstruktur:
- Umschriebene Aufhellung des Knochens mit wabig-strähniger Binnenzeichnung
- Kompakta und Periost selten verdickt

Schädel:
- Runder, scharf begrenzter Kalottendefekt
- Spikula

Wirbelsäule:
- Hochtransparenter Wirbelkörper, dessen Binnenstruktur von parallelen vertikalen Streifenschatten beherrscht wird.
- Benachbarte Intervertebralräume normal hoch.

Die äußere Form des Wirbelkörpers bleibt erhalten. Am Thoraxskelett und an den Extremitäten kann der Tumor die Grenzen des erkrankten Knochens überschreiten.

Enchondrom
(♂>♀, alle Altersstufen)

Hauptlokalisationen:
- Fingerphalangen
- Metakarpalia
- Rippen
- Femur
- Humerus
- Becken.

In der Diaphyse der Röhrenknochen sind Enchondrome meist zentral, in der Metaphyse subkortikal anzutreffen.

Knochenstruktur:
- Scharf begrenzte, von einem schmalen Sklerosesaum umgebene Aufhellung der Spongiosa

- Gelegentlich gekammerter Binnenraum
- Hochgradig verdünnte Kompakta
- Verkalkungen

Der Knochen kann durch extraossäre Anteile des Tumors asymmetrisch aufgetrieben werden. Die unilaterale Häufung von Enchondromen ist typisch für M. *Ollier*.

Osteochondrom (Ekchondrom, kartilaginäre Exostose)
($♂>♀$, 10–30 Jahre)

Hauptlokalisationen:
- Metaphysen von Femur, Humerus und Tibia.
- Darmbeinschaufel

Osteochondrome sind breitbasig oder gestielt dem Knochen aufsitzende, horn-, zapfen- oder pilzförmige Geschwülste von 1 bis 10 cm Größe. Das befallene Knochensegment ist verplumpt, gelegentlich auch verbogen.

Knochenstruktur:
- Regelrechte Spongiosa
- Die Exostose wird von glatter Kortikalis gesäumt und ist mit einer gelegentlich verkalkten Knorpelkappe (im CT darstellbar) bedeckt.

Die Gefahr der malignen Entartung von Osteochondromen zu Chondro- und Osteosarkomen ist bei Exostosen-Krankheit (multiple kartilaginäre Exostosen) wesentlich größer als bei einer solitären Geschwulst.

Osteoblastom
($♂>♀$, 5–25 Jahre)

Hauptlokalisationen:
- Wirbel (vorwiegend Bogen, Gelenk-, Quer- und Dornfortsätze).
- Röhrenknochen
- Schädelkalotte.

Knochenstruktur:
- Scharf begrenzter, von zartem Verdichtungssaum umgebener kortikospongiöser Defekt (minimal 2 cm Durchmesser)
- Verkalkungen

Der befallene Knochen ist häufig aufgetrieben.

Chondroblastom
($♂>♀$, bis 20 Jahre)

Hauptlokalisationen:
- Im Zentrum der proximalen **Epi**physen von Humerus, Femur und Tibia.
- Becken

Knochenstruktur:
- Ovale, zur intakten Spongiosa durch zarten Sklerosesaum abgegrenzte kortikospongiöse Aufhellung (3–6 cm Durchmesser).
- Fleckige Verkalkungen

Chondromyxoidfibrom
(♂>♀, bis 25 Jahre)

Hauptlokalisationen:
- Exzentrisch in den Metaphysen von Femur und Tibia.
- Metatarsalia
- Zehenphalangen
- Rippen
- Becken

Knochenstruktur:
- Scharf begrenzte kortikospongiöse Aufhellung (von mehreren Zentimetern Durchmesser) mit blasiger Binnenzeichnung.
- Vorgebuckelte und hochgradig verdünnte Kompakta
- Keine Verkalkungen

Gelenkchondromatose (M. *Reichel*)
(♂>♀, 20–40 Jahre)

Hauptlokalisationen:
- Kniegelenk
- Ellenbogengelenk
- Hüftgelenk

Unverkalkte Chondrome rufen meist multiple, ziemlich dichte, rundliche Weichteilschatten in der Umgebung des erkrankten Gelenks hervor. Die Knorpelknoten können fleckig, schollig, selten auch konzentrisch verkalken und verknöchern. Sekundär entstehen Druckusuren an der gelenknahen Kompakta und der Gelenkverschleiß (sekundäre Arthrose) wird beschleunigt.

Potentiell maligne Tumoren

Riesenzelltumor
(♂<♀, 20–40 Jahre)

Hauptlokalisationen:
- Epi-/Metaphysen der langen Röhrenknochen (v.a. distales Femur und proximale Tibia).
- Kreuzbein

Knochenstruktur:
- Meist scharf begrenzte Aufhellung der Spongiosa ohne Binnenzeichnung und Sklerosesaum.
- Benachbarte Kompakta häufig vorgebuckelt und verdünnt, jedoch nicht zerstört.
- Periost intakt
- Keine Verkalkungen

Die meist hochvaskularisierten Tumoren treiben die Epiphysen exzentrisch auf. Spontanfrakturen sind häufig.

Synovitis villonodularis pigmentosa
($\delta > \varphi$, 20–40 Jahre)

Hauptlokalisationen:
- Kniegelenk
- Hüftgelenk

Im frühen Krankheitsstadium sind die periartikulären Weichteile, insbesondere die Gelenkkapsel verdickt. Die wuchernden Synovialzotten verkalken nicht. Das fortgeschrittene Tumorstadium ist durch multiple, verschieden große (0.5–1.0 cm Durchmesser), glatt konturierte, nicht konfluierende zystische Aufhellungen in der gelenknahen Spongiosa *beider* artikulierenden Skelettelemente gekennzeichnet. Die Konturen des Gelenkspalts bleiben erhalten; Periostose und perifokale Osteoporose fehlen.

Maligne Tumoren

Osteosarkom
($\delta > \varphi$, 10–25 Jahre)

Hauptlokalisation:
- Metaphysen der langen Röhrenknochen (Femur, Tibia, Humerus).

Knochenstruktur des osteolytischen Typs:
- Unscharf begrenzter kortikospongiöser Defekt mit fleckig-trüber Binnenzeichnung.
- Zart verdichtetes Periost

Knochenstruktur des osteoplastischen Typs:
- Unscharf begrenzte großflächige Verdichtung der Spongiosa mit teils homogener, teils fleckig-streifiger Binnenmusterung.
- Benachbarte Kompakta häufig zerstört (gelegentlich erst im CT nachzuweisen).
- Stark verbreitertes und streifig verdichtetes Periost (*Codman*-Dreieck, Spikula).

Für die häufigen Mischformen ist ein aus fleckförmigen Aufhellungen und vorwiegend streifigen Verdichtungen zusammengesetztes Bild charakteristisch. Das Osteosarkom zeichnet sich durch einen häufig ausgedehnten parossalen Geschwulstanteil aus, der im CT an der Verdichtung der Weichteile und Zerstörung der Fettschichten erkannt wird. Die kontinuierliche und diskontinuierliche *(skip lesion)* Ausbreitung des Tumors im Knochenmark führt zur kompletten oder umschriebenen Verdichtung der Markhöhle im axialen Querschnittbild.

Das **parossale (juxtakortikale) Osteosarkom** befällt Frauen etwas häufiger als Männer und manifestiert sich zumeist jenseits des 25. Lebensjahres. Der meist sehr dichte Tumorschatten grenzt sich von den Weichteilen scharf ab und zerstört Kompakta und Spongiosa erst spät.

Ewing-Sarkom
($\male > \female$, bis 25 Jahre)

Hauptlokalisationen:
- Diaphysen der langen Röhrenknochen
- Rippen
- Becken
- Wirbel

Knochenstruktur:
- Unscharf und unregelmäßig begrenzte Aufhellung der Spongiosa mit inhomogener Binnenmusterung.
- Kompakta meist kurzstreckig zerstört.
- Verdichtetes, verbreitertes und zwiebelschalenartig aufgeblättertes Periost.

Der erkrankte Knochen ist durch den meist beträchtlich großen extraossalen Geschwulstanteil asymmetrisch deformiert.

Chondrosarkom
($\male > \female$, 30 Jahre und älter)

Hauptlokalisationen:
- Meta- und Diaphysen der langen Röhrenknochen
- Becken
- Rippen

Knochenstruktur:
- Vom gesunden Knochen meist unscharf abgegrenzte großflächige Aufhellung der Spongiosa mit spärlicher fleckiger Binnenmusterung.
- Benachbarte Kompakta häufig durchlöchert
- Mäßig verbreitertes und zart verdichtetes Periost.
- End- und parossale fleckige Verkalkungen

6.3 Leitsymptome wichtiger Erkrankungen

Fibrosarkom
(♂ = ♀, alle Altersstufen)

Hauptlokalisationen:
- Exzentrisch in den Metaphysen bzw. in den Diaphysen der langen Röhrenknochen.
- Ober- und Unterkiefer

Knochenstruktur:
- Unregelmäßig und unscharf begrenzte kortikospongiöse Aufhellung mit meist fehlender Binnenmusterung
- Manchmal verbreitertes und streifig verdichtetes Periost

Malignes Lymphom des Knochens (Retikulumzellsarkom)
(♂ > ♀, alle Altersstufen)

Hauptlokalisation:
- Meta- und Diaphysen der langen Röhrenknochen (v. a. distales Femur und proximale Tibia)

Knochenstruktur:
- Unscharf begrenzte kortikospongiöse Aufhellung mit fleckiger Binnenmusterung.
- Selten lamellär verbreitertes Periost.

Spontanfrakturen sind geläufig.

Chordom
(♂ > ♀, 30 Jahre und älter)

Hauptlokalisationen:
- Klivus
- Kreuz- und Steißbein

Knochenstruktur:
- Ausgedehnte meist gelappte kortikospongiöse Aufhellung mit blasiger Binnenzeichnung.
- End- und parossale Verkalkungen

Synovialom
(♂ > ♀, 20–40 Jahre)

Hauptlokalisation:
- Gelenke der unteren und oberen Extremitäten

Das Nativbild zeigt in den gelenknahen Weichteilen glatt begrenzte, fakultativ verkalkte Verdichtungen, die sich im Arthrogramm als rundliche Aussparungen in der kontrastgefüllten Gelenkhöhle zu erkennen geben. Die gelenknahe Kompakta kann an umschriebener Stelle defekt sein; der erhaltene Knochen lagert periostale Lamellen an und bildet Osteophyten.

Plasmozytom
($\male \gg \female$, 50–70 Jahre)

Das *solitäre* Plasmozytom bevorzugt Schädel, Rippen, Wirbelkörper und Darmbeinschaufeln. *Multiple* Herde werden auch in Humerus und Femur nachgewiesen.

Knochenstruktur:
- Grobsträhnige bzw. feinfleckige Osteoporose
  oder
- Rundliche, scharf und glatt begrenzte kortikospongiöse Osteolysen (von 0,5–5 cm Durchmesser) ohne Sklerosesaum (sog. Stanzlöcher).
- Verdichtung und Verbreiterung benachbarter Weichteile (besonders deutlich an Rippen und Wirbeln).

Spontanfrakturen werden besonders häufig an erkrankten Wirbelkörpern beobachtet.

Knochenmetastasen
($\male = \female$, 40 Jahre und älter)

Für die Suche nach Knochenmetastasen eines bekannten Primärtumors ist die Skelettszintigraphie am besten geeignet. Die nuklearmedizinisch suspekten Skelettelemente werden anschließend in zwei Ebenen geröntgt und ggf. tomographiert.

Hauptlokalisationen:
- Wirbelsäule (v. a. Bogenwurzeln)
- Becken
- Rippen
- Proximale Abschnitte der langen Röhrenknochen
- Schädelknochen (v. a. Kalotte)

Osteolytische Metastasen (sie gehen in der Regel von Tumoren der Mamma, Bronchien, Niere, Schilddrüse, des Magen-Darm-Trakts oder der weiblichen Geschlechtsorgane aus) erscheinen als unscharf begrenzte kortikospongiöse Knochendefekte ohne Randsaum. Die Läsionen können sich in kurzer Zeit vergrößern. Gelegentlich wird man erst durch eine Spontanfraktur auf sie aufmerksam.

Osteoplastische Metastasen (sie gehen in der Regel von Tumoren der Prostata, Mamma und Schilddrüse aus) erscheinen als zum gesunden Knochen unscharf abgegrenzte, meist fleckige Verdichtungen der Spongiosa. Form und Kontur des befallenen Skelettelements bleiben lange Zeit intakt.
Beim Bronchial-, Mamma- und Pankreaskarzinom werden häufig osteolytische und osteoplastische Knochenmetastasen *gleichzeitig* nachgewiesen.

6.3.3 Erkrankungen des knöchernen Schädels

6.3.3.1 Normvarianten

Metopismus

Die Sutura frontalis persistiert bis ins Erwachsenenalter.

A-/Hypoplasie der Stirnhöhlen

Häufiger uni- oder bilateraler Befund, in der Regel ohne Krankheitswert.

Hyperostosis frontalis interna

Häufiger Befund ohne sicheren Krankheitswert bei Frauen im mittleren und höheren Alter. Teils rasenartige, teils höckerige Auflagerungen der Tabula interna verbreitern das Stirnbein annähernd symmetrisch. Gelgentlich verdichten und verdicken sich weitere Areale des Schädeldachs in ähnlicher Weise (Hyperostosis calvariae diffusa).

Inkabein(Os interparietale)

Dreieckiger Schaltknochen im Hinterhauptsbein, der vom medialen Anteil der Lambdanähte und einer akzessorischen Quernaht begrenzt wird.

6.3.3.2 Basiläre Impression

Die Einstülpung der oberen Halswirbelsäule in die Schädelbasis wird beobachtet als Folge von

- Okzipitozervikaler Dysplasie
- Rachitis bzw. Osteomalazie
- M. *Paget*
- Hyperparathyreoidismus
- Osteolytischer Knochenmetastasierung.

Die biplanen Aufnahmen des kraniozervikalen Übergangs zeigen:

- Hochstand des Atlas
- Hochstand des Dens axis (die Spitze überragt die Biventerlinie).
- Von laterokaudal nach mediokranial gerichteter Verlauf der Felsenbeinoberkanten.
- Abflachung des Klivus (*Platybasie*)

6.3.3.3 Verletzungsfolgen

Frakturen des Schädeldachs

- Lineare Fraktur
- Sternfraktur
- Impressionsfraktur.
  Die nach innen verlagerten Knochenfragmente werden am besten auf der tangentialen Zielaufnahme oder im CT erfaßt.
- Lochbruch
- Sog. wachsende Fraktur (nur im Kindesalter).
  In den Bruchspalt prolabierte harte Hirnhaut und Liquor verbreitern die Knochenlücke und verzögern die knöcherne Heilung.

Den nach osteoplastischer **Trepanation** wiedereingesetzten Knochendeckel erkennt man an den randständigen Bohrlöchern, den gelegentlich klaffenden Sägeschnitten und der im Vergleich mit der Umgebung häufig verminderten Knochendichte. Nach osteoklastischer Trepanation wird ein unregelmäßig konfigurierter, in der Regel scharf begrenzter Knochendefekt beobachtet.

Frakturen der Schädelbasis

Frontobasale Frakturen
NNH spezial:
- Obere Etage: Stirnbein. Hinterwand der Stirnhöhle.
- Mittlere Etage: Stirnhöhle. Siebbein einschließlich Lamina cribrosa.
- Untere Etage: Kieferhöhle. Siebbein. Dach der Keilbeinhöhle.

Laterobasale Frakturen (Felsenbeinfrakturen)
Felsenbein nach Stenvers:
- Pyramidenlängsfraktur:
  Der Bruchspalt verläuft vom Foramen lacerum entlang der Pyramidenvorderkante durch die Paukenhöhle zum Warzenfortsatz oder in die Schläfenbeinschuppe.
- Pyramidenquerfraktur (selten):
  Der Bruchspalt verläuft quer zur Pyramidenachse entweder durch den inneren Gehörgang oder durch das Labyrinth.

Frakturen des Gesichtsschädels:

Orbitabodenfraktur
Orbita spezial, NNH okzipitomental:
- Knöcherner Defekt bzw. Stufe am Orbitaboden.

6.3 Leitsymptome wichtiger Erkrankungen

- Spiegelbildende Verschattung der gleichseitigen Kieferhöhle (durch Hämatosinus).

Fremdkörper in der Orbita werden am sichersten durch CT lokalisiert.

Nasenbeinfraktur
Der an der Unterseite des Nasenbeins verlaufende Sulcus ethmoidalis kann mit einem Bruchspalt verwechselt werden.

Jochbeinfraktur
Die Fraktur des Jochbogens ist auf der „Henkeltopf"-Aufnahme sicher zu erkennen.

Oberkieferfraktur (Abb. 6.9)
Schädel a.p., NNH spezial:
- *Le Fort* I:
  Der Bruchspalt verläuft beidseits quer durch den Oberkieferknochen oberhalb des harten Gaumens. Der Alveolarfortsatz bricht ab.
- *Le Fort* II:
  Der Bruchspalt zieht beidseits durch Corpus und Processus zygomaticus maxillae, Kieferhöhle, Nasenhöhle und Nasenbein. Der Oberkiefer bricht ab.

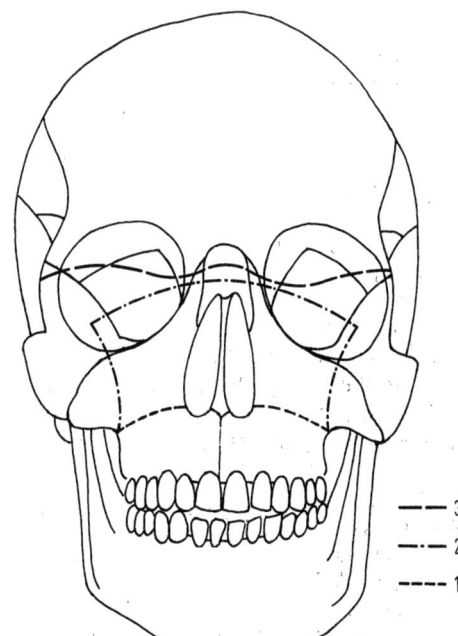

Abb. 6.9. Frakturen des Oberkiefers in der Klassifikation nach *Le Fort*
1. *Le Fort* I, 2. *Le Fort* II, 3. *Le Fort* III

- **Le Fort III:**
  Der Bruchspalt zieht beidseits in Augenhöhe von der Stirnhöhle durch die Orbita zum Jochbogen. Oberkiefer und Jochbein brechen ab.

Unterkieferfraktur

Bei einer Fraktur des horizontalen Asts können die Zähne, bei einer Fraktur des aufsteigenden Asts oder des Gelenkfortsatzes das Kiefergelenk in Mitleidenschaft gezogen werden.

6.3.3.4 Infektionen

Sinusitis

Vornehmlich sind Kiefer- und Stirnhöhle betroffen. Siebbeinzellen und Keilbeinhöhle erkranken selten isoliert.

NNH spezial:
- Totale Verschattung
  oder
- Partielle (basale oder wandständige) Verdichtung einer Nasennebenhöhle.

Die basale Verschattung bildet häufig einen Spiegel. Bei akuter Sinusitis sind die knöchernen Wände der Nasennebenhöhle intakt, bei chronischer Entzündung können sie verdickt sein.

Mukozele, Pyozele

Hauptlokalisation:
- Stirnhöhle

NNH spezial:
- Diffuse Verschattung.
- Vergrößerung (Ballonierung) der Nasennebenhöhle (Vergleich mit der Gegenseite!).
- Verdünnung und Nivellierung der knöchernen Wände.

CT:
- Homogene weichteildichte (ca. + 40 HE) Verschattung.
- Verschmälerung des Knochensaums.
  Gelegentlich werden auch Defekte im knöchernen Rahmen der aufgetriebenen Nasennebenhöhle beobachtet. Dann ist die Differentialdiagnose zum destruierenden Nasennebenhöhlentumor erschwert.

6.3 Leitsymptome wichtiger Erkrankungen

Mastoiditis
Schläfenbein nach Schüller:

- Sklerosierung der antrumnahen Cellulae mastoideae
- Trübung der antrumfernen Cellulae mastoideae
- Verwischung der Zellgrenzen

Nach Antrotomie zeigt das Mastoid einen mehr oder weniger scharf begrenzten knöchernen Binnendefekt.

Cholesteatom
Schläfenbein nach Schüller:

- Unregelmäßig begrenzte Aufhellung des Antrum mastoideum
- Zerstörung des Mittelohrs und der knöchernen Begrenzung des äußeren Gehörgangs.

6.3.3.5 Tumoren

Osteom
($\male > \female$, 30–50 Jahre)

Hauptlokalisation:
- Stirnhöhle

NNH spezial:
- Sehr dichter, glatt begrenzter Rundschatten von maximal 5 cm Durchmesser
- Umgebende Knochenstruktur regelrecht

Dermoid, Epidermoid (vgl. 5.3.1.4)

Hauptlokalisation:
- Schädeldach

Schädel in zwei Ebenen:
- Scharf begrenzte Aufhellung
- Sklerotischer Randsaum
- Keine knöcherne Binnenstruktur
- Keine Verkalkungen

Tumor der Nasennebenhöhlen

Hauptlokalisationen:
- Siebbein (maxilloethmoidaler Winkel)
- Boden der Kieferhöhle
- Rück- und Seitenwand der Kieferhöhle

NNH spezial:
- Diffuse, meist komplette Verschattung der Nasennebenhöhle
- Destruktion des knöchernen Rahmens
- Weichteilschatten in der Umgebung

Die Ausdehnung eines Tumors der Kieferhöhle in die Wange, die Nasenhaupthöhle, die Orbita und die Fossa infratemporalis kann im CT zuverlässig erfaßt werden.

6.3.4 Erkrankungen des Achsen-, Thorax- und Beckenskeletts

6.3.4.1 Anomalien, Mißbildungen

Hahnsche Spalten
Wirbelsäule seitlich:

- Flache Kerben in der Mitte der Wirbelkörpervorderkanten (durch Gefäßkanäle).

Persistierender Randleistenkern
Wirbelsäule seitlich:

- Flachovales, durch einen glatten Spalt vom Wirbelkörper getrenntes Knöchelchen an der Vorder- bzw. Hinterkante der Abschlußplatten.

Persistierende Apophyse
Wirbelsäule in zwei Ebenen:

- Vom Gelenk-, Dorn- oder Querfortsatz durch einen glatten Spalt getrenntes, homogen binnenstrukturiertes haubenförmiges Knöchelchen.
  Der isolierte Ossifikationskern an der Spitze des Dens axis wird Ossiculum terminale *Bergmann* genannt. Der Dens ist dabei verkürzt.
  Differentialdiagnostisch sind die traumatisch bedingten Absprengungen der Wirbelkörperfortsätze abzugrenzen. Sie besitzen in der Regel eine scharfe Kante und/oder sind unregelmäßig verdichtet.

Os odontoideum
HWS in zwei Ebenen, Dens spezial

- Großes, homogen strukturiertes Ossikel, das die obere Hälfte des Dens axis bildet und von dessen Basis durch einen Querspalt getrennt ist.
  Differentialdiagnostisch ist die Dens-Pseudarthrose abzugrenzen. Dabei ist die Basis meist schmäler als die Spitze.

6.3 Leitsymptome wichtiger Erkrankungen

Foramen arcuale atlantis

Im HWS-Seitbild hinter der Gelenkfläche des Atlas erkennbarer knöcherner Ring, der die A. vertebralis umgibt.

Angeborener Blockwirbel

Hauptlokalisation:
- Obere Halswirbelsäule

Sowohl Wirbelkörper als auch Wirbelbögen können verschmelzen (s. 6.2.1.3).

Klippel-Feil-**Syndrom**
HWS in zwei Ebenen:

- Basiläre Impression
- Knöcherne Verschmelzung mehrerer Halswirbelkörper

Lumbalisation des ersten Sakralwirbels

Der erste Sakralwirbel besitzt anstelle von Partes laterales ein oder zwei Querfortsätze und ist aus dem knöchernen Verband des Kreuzbeins herausgelöst. Die LWS umfaßt sechs Wirbel.

Sakralisation des fünften Lendenwirbels

Einer oder beide Querfortsätze des fünften Lendenwirbels besitzen Schaufelform. Entweder berühren sie das Kreuzbein nicht oder sie artikulieren bzw. verschmelzen mit ihm.

Spondylolisthesis

Auf dem Boden einer ein- oder doppelseitigen Interartikulardysplasie oder Spondylolyse (s. 6.2.1.3) verschiebt sich ein Wirbel (meist LWK 5, selten LWK 4 oder HWK 5) gegenüber dem kaudal benachbarten nach ventral (bei der Messung geht man von der Hinterkante der Wirbelkörper aus). Der abgerutschte Wirbel bietet im ventrodorsalen Strahlengang das Bild eines umgedrehten breitkrempigen Huts. Das Kreuzbein steht steil. Meist beobachtet man gleichzeitig die Zeichen der Osteochondrosis intervertebralis; die Foramina intervertebralia sind eingeengt.

Als **Pseudospondylolisthesis** wird Wirbelgleiten bezeichnet, das nicht auf einer Anomalie der Interartikularportion, sondern einer Deformierung der Gelenkfortsätze beruht. Die Verschiebung eines Wirbels gegenüber dem kaudal benachbarten nach dorsal (**Retrolisthesis**) ist stets mit einer Chondrosis intervertebralis kombiniert.

Trichterbrust (Pectus excavatum)
Thorax seitlich:

- Sternum nach dorsal konvex gekrümmt
- Sagittaldurchmesser des Thorax gegenüber der Norm verkleinert

Hühnerbrust (Pectus carinatum)
Thorax seitlich:

- Sternum nach ventral stark konvex gekrümmt
- Sagittaldurchmesser des Thorax gegenüber der Norm vergrößert

Gabelrippe

Rippe mit gegabeltem ventralen Ende (Anomalie ohne Krankheitswert).

Schaufelrippe

Rippe mit schaufelförmig verbreitertem ventralen Ende (Anomalie ohne Krankheitswert).

Halsrippe

Verlängertes Tuberculum anterius des Querfortsatzes des 7., selten des 6. Halswirbels (ein- oder beidseitig). Die Halsrippe ist kürzer, schmäler und weniger schattendicht als die laterokaudal benachbarte 1. Rippe.

Lendenrippe

Gegenüber der Norm verlängerter, gelegentlich vom Wirbelkörper durch einen Gelenkspalt getrennter Querfortsatz des 1. Lendenwirbels (meist beidseitig).

Angeborene Hüftdysplasie

Mädchen sind wesentlich häufiger betroffen als Knaben; in 60% der Fälle beschränkt sich die Erkrankung auf eine Seite (Abb. 6.10).

Beckenübersicht:

- Kurze flache Hüftpfanne ohne eindeutigen Pfannenrand
- Pfannendachwinkel > 32° beim Säugling, > 26° beim Einjährigen.
- Gegenüber der Norm verkleinerter Femurkopfkern

Angeborene Hüftluxation
Beckenübersicht:

- Femurkopfkern aus dem inneren unteren Quadranten des Hüftgelenks nach kraniolateral verschoben.

6.3 Leitsymptome wichtiger Erkrankungen

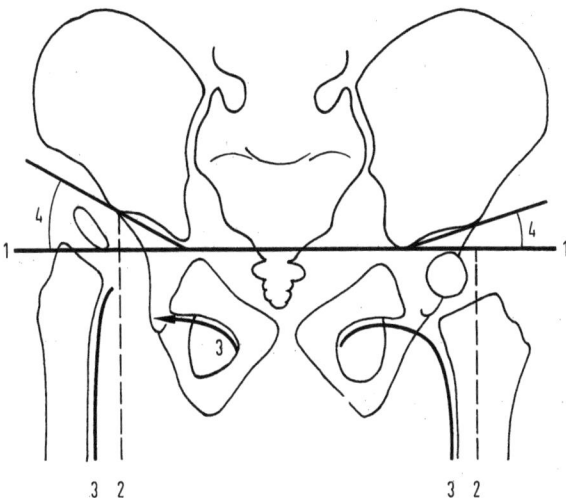

Abb. 6.10. Meßlinien am knöchernen Becken bei gesunder (linke Seite) und luxierter dysplastischer Hüfte (rechte Seite)
1. Die *Hilgenreiner*sche Linie verläuft durch die Y-Fugen beider Hüftgelenke, 2. Die *Ombrédanne*sche Senkrechte wird durch den Pfannenerker auf die *Hilgenreiner*sche Linie gefällt, 3. Die *Shenton-Ménard*sche Linie wird aus der medialen Kontur des Schenkelhalses (*Adam*scher Bogen) und der kranialen Kontur des Foramen obturatum gebildet, 4. Der *Pfannendachwinkel* wird von der *Hilgenreiner*schen Linie und der Verbindungslinie zwischen Innen- und Außenrand der Hüftpfanne gebildet

- Spitze des *Adam*schen Bogens (sog. Diaphysenstachel) lateral der *Ombrédanne*schen Senkrechten.
- Stufe in der *Shenton-Ménard*schen Linie

6.3.4.2 Verletzungsfolgen

Jefferson-Fraktur

Berstungsbruch des Atlas: Die Massae laterales weichen durch Sprengung des Atlasrings auseinander und überragen die Axis zu beiden Seiten um mehrere Millimeter.

Schipperfraktur

Ermüdungsbruch der Dornfortsätze der unteren Hals- und oberen Brustwirbel.

Hyperflexionsfraktur

Sie ist die weitaus häufigste Verletzungsform der Brust- und Lendenwirbelkörper.

BWS, LWS in zwei Ebenen:

- Gegenüber der Norm erniedrigte ventrale und seitliche Grenzflächen (Keilwirbel).
- Gegenüber der Norm vergrößerter Tiefendurchmesser des Wirbelkörpers.
- Nach kaudal durch einen Verdichtungssaum begrenzte Kerbe in der Deckplatte.
- Stufe in der Vorderkante.
- Nach ventral und lateral gerichteter Knochenschnabel an der Spitze der Deckplatte.
- Wirbelfragment(e) im Spinalkanal.

Hyperextensionsfraktur

Bei dieser seltenen, nur an den Lendenwirbelkörpern beobachteten Fraktur bricht die Hinterkante der Wirbelkörper*grund*platte ab.

Rippenfrakturen

Sie treten bevorzugt paravertebral und in der hinteren Axillarlinie auf. Sie können zum Pneumothorax (s. 1.2.3.1) und/oder Weichteilemphysem führen.

Frakturen des Schulterblatts

Die meisten Frakturen werden am Processus coracoideus, Margo superior und Angulus inferior beobachtet.

Schlüsselbeinbruch

Das Schlüsselbein bricht bevorzugt im mittleren Drittel und häufiger am akromialen als am sternalen Ende. Das mediale Fragment disloziert nach kranial.

Beckenbrüche

Am knöchernen Becken unterscheidet man Rand- von Ringbrüchen:

Formen des Beckenrandbruchs:
- Schrägfraktur der Darmbeinschaufel
- Abriß der Spina iliaca ant. sup., Spina iliaca ant. inf. oder des Tuber ossis ischii.
- Fraktur des Kreuzbeins/Steißbeins
- Isolierte Fraktur des Schambeins/Sitzbeins

Formen des Beckenringbruchs:
- Vorderer Ringbruch:
  Ein- oder beidseitige Fraktur beider Schambeinäste
- Hinterer Ringbruch:
  In Richtung der Sakroiliakalfuge verlaufende Darmbeinfraktur.
- Kompletter Ringbruch (*Malgaigne*-Fraktur):
  Ein- oder beidseitige Fraktur des Schambeins/Sitzbeins
  oder
  Symphysensprengung + Längsfraktur von Kreuzbein/Darmbein oder Sprengung des Sakroiliakalgelenks.

An der *Hüftpfanne* unterscheidet man Rand- und Grundbrüche. Ob der vordere oder der hintere Hüftpfeiler oder beide frakturiert sind, erkennt man am sichersten im CT des knöchernen Beckens. Der Pfannengrundbruch wird meist durch eine Protrusio acetabuli (zentrale Hüftluxation) kompliziert. Dabei ragt der Schenkelkopf über die Linea terminalis ins Becken vor.

Ursachen der Protrusio acetabuli:
- Pfannengrundfraktur
- Osteoporose
- Coxitis tuberculosa
- Tumor der Hüftpfanne
- M. *Paget*
- Osteogenesis imperfecta

Formen der Hüftluxation:
- Zentrale Luxation
  Hüftkopf steht über dem Pfannengrund
- Luxatio ischiadica
  Hüftkopf wandert nach hinten unten
- Luxatio iliaca
  Hüftkopf wandert nach hinten oben
- Luxatio obturatoria
  Hüftkopf wandert nach vorne unten
- Luxatio pubica
  Hüftkopf wandert nach vorne oben.

6.3.4.3 Spondylarthritis ankylopoietica (M. *Bechterew*)

Die Erkrankung manifestiert sich meist bilateral und ist bei Männern wesentlich häufiger als bei Frauen.

Ileosakralgelenke:
- Unscharfe Konturen bzw. Zähnelung der subchondralen Grenzlamellen
- Aufhellungen und Verdichtungen in der gelenknahen Spongiosa

- Ungleichmäßig breiter Gelenkspalt
- Endzustand: Knöcherne Ankylose

Wirbelsäule:
- Syndesmophyten
- Randsklerosierter Konturdefekt oder glatt begrenzte Verdichtung an den Wirbelkörperkanten.
- Kastenwirbel, Tonnenwirbel
- Verköcherung des Discus interarticularis sowie der Ligamenta flava, supra- und interspinalia.
  Die vollständige Ossifikation des Bandapparats führt zur knöchernen Längsstreifung („Bambusstab") der Wirbelsäule.
- Verknöcherung der kleinen Wirbelgelenke
- Osteoporose
- Endzustand: Fixierte Kyphose

Symphyse:
- Verschmälerung des Gelenkspalts
- Zackige Konturen der subchondralen Grenzlamellen
- Verdichtungen in der gelenknahen Spongiosa
- Endzustand: Knöcherne Ankylose

6.3.4.4 Verschleißerkrankungen

Vorwiegend sind die Segmente L_3/L_4, L_4/L_5, L_5/S_1 sowie C_5/C_6 und C_6/C_7 betroffen.

Chondrosis intervertebralis
Wirbelsäule in zwei Ebenen:

- Verschmälerung des Intervertebralraums
- Vakuumphänomen
- Segmental eingeschränkte Beweglichkeit
- Steilstellung der kranial anschließenden Wirbel

Bei

Osteochondrosis intervertebralis

werden zusätzlich beobachtet:

- Verbreiterte und verdichtete subchondrale Grenzlamellen
- Spondylophyten
- Spondylotische Schaltknochen

Spondylosis hyperostotica *Forestier*

Sie befällt vornehmlich Diabetiker und Gichtkranke und bevorzugt die BWS:

- Breite, den Zwischenwirbelraum ventral und lateral überbrückende Knochenspangen („Zuckerguß").
- Kleine Wirbelgelenke und Sakroiliakalgelenke intakt

Unkovertebralarthrose

Die im a.p.-Bild nach kranial umgebogenen Seitenränder der Halswirbelkörper werden im radiologischen Schrifttum Processus uncinati genannt.

- Verlängerung, Zuspitzung und Verdichtung der Processus uncinati
- Pseudogelenke zwischen benachbarten Processus uncinati
- Sattelförmige Wirbeldeckplatten
- Von ventral verengte Foramina intervertebralia

Spondylarthrose

Die Arthrose der kleinen Wirbelgelenke ist vor allem an der HWS klinisch bedeutsam.

- Breite und dichte subchondrale Grenzlamellen
- Osteophyten
- Von dorsal verengte Foramina intervertebralia

Baastrup-Syndrom

Der knöcherne („kissing spine"), fakultativ gelenkige (*Nearthrose*) Kontakt zwischen benachbarten Dornfortsätzen der Lendenwirbelkörper wird durch Hyperlordose und Osteochondrosis intervertebralis begünstigt. Die Dornfortsätze sind dabei an der Spitze abgeflacht und streifig verdichtet.

Hyperostosis triangularis ossis ilii

Ein- oder doppelseitiger Befund bei jungen Frauen
Beckenübersicht:

- Dreieckige, homogene Verdichtung des Darmbeins in Nachbarschaft zum ventralen Anteil des Sakroiliakalspalts.
- Diskrete Verdichtung des angrenzenden Kreuzbeinsegments.
- Sakroiliakalspalt normal weit.

Ochronose
Wirbelsäule in zwei Ebenen:

- Osteochondrosis intervertebralis
- Verkalkungen der Disci intervertebrales

6.3.4.5 M. *Scheuermann*

Die aseptische Nekrose der Wirbelkörperepiphysen bzw. -abschlußplatten wird in der Regel im Alter von zwölf Jahren klinisch manifest; es erkranken drei Mal so viele Knaben wie Mädchen. Mittlere und untere BWS sind am stärksten betroffen. M. *Scheuermann* darf erst dann diagnostiziert werden, wenn an mindestens drei benachbarten Wirbeln *Schmorl*sche Knötchen und/oder andere charakteristische Röntgenzeichen beobachtet werden.

Wirbelsäule in zwei Ebenen:
- Ventral abgeflachte Wirbel mit abnorm großem Tiefendurchmesser.
- Zackig, aber scharf konturierte Abschlußplatten.
- *Schmorl*sche Knötchen.

An den einem *Schmorl*schen Knötchen gegenüberliegenden Abschlußplatten der Lendenwirbelkörper können flache Knochenappositionen (*Edgren-Vaino*-Zeichen) beobachtet werden.
- Glatt begrenzte Defekte an den Kanten der Wirbelkörper.
- Ventral akzentuierte Verschmälerung der Intervertebralräume.
- Fixierte Kyphose von BWS und LWS.

6.3.5 Erkrankungen der knöchernen Extremitäten

6.3.5.1 Anomalien, Mißbildungen

Akzessorische Knochen

Überzählige Knochen sind am Hand- und Fußskelett besonders häufig; von Knochenfragmenten unterscheiden sie sich meist durch ihre homogene Binnenstruktur.

Einige Varianten des Handskeletts:

- *Os radiale externum:* Distal des Processus styloideus radii
- *Os triangulare:* Distal des Processus styloideus ulnae
- *Epipyramis:* Zwischen Os triquetrum und Os hamatum
- *Os hypolunatum:* Zwischen Os lunatum und Os capitatum
- *Os centrale carpi:* Radial vom Os capitatum
- *Os styloideum:* An der Basis von Metacarpale II/III
- *Os Vesalianum:* An der Basis von Metacarpale V

Einige Varianten des Fußskeletts:

- *Os subtibiale:* Kaudal des Malleolus medialis
- *Os subfibulare:* Kaudal des Malleolus lateralis
- *Os tibiale externum:* Medial vom Os naviculare
- *Os trigonum:* Dorsal des Talus
- *Os peroneum:* Lateral vom Os cuboideum

- *Os supratalare:* Über dem Caput tali
- *Os supranaviculare:* Über dem Os naviculare

Am Knie trifft man vor allem auf zwei Varianten:

- *Fabella:* Dorsal des Condylus femoris lateralis in der Tiefe der Kniekehle gelegenes Sesambein des M. gastrocnemius.
- *Patella bi/tripartita:* Anlagebedingte Teilung der Kniescheibe durch einen meist im oberen äußeren Quadranten gelegenen glatt begrenzten Spalt. Oft bilateral nachweisbar.

*Madelung*sche Derformität
Unterarm in zwei Ebenen:

- Radiusschaft nach radial konvex gekrümmt und gegenüber der Ulna verkürzt.
- Distale Gelenkflächen von Radius und Ulna bilden einen annähernd rechten Winkel.
- Radiusgelenkfläche nach palmar gekippt.
- Ellenköpfchen nach dorsal (sub)luxiert.
- Proximale Handwurzelreihe am Mondbein V-förmig geknickt.

Norm- und Formvarianten der Patella

Mit α wird der Winkel bezeichnet, den die tibiale und fibulare Gelenkfläche der Patella in der Axialansicht bilden.

Typ I:	$\alpha = 120-140°$
	Tibiale und fibulare Gelenkfläche gleich groß und konkav
Typ II:	$\alpha = 110-120°$
	Tibiale kleiner als fibulare Gelenkfläche, beide konkav
Typ II/III:	$\alpha = 110-120°$
	Tibiale kleiner als fibulare Gelenkfläche und platt
Typ III:	$\alpha = 90-110°$
	Tibiale kleiner als fibulare Gelenkfläche und konvex
Typ IV:	$\alpha = 90°$
	Tibiale Gelenkfläche konvex und höckerig
Jägerhut:	Tibiale Gelenkfläche fehlt

Angeborener Klumpfuß (Pes equinovarus congenitus)

- Achsen von Talus und Kalkaneus verlaufen in beiden Projektionen annähernd parallel (am gesunden Fuß bilden sie einen Winkel von 30 bis 40°).
- Winkel zwischen Unterschenkelachse und Längsachse des Fußes deutlich größer als 90°.

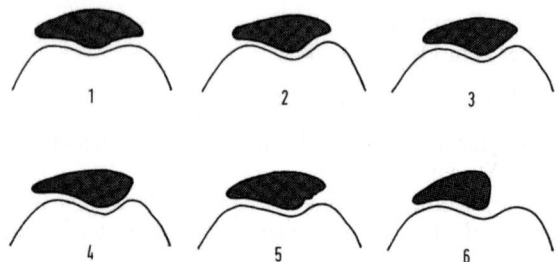

Abb. 6.11. Norm- und Formvarianten der Patella
1. Typ I, 2. Typ II, 3. Typ II/III, 4. Typ III, 5. Typ IV, 6. Jägerhut

- Subluxation im unteren Sprunggelenk.
- Mittel- und Vorfuß adduziert.

Angeborener Plattfuß (Pes planovalgus congenitus)

- Steilstellung des Talus. Seine Achse setzt die der Tibia fort.
- Achsen von Talus und Kalkaneus bilden in beiden Ebenen einen Winkel zwischen 50 und 90°.
- (Sub)luxation zwischen Talus und Navikulare
- Mittelfuß im *Chopart*-Gelenk aufgebogen
- Vorfuß abduziert

Ballenhohlfuß (Pes excavatus)

- Kalkaneusachse zeigt nach vorne oben.
- Steilstellung von Metatarsale I.
- Achsen von Kalkaneus und Metatarsale I bilden einen annähernd rechten Winkel.
- Fußlängsgewölbe kuppelförmig vertieft.
- Zehen im Grundgelenk dorsalflektiert, im Mittelgelenk plantarflektiert.

6.3.5.2 Verletzungsfolgen

Formen der Schulterluxation:

- *Luxatio axillaris:* Oberarmkopf vor und unter dem Pfannenrand
- *Luxatio posterior:* Oberarmkopf hinter der Pfanne (Seitbild!)
- *Luxatio subcoracoidea:* Oberarmkopf medial vor dem Pfannenrand
- *Luxatio erecta:* Humerus um 180° gedreht

Bei der axillären Schulterluxation wird häufig das Tuberculum majus ausgerissen.

Auf **habituelle** Schulterluxation weisen hin:
- Wenig gekrümmte Gelenkpfanne
- Knöcherner Defekt am unteren Pfannenrand
- Mulde am Oberarmkopf (medial des Tuberculum majus)

Typische Formen der Oberarmfraktur

- Schrägfraktur am Collum anatomicum bzw. chirurgicum („subkapitale Fraktur")
- Distale supra-/perkondyläre Schaftfraktur
- Abriß des Epicondylus medialis

Luxation des Ellenbogens

Dabei dislozieren die Unterarmknochen meist nach dorsal. Olekranon und Processus coronoideus ulnae brechen meist isoliert.

Typische Formen der Radiusköpfchenfraktur

- Meißelfraktur (Spalt bzw. Stufe in der Gelenkfläche)
- Fraktur des Collum radii

Typische Formen der Unterarmluxationsfraktur

- *Monteggia*-Fraktur: Fraktur des Ulnaschafts und Luxation des Radiusköpfchens
- *Galeazzi*-Fraktur: Fraktur des Radiusschafts und Luxation des Ulnaköpfchens

Distale Radiusfraktur (Extensionsfraktur)

- Quer-, Schräg- oder Stückbruch des distalen Radius ohne/mit Spaltung der Gelenkfläche.
- In etwa 50 % bricht gleichzeitig der Processus styloideus ulnae ab.
- Gelenknahe(s) Fragment(e) nach radial und dorsal verschoben.
- Radius verkürzt, Ulna scheinbar verlängert.

Bei der weniger häufigen Flexionsfraktur des distalen Radius verschieben sich die gelenknahen Fragmente nach palmar.

Typische Frakturen und Luxationen des Handskeletts

- *Kahnbeinfraktur:* Meist wenig dislozierte Querfraktur.
- *Perilunäre Luxation:* Während das Mondbein in der anatomisch regelrechten Position verharrt, sind die übrigen Handwurzelknochen nach dorsal (Seitbild!) verlagert.

- *De Quervainsche Luxationsfraktur:* Kahnbeinfraktur. Das Mondbein und das ihm benachbarte Kahnbeinfragment luxieren nach vorne (Kippung um 90°).
- *Bennettsche Luxationsfraktur:* Fraktur der Basis von Metakarpale I. Das distale Fragment luxiert nach radial und dorsal.
- *Triquetrumfraktur:* Knochenschale dorsal des Mondbeins (Seitbild!).

Typische Formen der Schenkelhalsfraktur (Abb. 6.12)

- *Mediale Schenkelhalsfraktur:* Bruchspalt im kopfnahen Abschnitt des Schenkelhalses.
- *Intermediäre Schenkelhalsfraktur:* Bruchspalt im Mittelteil des Schenkelhalses.
- *Laterale Schenkelhalsfraktur:* Bruchspalt im trochanternahen Abschnitt des Schenkelhalses.
- *Pertrochantäre Schenkelhalsfraktur:* Bruchspalt durchquert beide Trochanteren. Trochanter minor häufig abgerissen.
- *Subtrochantäre Schenkelhalsfraktur:* Bruchspalt durchquert Femur unterhalb der Trochanteren.

Typische Formen der distalen Oberschenkelfraktur

- *Suprakondyläre Querfraktur:* Proximales Ende kippt nach medial, distales nach dorsal.
- *Diakondyläre T- bzw. Y-Fraktur:* Ein Schenkel des Bruchspalts erreicht die Gelenkfläche.
- *Isolierte Kondylenfraktur:* Meist ist der laterale Femurkondylus betroffen.

Typische Formen der Tibiakopffraktur

- Ausriß der Eminentia intercondylaris
- Spaltbruch am Rand des Tibiaplateaus
- Mono- oder bikondyläre Impressionstrümmerfraktur

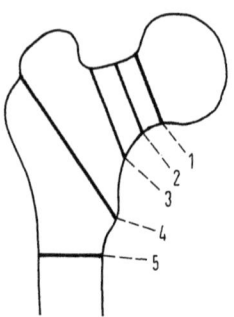

Abb. 6.12. Typische Formen der Schenkelhalsfraktur
1. Mediale Schenkelhalsfraktur, 2. Intermediäre Schenkelhalsfraktur, 3. Laterale Schenkelhalsfraktur,
4. Pertrochantäre Schenkelhalsfraktur,
5. Subtrochantäre Schenkelhalsfraktur

6.3 Leitsymptome wichtiger Erkrankungen

Isolierte Frakturen von Tibia und Fibula sind seltener als komplette Unterschenkelbrüche. Die Trümmerfraktur der distalen Tibia wird auch Pilonfraktur, die nur im Seitbild sicher erkennbaren Bruchstücke der Vorder- und Hinterkante der dem Talus zugewandten Gelenkfläche *Volkmann*sches Dreieck genannt.

Typische Formen der Außenknöchenfraktur nach *Weber*

Typ A: Bruchspalt distal der Syndesmosis tibiofibularis
Typ B: Bruchspalt in Höhe der Syndesmose
Typ C: Bruchspalt proximal der Syndesmose.
   Wenn die Fibula bis zum Köpfchen gespalten ist, liegt eine *Maisonneuve*-Fraktur vor.

Die Kombination aus Innenknöchelfraktur, Außenknöchelfraktur und *Volkmann*schem Dreieck nennt man auch *trimalleoläre Fraktur*.

Typische Formen der Talusfraktur

- Talushalsfraktur
- Längsfraktur des Taluskörpers
- Abriß des Processus posterior tali

Am **Fersenbein** beobachtet man häufig Trümmerfrakturen, an denen die zum Talus und Kuboid gerichteten Gelenkflächen beteiligt sind. Den Abriß der Spitze des Tuber calcanei nennt man **Entenschnabelfraktur**. Die verletzungsbedingte Kompression des Fersenbeins kann mit Hilfe des **Tuber-Gelenk-Winkels** quantifiziert werden. Er wird am Schnittpunkt der beiden Geraden ermittelt, die den Oberrand der Facies articularis talaris post. mit dem Oberrand des Tuber calcanei bzw. der Facies articularis talaris ant. verbinden, und mißt gewöhnlich 20 bis 40°. Wenn das Fersenbein mittelgradig abgeflacht ist, beträgt er 0 bis 15°, wenn es hochgradig komprimiert ist, wird der Winkel negativ.

***Sudeck*-Syndrom**

Von der *Sudeck*schen Knochenatrophie werden stets nur die distal einer Läsion gelegenen Skelettelemente befallen. Das **akute Stadium** ist, von der Verdichtung der Weichteile abgesehen, röntgenologisch stumm.

Dystrophisches Stadium
- Bandförmige Aufhellung der subchondralen Spongiosa
- Fleckige Musterung der metaphysären Spongiosa
- Auffaserung der metaphysären Kompakta

Atrophisches Stadium
- Gleichmäßige Aufhellung der Spongiosa
- Verschmälerung der Kompakta

Reparationsstadium
- Lückenreiche Spongiosa mit einzelnen dichten Bälkchen („hypertrophische Atrophie")

Myositis ossificans traumatica

Hauptlokalisationen:
- Ellenbeuge
- Innenseite des Oberschenkels
- Wade

Weichteilbild:
- Teils fleckige, teils längliche Verknöcherungen (mit spongiöser Binnenmusterung und kompaktem Randsaum) im Verlauf von Muskeln und Sehnen.

6.3.5.3 Der operierte Knochen

Osteosynthese

Bei der osteosynthetisch versorgten Fraktur werden ebenso wie beim konservativ behandelten Knochenbruch im Röntgenbild die knöcherne Heilung, die Stellung und Form der Fragmente, die Gelenkschlüssigkeit und der Kalksalzgehalt der beteiligten Skelettelemente geprüft. Zusätzlich beurteilt man Art, Lage und Erhaltung des bei der Operation implantierten Materials. Folgende Implantate werden radiologisch nachgewiesen:

- *Draht*
  z. B. Spickdraht, *Kirschner*-Draht, Cerclage
- *Schraube*
  ohne/mit Unterlegscheibe; die Kortikalisschraube ist in ganzer Länge gewunden, die Spongiosaschraube nur an der Spitze.
- *Nagel*
  z. B. *Küntscher*-Nagel, Verriegelungsnagel, Rush-pin, Bündelnägel.
- *Platte*
  z. B. Halbrohr-, Drittelrohrplatte, Kompressionsplatte, Löffelplatte, L- und T-Platte, Winkelplatte.
- *Fixateur externe*

Knochendefekte werden mit röntgendichtem Knochenzement oder autologer Spongiosa gefüllt. Das Transplantat wird meist aus dem Beckenkamm entnommen; die dafür erforderliche Osteotomie schafft eine radiologisch nachweisbare randständige Läsion am Darmbein.

Arthroplastik

Das Röntgenbild des alloarthroplastisch erneuerten Gelenks gibt Auskunft über Art (z. B. Totalendoprothese, Kopfprothese, Schlittenprothese), Sitz und Erhaltung des Implantats sowie über die Lokalisation des Knochenzements. Lockerung wird durch einen glatten Aufhellungssaum, Infektion durch ein welliges Aufhellungsband zwischen Knochen bzw. Knochenzement und Implantat angezeigt.

Amputation

Der intakte Amputationsstumpf besitzt einen glatten Rand, helle, aber homogene Spongiosastruktur und ist von Weichteilen vollständig gedeckt. Ein Knochenfragment, das dem Stumpf aufsitzt (*Kronensequester*), signalisiert Infektion.

6.3.5.4 Verschleißerkrankungen

Arthrosis deformans

Hauptlokalisationen:
- Hüftgelenk
- Kniegelenk
- Femoropatellargelenk
- Daumengrundgelenk (Rhizarthrose)
- Proximale Interphalangealgelenke (*Bouchard*sche Polyarthrose)
- Distale Interphalangealgelenke (*Heberden*sche Polyarthrose)
- Großzehengrundgelenk (Hallux valgus)

Übersichtsbild:
- Inkongruenz der Gelenkflächen
- Exzentrische Verschmälerung des Gelenkspalts
- Deformierung (Verbreiterung, Abplattung) der gelenknahen Abschnitte der artikulierenden Skelettelemente.
- Osteophyten
- Vertiefung(en) in der subchondralen Grenzlamelle
- Verdichtung der subchondralen Spongiosa
- Rundliche Aufhellungen (2–15 mm Durchmesser) in den Epiphysen (sog. Geröllzysten)
- Subluxation
- Kapselchondrome und -osteome

Bei einem **Preßluftschaden** des Ellenbogens treten zu den Zeichen der Arthrosis deformans und Osteochondrosis dissecans die Verplumpung des Processus coronoideus und Verbreiterung der Incisura trochlearis. Das durch Arbeit mit Preßluft chronisch traumatisierte Lunatum hellt sich blasig auf oder zerfällt schollig.

Epicondylitis humeri (Tennisellenbogen)
- Aufhellung des Epicondylus lateralis humeri.
- Verkalkungen der am Epicondylus lateralis entspringenden (Extensoren-)Sehnen.

Periarthrosis humeroscapularis

- Punkt-/fleckförmige Verkalkungen in der Umgebung des Tuberculum majus (am häufigsten verkalkt die Sehne des M. supraspinatus)
- Strähnige Entkalkung des Tuberculum majus.

Bei **Periarthrosis coxae** sind die Weichteilverkalkungen meist kranial des Trochanter major lokalisiert.

Neurogene Arthropathie (*Charcot*-Gelenk)

Hauptlokalisationen:
- Kniegelenk
- Hüftgelenk

Frühstadium:
- Fragmentation und hochgradige Verformung der gelenkbildenden Skelettanteile.
- Arthrosis deformans
- Subluxation

Spätstadium:
- Bizarre knöcherne Anlagerungen am Rand der Gelenkflächen
- Nearthrose
- Verkalkungen der gelenknahen Weichteile

Hämophilie-Arthropathie (Blutergelenk)

Hauptlokalisationen:
- Kniegelenk
- Ellenbogengelenk
- Oberes Sprunggelenk

Frühstadium:
- Erweiterung des Gelenkspalts
- Verbreiterung und Verdichtung der gelenknahen Weichteile
- Unscharfe Konturen der Gelenkflächen
- Strähnige Aufhellung der gelenknahen Spongiosa

Spätstadium:
- Verschmälerung des Gelenkspalts
- Verplumpung der gelenkbildenden Skelettanteile
- Subluxation, Luxation

Grobblasige Aufhellungen im gelenknahen Knochen von Blutern werden als **hämophile Pseudotumoren** bezeichnet; man beobachtet sie vorwiegend im Darmbein und Femur.

6.3.5.5 Knochennekrosen

Aseptische Nekrose der Hüftkopfepiphyse: M. *Perthes*
(♂≫♀, 3–10 Jahre)

In etwa 10% der Fälle erkranken – meist im Abstand von mehreren Monaten – beide Hüftköpfe.

Frühstadium:
- Verbreiterung des Hüftgelenkspalts
- Aufhellung im Epiphysenkern
- Diskrete Abflachung der Gelenkfläche

Zerfallsstadium:
- Verdichtung und Fragmentation des Epiphysenkerns
- Abplattung der Gelenkfläche
- Osteoporose

Reparationsstadium:
- Volumenzunahme des Epiphysenkerns
- Homogenisierung der Binnenstruktur
- Verschmälerung des Gelenkspalts

Spätfolgen:
- Pilz-, Walzenform des Hüftkopfs
- Coxa vara
- Subluxation
- Coxarthrose

Idiopathische Hüftkopfnekrose des Erwachsenen
(♂≫♀, 20–50 Jahre)

In jedem zweiten Fall erkranken beide Hüftköpfe.

Frühstadium:
- Kombination fleckiger Aufhellungen und Verdichtungen im Hüftkopf
- Abflachung des kranialen Anteils der Gelenkfläche

Nekrosestadium:
- Abplattung des Hüftkopfs
- Stufe in der Gelenkfläche
- Erweiterung des Gelenkspalts

Spätstadium:
- Verkleinerung und Deformierung des Hüftkopfs
- Sequester
- Coxarthrose

Epiphyseolysis capitis femoris
(♂>♀, 12–16 Jahre)

Meist erkranken beide Hüftköpfe.

- Verbreiterung und Konturunschärfe der Epiphysenfuge.
- Aufhellung der Hüftkopfmetaphyse.
- Trennung der Kontinuität von Schenkelhals und Hüftkopfepiphyse, die nach kaudal und meist nach dorsal abrutscht (Coxa vara).
- Abflachung der Hüftkopfepiphyse.
- Knöcherne Apposition am *Adam*schen Bogen

Osteochondrosis dissecans
(♂>♀, alle Altersstufen)

Hauptlokalisationen:
- Medialer Femurkondylus
- Medialer Anteil der Talusrolle
- Femurkopf
- Patella
- Humerusköpfchen

Zunächst erkennt man eine sichelförmige Aufhellung in der subchondralen Spongiosa, die das Dissekat („Maus") von seinem Lager („Mausbett") trennt. Wenn das Fragment abgestoßen („die Maus geboren") wird, bleibt in der Gelenkfläche ein mäßig scharf begrenzter Defekt zurück, der sich später oft mit einem Sklerosesaum umgibt. Das Dissekat kann als freier Körper in der Gelenkhöhle liegen oder fragmentiert und abgebaut werden.

Aseptische Nekrose der Schienbeinkopfapophyse: M. *Osgood-Schlatter*
(♂>♀, 10–18 Jahre)

- Fragmentierung der Apophyse
- Verdichtung der Kerntrümmer
- Im Reparationsstadium: Zungenartige Verformung des Knochenkerns

Idiopathische Osteonekrose des medialen Femurkondylus: M. *Ahlbäck*
(♂>♀, älter als 50 Jahre)

- Im Frühstadium: Abplattung der Gelenkfläche
- Aufhellung der subchondralen Spongiosa
- Durch Sklerosesaum markierter muldenförmiger kortikospongiöser Defekt.
- Periostose

6.3 Leitsymptome wichtiger Erkrankungen 301

Aseptische Nekrosen der Skelettelemente des Fußes

Gemeinsame Merkmale der

aseptischen Nekrose des Os naviculare pedis: M. Köhler I (♂>♀, 5–9 Jahre),
aseptischen Nekrose der Metatarsalköpfchen: M. Köhler II (♂<♀, 12–18 Jahre),
aseptischen Nekrose des Os lunatum: M. Kienböck (♂≫♀, 20–35 Jahre),
*aseptischen Nekrose der Metakarpalköpfchen: Dietrich*sche Erkrankung (♂≪♀, 15–25 Jahre),
*aseptischen Nekrose der Epiphysen der Mittel- und Endphalangen von Fingern und Zehen: Thiemann*sche Erkrankung (♂=♀, 14–18 Jahre)

sind im *Frühstadium:*
- Verdichtung und Verbreiterung der epiphysennahen Weichteile
- Abplattung und Verbreiterung der Gelenkflächen
- Rundliche Aufhellungen der gelenknahen Spongiosa

im *Spätstadium:*
- Fragmentierung der Epiphyse
- Verdichtung der Knochenbruchstücke
- Arthrosis deformans

Knocheninfarkt

Hauptlokalisation:
- Gelenknahe Abschnitte von Humerus, Femur und Tibia

Übersichtsbild:
- Teils fleckförmige, teils streifige Verdichtungen der Spongiosa, die bis zu 12 cm lang sind und gelegentlich Traubenform annehmen.
- Periostose
- Perifokale Aufhellungen fehlen

6.3.5.6 Entzündliche Erkrankungen der Gelenke

Bakterielle Arthritis

Frühstadium:
- Verdichtung und Verbreiterung der gelenknahen Weichteile
- Verbreiterung des Gelenkspalts
- Usuren der subchondralen Grenzlamelle
- Rundliche Aufhellungen (Zysten) in der gelenknahen Spongiosa
- Auffaserung der gelenknahen Kompakta

Spätstadium:
- Verschmälerung des Gelenkspalts
- Fragmentierung (Destruktion) des gelenknahen Knochens

- Dissektion
- Verstümmelung (Mutilation) des gelenknahen Knochens
- Subluxation, Luxation
- Knöcherne Ankylose

Chronische Polyarthritis

Hauptlokalisationen:
- Proximale Interphalangealgelenke (bilateral symmetrisch)
- Interkarpalgelenke
- Handgelenk
- Kniegelenk
- Hüftgelenk

Frühstadium:
- Verdichtung und Verbreiterung der gelenknahen Weichteile.
- Bandförmige Aufhellung der gelenknahen Spongiosa.
- Dekonturierung der subchondralen Grenzlamelle.
- Randständige Usuren (besonders häufig an der Radialseite der Metakarpalköpfchen und am Processus styloideus ulnae).

Spätstadium:
- Verschmälerung des Gelenkspalts.
- Zerstörung des gelenknahen Knochens.
- Ulnare Deviation in den Finger-, fibulare Deviation in den Zehengrundgelenken.
- Knöcherne Verschmelzung der Handwurzelknochen (sog. arthritisches Os carpale).

An der *Wirbelsäule:*
- Subluxation im Atlantoaxialgelenk
- Verschmälerung der Intervertebralräume der HWS
- Ankylose der kleinen Wirbelgelenke

Die bei chronischer Polyarthritis, Sklerodermie und Dermatomyositis in den paraartikulären Weichteilen (vor allem der Finger) beobachteten Verkalkungen werden als ***Thibierge-Weissenbach*-Syndrom** bezeichnet.

Arthritis psoriatica

Hauptlokalisationen:
- Distale Interphalangealgelenke mehrerer Finger/Zehen (Transversaltyp)
- Sämtliche Gelenke eines Finger-/Zehenstrahls (Axialtyp)

Übersichtsbild:
- Schaftförmige Verbreiterung der Weichteile von Fingern/Zehen
- Verkalkungen der gelenknahen Weichteile

- Verschmälerung des Gelenkspalts
- Periostose
- Akroosteolyse
- Aushöhlung der proximalen und Zuspitzung der distalen Epiphysen der Finger-/Zehenphalangen (sog. pencil in cup joint).
- Knöcherne Ankylose der Finger-/Zehengelenke
- Keine Aufhellung der gelenknahen Spongiosa

Arthritis urica

Hauptlokalisationen:
- Großzehengrundgelenk (meist einseitig)
- Übrige Zehengelenke
- Fingergelenke
- Fuß- und Handwurzelgelenke

Übersichtsbild:
- Deutliche, z.T. umschriebene Verdichtung der gelenknahen Weichteile
- Verschmälerung des Gelenkspalts
- Scharf begrenzte, manchmal von dünner Kompakta gesäumte vieleckige Aufhellungen in der epimetaphysären Spongiosa (durch Tophus). Die tophusbedingten Osteolysen können verkalken.
- Multilation des gelenknahen Knochens
- Arthrosis deformans

Die **Pseudogicht** (Chondrokalzinose) manifestiert sich meist an mehreren Gelenken (Kniegelenk, Handgelenk, große Wirbelgelenke, Symphyse) gleichzeitig und verrät sich im Röntgenbild sowohl durch die zum Gelenkspalt parallelen Verkalkungen der Menisci und Disci articulares als auch durch punkt- oder strichförmige paraartikuläre Verkalkungen.

7. Radiologische Diagnostik der Brustdrüse

7.1	Methoden... 304	7.2.1	Typische krankhafte Befunde im Mammogramm ... 306
7.1.1	Mammographie und verwandte Verfahren ... 304	7.2.2	Typische krankhafte Befunde im Galaktogramm... 308
7.1.2	Galaktographie ... 306		
7.2	Erhebung und Deutung krankhafter Befunde... 306	7.3	Leitsymptome wichtiger Erkrankungen ... 308

7.1 Methoden

7.1.1 Mammographie und verwandte Verfahren

Zur Darstellung der Brustdrüse werden „weiche" (28–35 kV) Röntgenstrahlen verwendet, die von einer Röhre mit Molybdänanode und kleinem Brennfleck erzeugt werden. Ein Streustrahlenraster steigert den Kontrast in der Abbildung strahlendichter Brüste. Das Bild wird auf einem folienlosen feinkörnigen Materialprüffilm oder auf einem mit einer Verstärkerfolie kombinierten einseitig beschichteten Film (sog. Low-dose-Mammographie) aufgezeichnet.

Die Untersuchung wird am sitzenden Patienten durchgeführt. Um die unterschiedlichen Durchmesser der verschiedenen Anteile der Brust einander anzugleichen und Bewegungsunschärfe zu vermeiden, wird die Brust mit einem Tubus komprimiert. Die komplette Untersuchung erfaßt beide Brüste in jeweils zwei Projektionen (kraniokaudal und mediolateral).

Indikationen zur Mammographie
- Suspekter Inspektions- oder Palpationsbefund an der Mamma.
- Überwachung der kontralateralen Mamma nach Brustoperation wegen eines bösartigen Tumors.
- Früherkennung des Mammakarzinoms.
  Risikogruppen: Nulliparae. Späte Primiparae. Frauen, deren Mutter oder Schwester an Mammakarzinom erkrankt sind. Frauen mit adipösen Brüsten. Frauen über 60 Jahre.
- Sezernierende Mamma
- Mastodynie
- Gynäkomastie

7.1 Methoden

Zur **Xeroradiographie der Brustdrüse** verwendet man anstelle des Röntgenfilms eine leitfähige, dünn mit Selen beschichtete Aluminiumplatte, die vor der Exposition aufgeladen wird. Die Selenpartikel entladen sich unter der Einwirkung der Röntgenstrahlen in den metallischen Schichtträger. Die zurückbleibenden Ladungen (sog. elektrostatisches Bild) werden durch Farbpulver, das sich dem Ladungsmuster entsprechend auf der Platte verteilt, sichtbar gemacht. Das Bild wird auf Spezialpapier dokumentiert.

Das Xeroradiogramm liefert prinzipiell die gleichen Informationen wie das konventionelle Mammogramm. Kutis, Subkutis, strahlendichtes Drüsenparenchym, die Präpektoralregion sowie mikrokalzifizierte Läsionen sind jedoch besonders gut zu beurteilen.

Indikationen zur Xeroradiographie der Brustdrüse
- Erkrankung der jugendlichen Brust
- Mastopathie
- Brustwandnaher Tumor
- Postoperative Kontrolle einer Silikonprothese

Die **Pneumozystographie** ist indiziert, wenn durch die Mammographie Zysten von mindestens 1 cm Durchmesser nachgewiesen werden. Der flüssigkeitsgefüllte Hohlraum wird punktiert, entleert und mit Luft gefüllt, der Inhalt der Zyste für die Zelluntersuchung aufbewahrt. Eine Kontrollmammographie in zwei Ebenen schließt sich an.

Im Pneumozystogramm werden die Wandkonturen der luftgefüllten Zyste beurteilt. Blande Zysten besitzen eine allseits glatte Wand. Die – seltenen – intrazystischen Tumoren deformieren und dekonturieren die Zystenwand.

Nichttastbare karzinomverdächtige Läsionen werden präoperativ auf mammographischem Wege **markiert.** Dazu führt man eine Kanüle ein und korrigiert – wenn erforderlich – deren Position so oft, bis das Mammogramm eindeutig zeigt, daß die Nadelspitze im Zentrum des suspekten Bezirks liegt. Anschließend wird etwa 1 ml Methylenblau injiziert. Der Operateur entfernt das angefärbte Parenchym.

Treffsicherheit und Radikalität des chirurgischen Eingriffs können mit der **Präparatradiographie** beurteilt werden. Das exzidierte Gewebe wird dazu in zwei Ebenen geröntgt.

Indikationen zur Präparatradiographie
- Läsion mit gruppierten Mikrokalzifikationen
- Nichttastbarer tumorverdächtiger Herd im Mammogramm

Klinische Untersuchung und Mammographie werden durch die Zytodiagnostik ergänzt. Jeder tastbare Knoten sowie alle mammographisch verdächtigen Läsionen sollten zunächst mit der Feinnadel biopsiert werden. Nur ein positiver zytologischer Befund hat Beweiskraft, ein negativer schließt das Karzinom nicht aus. Wenn in letzterem Fall die Ergebnisse der klinischen Untersuchung und der Mammographie den Verdacht auf einen malignen Tumor fortbestehen lassen, sind Operation und histologische Untersuchung unvermeidlich.

7.1.2 Galaktographie

Kontrastdarstellung der Milchgänge
Zur Galaktographie werden 1–2 ml wasserlöslichen Kontrastmittels durch eine schmallumige Kanüle langsam in den sezernierenden Milchgang instilliert. Danach verklebt man die Brustwarze. Die Kontrastfüllung der Milchgänge und Milchsäckchen wird im biplanen Mammogramm dokumentiert.

Indikationen zur Galaktographie
- Blutende Mamma
- Einseitig sezernierende Mamma
- V.a. Milchgangskarzinom

7.2 Erhebung und Deutung krankhafter Befunde

7.2.1 Typische krankhafte Befunde im Mammogramm

Im Mammogramm sind strahlendichte (Haut, Drüsenparenchym, Bindegewebe) und strahlendurchlässige (Fettgewebe) Strukturen zu unterscheiden. Das Seitbild läßt vergrößerte Lymphknoten als rundliche Verdichtungen im Fettgewebe der Achsel erkennen.

An der **juvenilen** Mamma können unter dem Verdichtungsband der Haut ein durch Fettgewebe hervorgerufener Aufhellungssaum und das den größten Teil der Brust einnehmende Drüsenparenchym als unstrukturierte Verdichtung differenziert werden. Bei der **geschlechtsreifen** Frau nehmen die strahlendichten Drüsenläppchen nur noch etwa ein Drittel des Brustvolumens ein; die Hauptmasse des Parenchyms wird retromamillär und im oberen äußeren Quadranten nachgewiesen. Das stark vermehrte Fettgewebe bildet einen breiten Aufhellungssaum unter der Haut sowie strahlentransparente Inseln innerhalb des Parenchyms. Der Drüsenkörper wird durch Milchgänge und Bindegewebsstränge netzig zerteilt, das Fettgewebe durch die strahlendichten Aufhängebänder septiert. Die **involvierte** Brust, in der das Parenchym zum größten Teil durch Fett ersetzt ist, erscheint im Röntgenbild hell und strukturarm. Das strahlendichte Restparenchym konzentriert sich auf den Raum hinter der Brustwarze. Streifige Verdichtungen werden vorwiegend durch Bindegewebe und Gefäße, fleckige durch Drüsenreste hervorgerufen. Kleinste schalenförmige Verdichtungen weisen auf Verkalkungen in Zystenwänden hin.

- **Umschriebene Aufhellung**
  Lipom
- **Umschriebene glatt begrenzte rundliche Verdichtung**
  Zyste. Fibroadenom. Silikonprothese.
- **Polyzyklische Verdichtung**
  Fibroadenom. Karzinom.
- **Sternförmige Verdichtung, die streifige Ausläufer in die Umgebung entsendet**
  Karzinom. Mastopathie. Narbe (Zustand nach Probeexzision).
- **Unscharf begrenzte Verdichtung**
  Inflammatorisches Karzinom. Mastopathie. Mastitis.
- **Mikrokalzifikation (Abb. 7.1)**
  Ihre Identifikation gelingt ab einer Größe von 0,1–0,2 mm. Weder Zahl noch Größe noch Gruppierung der Kristalle erlauben eine zuverlässige Artdiagnose. Mehr als $5/cm^2$ gruppierte Mikroverkalkungen gelten als anomal, mehr als $10/cm^2$ sind karzinomverdächtig. Die Anordnung der Kalkherde gibt differentialdiagnostische Hinweise:

Gruppierte amorphe Verkalkungen:
Karzinom. Mastopathie. Narbe.
Verstreute Verkalkungen:
Mastopathie. Milchgangskarzinom.

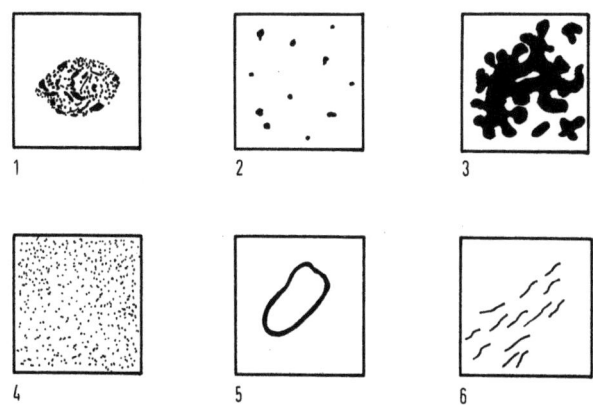

Abb. 7.1. Typische Mikroverkalkungen im Mammogramm
1. Gruppierte amorphe Verkalkungen, 2. Verstreute Verkalkungen, 3. Grobschollige Verkalkungen, 4. Feinkörnige Verkalkungen, 5. Ringförmige Verkalkungen, 6. Längliche Verkalkungen

Grobschollige Verkalkungen:
Fibroadenom. Karzinom.
Feinkörnige Verkalkungen:
Mastopathie
Ringförmige Verkalkungen:
Zyste
Längliche Verkalkungen:
Plasmazellmastitis

7.2.2 Typische krankhafte Befunde im Galaktogramm

Der intakte Milchgang erscheint nach Füllung mit Kontrastmittel als glattwandiges, peripher verzweigtes Hohlsystem, das sich unter der Mamille zum 5–8 mm breiten Milchsäckchen erweitert.

- **Verschluß des Milchgangs**
  Milchgangskarzinom
- **(Zystische) Erweiterung des Milchgangs**
  Mastopathie. Plasmazellmastitis.
- **Nachweis eines Kontrastmittel-Paravasats**
  Milchgangskarzinom
- **Multiple Füllungsdefekte im Milchgangssystem**
  Mastopathie. Plasmazellmastitis. Papillomatose. Milchgangskarzinom.
- **Verdrängung des Milchgangs aus der normalen anatomischen Lage**
  Benachbarter raumfordernder Prozeß

Eine sichere Differenzierung zwischen gut- und bösartigen Erkrankungen der Mamma ist mit der Galaktographie nicht möglich.

7.3 Leitsymptome wichtiger Erkrankungen

Zyste

Zysten entwickeln sich solitär oder multipel in einer oder beiden Brüsten. Sie werden im Mammogramm ab einem Druchmesser von 5 mm nachgewiesen.

Mammogramm:
- Glatt begrenzte, homogene, rundliche/ovale Verdichtung
- Gelegentlich strahlentransparenter Randsaum
- Schalenförmige Verkalkungen

Pneumozystogramm:
- Allseits glatte Wand

Kleine konfluierende Zysten bilden polyzyklische Fleckschatten.

Lipom

Mammogramm:
- Lokal raumfordernde meist rundliche Aufhellung von maximal 8 cm Durchmesser.
- Strahlendichte Kapsel

Fibroadenom

Mammogramm:
- Meist solitäre, vorwiegend rundliche scharf begrenzte Verdichtung von maximal 10 cm Durchmesser.
- Grobschollige Verkalkungen

Gynäkomastie

Mammogramm:
- Zum Teil konfluierende, von der Brustwarze radiär zur Brustwand ziehende streifige Verdichtungen.
- Makroskopisch sichtbare Verkalkungen

Plasmazellmastitis

Mammogramm:
- Zur Mamille konvergierende streifige Verdichtungen
- Kleinfleckige Verschattungen
- Nadelförmige Verkalkungen

Galaktogramm:
- Geschlängelte und erweiterte Milchgänge

Fibrozystische Mastopathie

Meist sind beide Brüste betroffen.

Mammogramm:
- Zahlreiche kleinknotige Verschattungen („Schrotkugelmamma").
- Teilweise konfluierende Rund- und Flächenschatten
- Verstreute feinschollige Verkalkungen

Mammakarzinom (Abb. 7.2)

75% der Mammakarzinome wachsen retromamilär und im oberen äußeren Quadranten. In strahlentransparenten Brüsten werden bösartige Geschwül-

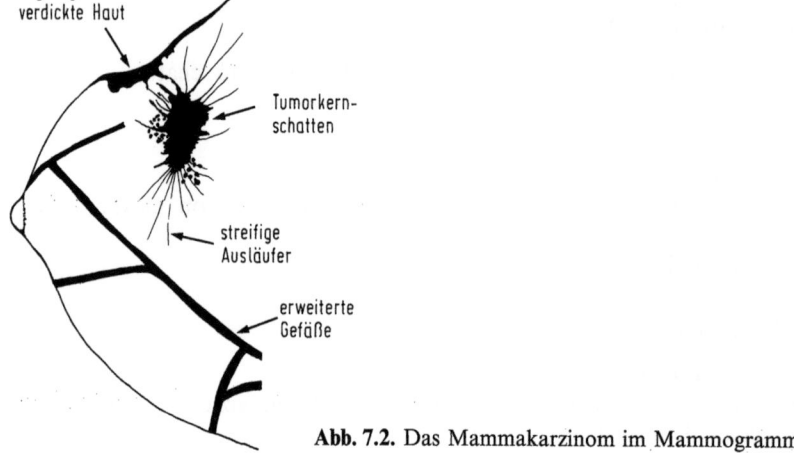

Abb. 7.2. Das Mammakarzinom im Mammogramm

ste bei einem Durchmesser von mindestens 3–5 mm, in strahlendichten Brüsten ab einer Größe von 15–20 mm durch die Mammographie erkannt.

Mammogramm:
- Scharf oder unscharf begrenzte inhomogene knollige Verdichtung *oder*
- Sternförmige, streifige Ausläufer in die Umgebung entsendende Verschattung.
- Verziehung der Bindegewebssepten in der Nachbarschaft.
- Verdickung und Einziehung der Haut
- Erweiterung der Gefäße
- Gruppierte Mikroverkalkungen, häufig am Rand des Tumors.

Beim **inflammatorischen Mammakarzinom** fehlt im Röntgenbild gelegentlich der Tumorkernschatten. Statt dessen sieht man eine allseits vergrößerte, homogen oder netzartig verdichtete Brust und fast regelmäßig vergrößerte Achsellymphknoten.

Für den Brustkrebs des Mannes gelten die gleichen mammographischen Kriterien wie für die Erkrankung bei der Frau.

Literatur

Das Verzeichnis erfaßt gut zugängliche deutsch- und englischsprachige Publikationen auf dem Gebiet der Röntgendiagnostik. Eine Liste wichtiger radiologischer Periodika schließt sich an.

1. Hand-, Lehrbücher, Nachschlagewerke und Monographien
1.1 Allgemeine Röntgendiagnostik

Atlas of Pathological Computer Tomography. Volume 1: Craniocerebral Computer Tomography. Wackenheim A, Jeanmart L, Beart AL (1980) Volume 2: Abdominal Computer Tomography. Baert AL, Wackenheim A, Jeanmart L (1980) Volume 3: Computer Tomography of Neck, Chest, Spine and Limbs. Jeanmart L, Baert AL, Wackenheim A (1983) Springer, Berlin Heidelberg New York

Armstrong P, Wastie ML (1981) X-ray diagnosis. Blackwell Scientific Publications, Oxford London Edinburgh Boston Melbourne

Baudisch E, Becker T (1981) Klinische Röntgendiagnostik-Bewegungsapparat. Thieme, Stuttgart New York

Bryan GJ (1979) Diagnostic radiography. A concise practical manual. Churchill Livingstone, Edinburgh

Felix R, Ramm B (1982) Das Röntgenbild, 2. Aufl. Thieme, Stuttgart New York

Freye K, Lammers W (1982) Radiologisches Wörterbuch. Diagnostische Leitsätze für die Praxis. De Gruyter, Berlin New York

Friedmann G, Bücheler H, Thurn P (Hrsg) (1981) Ganzkörper-Computertomographie. Thieme, Stuttgart New York

Handbuch der Medizinischen Radiologie. In 20 Bänden (etwa 52 Teilbänden) Hrsg: Diethelm L, Heuck F, Olsson O, Strnad F, Vieten H, Zuppinger A (seit 1963) Springer, Berlin Heidelberg New York

Hübener KH (1981) Computertomographie des Körperstammes (Röntgen, wie? wann? Band VI). Thieme, Stuttgart New York

Hundeshagen H (Hrsg) (1978) Radiologie. Springer, Berlin Heidelberg New York

Janker R (1976/77) Röntgen-Aufnahmetechnik. Teil I: Allgemeine Grundlagen und Einstellungen, 10. Aufl. Teil II: Röntgenbilderatlas der normalen Aufnahmen, 9. Aufl. Springer, Berlin Heidelberg New York

Juhl JH (1981) Paul and Juhl's essentials of roentgen interpretation, 4th edn. Harper & Row, New York

Kursus: Radiologie und Strahlenschutz (1981) Redaktion: Becker J, Kuhn HM, Wenz W, Willich E, 3. Aufl. Springer, Berlin Heidelberg New York

Lee JKT, Sagel SS, Stanley RJ (eds) (1983) Computed Body Tomography. Raven Press, New York

Lissner J (Hrsg) (1983) Radiologie II, 2. Aufl. Enke, Stuttgart

Lissner J, Hug O (1980) Radiologie I, 2. Aufl. Enke, Stuttgart

Meschan I (1978, 1981) Analyse der Röntgenbilder Band 1: Skelett, Wirbelsäule. Band 2: Atemwege, Herz. Enke, Stuttgart

Moss AA, Gamsu G, Genant HK (1983) Computed Tomography of the Body. W. B. Saunders, Philadelphia London Toronto

Schinz HR, Baensch WE, Frommhold W, Glauner R, Uehlinger E, Wellauer J (Hrsg) (1965–1981) Lehrbuch der Röntgendiagnostik, Band I: Allgemeine Grundlagen und Methoden, Band II/1: Skelett, Band II/2: Skelett, Weichteile und Gefäße, Band III: Wirbelsäule, Schädel, Nervensystem, Augen, Schläfenbein, Nasennebenhöhlen, Zähne und Kiefer, Tropische Erkrankungen, Band IV/2: Pleura, Mediastinum und Lunge, Band V: Abdomen, 6. Aufl. Thieme, Stuttgart New York

Schinz: Radiologische Diagnostik in Klinik und Praxis, Band II: Herz – Große Gefäße, 7. Aufl. (1983) Thieme, Stuttgart New York

Snell RS, Wyman AC (1976) An Atlas of Normal Radiographic Anatomy. Little, Brown and Company, Boston 3rd edn.

Squire LF (1982) Fundamentals of radiology, 3rd edn. Harvard University Press, Cambridge

Sutton D (1980) A textbook of radiology and imaging, 3rd edn. Churchill Livingstone, Edinburgh

Thompson TT (1980) Primer of clinical radiology. Little, Brown and Company, Boston

Thurn P, Bücheler E (1982) Einführung in die Röntgendiagnostik, 7. Aufl. Thieme, Stuttgart New York

Wegener OH (1982) Ganzkörper-Computertomographie. Karger, Basel München Paris London New York Sydney

Radiologie. Begleittext zum Gegenstandskatalog für den ersten Abschnitt der ärztlichen Prüfung. Herausgeber: W. Wenz, H. Mönig (1980) 2. Aufl. Springer, Berlin Heidelberg New York

Wicke L (1980) Atlas der Röntgenanatomie, 2. Aufl. Urban & Schwarzenberg, München

Wicke L (1983) Röntgendiagnostik – Einstelltechnik, Urban & Schwarzenberg, München Wien Baltimore

Zimmer EA, Zimmer-Brossy M (1982) Lehrbuch der röntgendiagnostischen Einstelltechnik, 3. Aufl. Springer, Berlin Heidelberg New York

1.2 Radiologische Diagnostik der Thoraxorgane

Blaha H (1976) Die Lungentuberkulose im Röntgenbild. Springer, Berlin Heidelberg New York

Bohlig H (1975) Lunge und Pleura (Röntgen, wie? wann? Band I) 2. Aufl. Thieme, Stuttgart New York

Felson B (1973) Chest Roentgenology. W. B. Saunders, Philadelphia London Toronto

Forrest JV, Feigin DS (1982) Essentials of chest radiology. W. B. Saunders, Philadelphia London Toronto

Fraser RG, Paré JAP (1977–79) Diagnosis of diseases of the chest. W. B. Saunders, Philadelphia London Toronto

Musshoff K, Weinreich J, Willmann H (1979) Differentialdiagnose seltener Lungenerkrankungen im Röntgenbild, 3. Aufl. Springer, Berlin Heidelberg New York

Paré JAP, Fraser RG (1983) Synopsis of diseases of the chest. W. B. Saunders, Philadelphia London Toronto

Teschendorf W, Anacker H, Thurn P (1975) Röntgenologische Differentialdiagnostik, Band I: Thoraxorgane Teil 1: Lunge und Pleura. Teil 2: Herz, Hilus, Mediastinum, Ösophagus, Zwerchfell, 5. Aufl. Thieme, Stuttgart New York

1.3 *Radiologische Diagnostik des Gefäßsystems*
Abrams HL (1982) Abrams Angiography. Vascular and Interventional Radiology, 3rd edn. Little, Brown and Company, Boston
Johnsrude IS, Jackson DC (1978) A Practical Approach to Angiography. Little, Brown and Company, Boston
May R, Nissl R (1973) Die Phlebographie der unteren Extremität, 2. Aufl. Thieme, Stuttgart New York
Müller K-HG (1979) Lymphographie. Springer, Berlin Heidelberg New York
Wenz W (1974) Abdominal Angiography. Springer, Berlin Heidelberg New York
Wenz W, Beduhn D (1976) Extremitätenarteriographie. Springer, Berlin Heidelberg New York

1.4 *Radiologische Diagnostik der Verdauungsorgane*
Altaras J (1982) Radiologischer Atlas: Kolon und Rektum. Urban & Schwarzenberg, München
Anacker H, Weiss HD, Kramann B (1977) Endoscopic Retrograde Pancreaticocholangiography (ERPC). Springer, Berlin Heidelberg New York
Brombart MM (1980) Radiologie des Verdauungstraktes. Funktionelle Untersuchung und Diagnostik. Thieme, Stuttgart New York
Eisenberg RL (1983) Gastrointestinal radiology. A pattern approach. J. B. Lippincott Company, Philadelphia
Freeny PC, Lawson TL (1982) Radiology of the pancreas. Springer, Berlin Heidelberg New York
Jones JM, Braver B (1982) Essentials of gastrointestinal radiology. W. B. Saunders, Philadelphia London Toronto
Laufer I (1979) Double Contrast Gastrointestinal Radiology. W. B. Saunders, Philadelphia London Toronto
Meyers MA (1982) Dynamic radiology of the abdomen. Normal and pathologic anatomy, 2nd edn. Springer, New York Heidelberg Berlin
Schulz HG (1969) Das Röntgenbild der Kopfspeicheldrüsen. Johann Ambrosius Barth, Leipzig
Sellink JL (1976) Radiological atlas of common diseases of the small bowel. Stenfert Kroese, Leiden
Teschendorf W, Anacker H, Thurn P (1978) Röntgenologische Differentialdiagnostik, Band II: Erkrankungen der Bauchorgane, 5. Aufl. Thieme, Stuttgart New York
Treichel J (1982) Doppelkontrastuntersuchung des Magens. Thieme, Stuttgart New York
Welin S, Welin G (1980) Die Doppelkontrastuntersuchung des Dickdarms. Thieme, Stuttgart New York

1.5 *Radiologische Diagnostik der Nieren und ableitenden Harnwege*
Elkin M (1980) Radiology of the Urinary System. Little, Brown and Company, Boston
Friedland GE (1983) Uroradiology: an integrated approach. Churchill Livingstone, Edinburgh

Lange S (1983) Niere und ableitende Harnwege (Röntgen, wie? wann? Band IX) Thieme, Stuttgart New York
Vogler E (Hrsg) (1974) Radiologische Diagnostik der Harnorgane. Thieme, Stuttgart New York

1.6 Radiologische Diagnostik des Zentralnervensystems

Burrows EH, Leeds NE (1983) Neuroradiology. Churchill Livingstone, Edinburgh
Chynn K-Y, Finby N (1982) Manual of Cranial Computerized Tomography. Karger, Basel München Paris London New York Sydney
Computertomographie intrakranieller Tumoren aus klinischer Sicht. Herausgeber: E. Kazner, S. Wende, T. Grumme, W. Lanksch, O. Stochdorph. 1981. Springer, Berlin Heidelberg New York
Krayenbühl H, Yasargil MG (1979) Zerebrale Angiographie für Klinik und Praxis, 3. Aufl. Thieme, Stuttgart New York
Langlotz M (1981) Lumbale Myelographie mit wasserlöslichen Kontrastmitteln. Thieme, Stuttgart New York
Lanksch W, Grumme T, Kazner E (1978) Schädelhirnverletzungen im Computertomogramm. Springer, Berlin Heidelberg New York
Nadjmi M, Piepgras U, Vogelsang H (1981) Kranielle Computertomographie. Ein synoptischer Atlas. Thieme, Stuttgart New York
Piepgras U (1977) Neuroradiologie (Röntgen, wie? wann? Band IV) Thieme, Stuttgart New York
Radü EW, Kendall BE, Moseley IF (1980) Computertomographie des Kopfes. Thieme, Stuttgart New York
Ramsey RG (1981) Neuroradiology with computed tomography. W. B. Saunders, Philadelphia London Toronto
Wackenheim A (1980) Neuroradiologie. Springer, Berlin Heidelberg New York

1.7 Radiologische Diagnostik der Knochen und Gelenke

Birkner R (1977) Das typische Röntgenbild des Skeletts. Urban & Schwarzenberg, München
Brocher JEW, Willert H-G (1980) Differentialdiagnose der Wirbelsäulenerkrankungen, 6. Aufl. Thieme, Stuttgart New York
Dihlmann W (1982) Gelenke-Wirbelverbindungen. Klinische Radiologie, 2. Aufl. Thieme, Stuttgart New York
Edeiken J (1981) Roentgen diagnosis of diseases of bone, 3rd edn. Williams & Wilkins, Baltimore London
Freyschmidt J (1980) Knochenerkrankungen im Erwachsenenalter. Springer, Berlin Heidelberg New York
Greulich WW, Pyle SI (1959) Radiographic Atlas of Skeletal Development of the Hand and Wrist, 2nd edn. Stanford University Press, Stanford California-London: Oxford University Press
Griffiths HJ (1983) Röntgendiagnostik des Skeletts. Fischer, Stuttgart
Keats TE (1978) Atlas radiologischer Normvarianten. Enke, Stuttgart
Klümper A (1982) Knochenerkrankungen (Röntgen, wie? wann? Band VIII). Thieme, Stuttgart New York
Köhler A, Zimmer EA (1982) Grenzen des Normalen und Anfänge des Pathologischen im Röntgenbild des Skeletts, 12. Aufl. Thieme, Stuttgart New York
Matzen PF, Fleissner HK (1980) Orthopädischer Röntgenatlas, 2. Aufl. Thieme, Stuttgart New York

Psenner L (1973) Differentialdiagnose der Erkrankungen des Schädelskeletts. Thieme, Stuttgart New York
Resnick D, Niwayama G (1981) Diagnosis of Bone and Joint Disorders. W. B. Saunders, Philadelphia London Toronto
Ricklin P, Rüttimann A, Del Buono MS (1980) Die Meniskusläsion, 2. Aufl. Thieme, Stuttgart New York
Rogers LF (1982) Radiology of skeletal trauma. Churchill Livingstone, Edinburgh
Thijn CJP (1978) Arthrography of the Knee Joint. Springer, Berlin Heidelberg New York
Wackenheim A (1983) Röntgendiagnostik der Wirbel des Erwachsenen. Springer, Berlin Heidelberg New York
Wilner D (1982) Radiology of bone tumours and allied disorders. W. B. Saunders, Philadelphia London Toronto

1.8 Radiologische Diagnostik der Brustdrüse
Barth V (1979) Brustdrüse (Röntgen, wie? wann? Band V). Thieme, Stuttgart New York
Hoeffken W, Lanyi M (1973) Röntgenuntersuchung der Brust. Thieme, Stuttgart New York
Witt H, Bürger H (1981) Mammadiagnostik im Röntgenbild, 2. Aufl. de Gruyter, Berlin New York

2. Periodika

Acta radiologica Stockholm
American journal of neuroradiology Baltimore
American journal of roentgenology Baltimore
Annales de radiologie Paris
Applied radiology Barrington Publications, Los Angeles
The british journal of radiology London
Cardiovascular and interventional radiology Springer International, Berlin
Clinical radiology Churchill Livingstone, Edinburgh
Computerized radiology Pergamon Press, New York
Computertomographie · Sonographie Thieme, Stuttgart New York
Diagnostic imaging Karger, Basel München Paris London New York Sydney
European journal of radiology Thieme, Stuttgart New York
Feuillets de radiologie Masson, Paris
Fortschritte auf dem Gebiet der Röntgenstrahlen und der Nuklearmedizin Thieme, Stuttgart New York
Gastrointestinal radiology Springer, Berlin Heidelberg New York
Investigative radiology Lippincott Company, Philadelphia
Journal of the Canadian association of radiologists Montreal
Journal of computer assisted tomography Raven Press, New York
The journal of computed tomography Elsevier Science Publishing Co., New York
Journal de radiologie Masson, Paris
Neuroradiology Springer, Berlin Heidelberg New York
Pediatric radiology Springer International, Berlin
Der Radiologe Springer, Berlin Heidelberg New York
Radiologia diagnostica VEB Verlag Volk und Gesundheit, Berlin
Radiologie Journal de Cepur Springer, Berlin Heidelberg New York
Radiology Boston

Röntgen-Berichte Deutscher Ärzte-Verlag, Köln
Röntgen-Blätter Thieme, Stuttgart New York
Röntgenpraxis Hirzel, Stuttgart
Seminars in roentgenology Grune & Stratton, New York
Skeletal radiology Springer, New York
Urologic radiology Springer, Berlin Heidelberg New York
Zentralblatt Radiologie Springer, Berlin Heidelberg New York

Register

Abdomen-Leeraufnahme 103, 110–112
Abflußaufnahme, sog. 151
Abtastzeit 9
Abtropfmetastasen 206
Achalasie 127
Achondroplasie 256 f.
Achselvenenstauung 83, 99
Achsenskelett
– Befunde 230 f., 236–243, 255
– Erkrankungen 256–276, 282–290
– Methoden 224, 226–230
*Adam*scher Bogen 285, 300
Adduktorenkanal 96
Aerobilie 111
Aitken-Klassifikation der Epiphyseolysen 250
Akinesie 23
Akroosteolyse 247, 263, 303
Akustikusneurinom 205 f.
Akutes Abdomen 103
Altersosteoporose 261
Alveolitis, exogene allergische 74
*Alzheimer*sche Krankheit 217
Amputation 297
Amputationsbruch 247
Aneurysma 89 f.
– Aorta abdominalis 81, 96
– Aorta thoracalis 57 f., 112
– dissecans 57 f., 89 f.
– Herzwand 8, 21, 23, 55
– Hirnarterien 211
– spurium 97 f.
Angiokardiographie 7 f.
Angiom 191
– intrazerebrales 210 f.
– spinales 211
Angiomyoleiolipom 172
Angiopathie, diabetische 96
Ankylose 252, 265, 288
Aorta abdominalis
– **Befunde 87–90**

– Erkrankungen 96 f.
– Methoden 80 f.
Aorta thoracalis 23
– Befunde 23
– Erkrankungen 57 f.
– Methoden 8 f.
Aortenbogensyndrom 208
Aorteninsuffizienz 53 f.
Aortenisthmusstenose 51
Aortenklappe
– Kombinierter Fehler 55
– Öffnungsfläche 22
Aortensegment, sog. 17, 21
Aortenstenose 53 f.
Aortopulmonales Fenster 18, 21
Apophyse, persistierende 254, 282
Arachnodaktylie 258
Arachnoidalzyste 198
Arachnopathie, posttraumatische 222
Arcus aortae dexter 11, 23
Arcus aorta duplex 23
Arnold-Chiari-Syndrom 197, 219
Arrosion (Knochen) 251
Arteria lusoria 95, 112
Arterielles Gefäßsystem
– Befunde 87–90
– Erkrankungen 95–99
– Methoden 78–82, 85 f.
Arteriographie 79–82, 87–90
– Aorta abdominalis 80 f., 108, 154
– Aorta thoracalis 8, 23
– Arteria pulmonalis 7, 42
– Eingeweide 108 f., 121 f.
– Harnblase 154
– Hirngefäße 185–187, 191 f.
– Knochen 227
– Nebennieren 154, 161
– Nieren 153 f.
– Rückenmarksgefäße 187
Arteriovenöse Fistel 89
– großer Kreislauf 26, 89, 98

Arteriovenöse Fistel
- kleiner Kreislauf 30, 42, 60
- maligner Tumor 90
Arteriovenöses Angiom 210 f.
Arthritis
- bakterielle 301 f.
- chronische 302
- psoriatica 302 f.
- tuberculosa 267
- urica 303
Arthrodese 252
Arthroplastik 296 f.
Arthrosis deformans 265, 272, 297
Asbestose 73
Aseptische Nekrose
- Epiphysen der Mittel- und Endphalangen 301
- Hüftkopf des Erwachsenen 299
- Hüftkopfepiphyse 299
- Medialer Femurkondylus 300
- Metakarpalköpfchen 301
- Metatarsalköpfchen 301
- Os lunatum 301
- Os naviculare pedis 301
- Schienbeinkopfapophyse 300
Aspergillose 62 f.
Astrozytom 205
Aszites 110
Atelektase 36–38
Atemartefakte 109
Atlantodentale Distanz 242
Atrophie, hypertrophische (Knochen) 296
Ausgußstein 174
Ausscheidungsurographie 151 f.
Außenknöchelfraktur (Einteilung nach *Weber*) 295
Avalvulie, kongenitale 91

Baastrup-Syndrom 289
*Baker*zyste 254
Balkenblase 163, 165, 180
Balkenlipom 208
Balkenmangel 198
Ballenhohlfuß 292
Ballonkatheter 106
„Bambusstab" (Wirbelsäule) 288
Bandscheibenvorfall 222, 231
Barrett-Syndrom 128

Basiläre Impression 277, 283
Bauchaorta, s. Aorta abdominalis
Bauchspeicheldrüse, s. Pankreas
Bauchtrauma 103, 109, 111
„Beatmungslunge" 30
Beckenfrakturen 286 f.
Beckenniere 166
Bestrahlungsplanung 9
Bettaufnahme, sog. 2 f.
Bezoar 117
Biegungsfraktur 247
Bildverstärker-Fernseh-Technik 3
Biliodigestive Anastomose 111, 115
Billroth I 114, 134
Billroth II 105, 107, 134
Bimastoidlinie 236
Biventerlinie 235 f.
Blasendivertikel 180
Blattfilmwechsler 81 f.
Bleomycinlunge, sog. 30
Blockwirbel
- angeborener 46, 283
- erworbener 238
„blush" 90
Blutergelenk 298
Blut-Hirn-Schranke 201
Bolusmethode 10
*Bouchard*sche Polyarthrose 297
Boxerstellung 3
Brachyösophagus 112, 128
Brachyzephalie 231, 256, 258
Brauner Tumor, sog. 251, 262
Bricker-Blase 182
Brodie-Abszeß 266
Bronchialkarzinom 69–71, 229
Bronchiektasen 59, 63 f.
Bronchioloalveoläres Karzinom 71
Bronchitis
- akute 60
- chronische 60 f.
Bronchographie 6 f., 41
Bronchusadenom 69
Bronchusruptur 76
„Brückensella" 234
Brustaorta, s. Aorta thoracalis
Brustdrüse, s. Mamma
*Bühler*scher Bogen 122
Bündelnägel 296
„Bürstenschädel" 264
Busulfanlunge, sog. 31

Callus luxurians 250
Candidiasis (Lunge) 62f.
Caroli-Syndrom 143
Carotis-Sinus cavernosus-Fistel 215f.
Cavum fornicis 198
Cavum septi pellucidi 198
Cella media-Index 195
Cerclage 296
Charcot-Gelenk 298
Chiba-Nadel 107
Chilaiditi-Syndrom 111
Cholangiocholezystographie
- endoskopisch-retrograde 107
- perkutan-transhepatische 107
Cholangiographie durch
 T-Drainage 107f.
Cholangiokarzinom 144
Cholangitis, primär sklerosierende 143
Choledocholithiasis 143
Choledochozele 120
Choledochuszyste 120
Cholelithiasis 143f.
Cholestase, obstruktive 107, 124, 144
Cholesteatom 281
Cholesterinstein 124, 144
Cholezystitis, chronische 142f.
Cholezystocholangiographie,
 intravenöse 106f.
Cholezystogramm, sog. negatives 119,
 142, 144
Cholezystographie, orale 106
Chondroblastom 271f.
Chondrodystrophie 196, 256f.
Chondrokalzinose 303
Chondromyxoidfibrom 272
Chondropathia patellae 254
Chondrosarkom 271, 274
Chondrosis intervertebralis 288
Chordom 275
Chorea *Huntington* 217
Cimino-Fistel 81
Codman-Dreieck 246, 273
Colitis ulcerosa 135, 243
Computertomographie
- Abdomen 109f., 122-126
- Arterien 85f., 90
- Gallenwege 109, 123f.
- Gehirn 188f., 193-196
- Harnblase 155, 164f.
- Harnleiter 164

- Herz 10, 24
- Leber 109, 122-124
- Lunge 10, 41f.
- Lymphknoten 86, 93-95
- Mediastinum 9, 15
- Milz 110, 125f.
- Nebennieren 155f.
- Nieren 155, 160f.
- Ösophagus 122
- Pankras 109, 124f.
- Skelett 228-230, 255
- Spinalkanal 189f., 196f.
- Thorax 9f.
- Venen 86, 92
- Weichteile 255f.
Cor pulmonale 48, 65, 68
Coxa valga 258
Coxa vara 256, 299f.
Coxarthrose 299
Coxitis tuberculosa 287
Crus varum 262
Cushing-Syndrom 179, 244, 251

Daktylitis tuberculosa 267
Dandy-Walker-Syndrom 197, 219
Darmbeinpfeiler 243
Dauerfraktur 248
Defektbruch 247
Défilé-Aufnahmen der Patella 227
Demineralisation 224
Densitometrie 9
„dermal backflow" 101
Dermatomyositis 302
Dermoid
- Gehirn 208
- Schädeldach 281
Dextrokardiographie 7, 21f.
Diaphysäre Auswanderung, sog. 269
Diastematomyelie 219f.
Dickdarm
- Befunde 111, 115-118, 122
- Erkrankungen 134-137
- Methoden 106, 110
Dickdarmfistel 116
Digitale Subtraktionsangiographie
 (DSA) 82f., 187
Dilatation
- Arterien 79, 88, 90, 96
- vikariierende, der Gallengänge 120
Diskusprolaps, s. Bandscheibenvorfall

Dislokation (von Knochenfragmenten) 249
Dissekat
- arthritisches 254, 302
- osteochondrotisches 300
Divertikulitis 110, 115
Divertikulose 136
Dolichokolon 115
Dolichozephalie 231, 257
„double bubble sign" 111, 144
„double duct sign" 144
Down-Syndrom 258
Drainagebronchus 41, 67
Druckusur 251
Dünndarm
- Befunde 111, 114f., 117, 122
- Erkrankungen 134-137
- Methoden 105
Dünndarmkarzinoid 115, 142
Duodenum
- C-Schleife 114
- Divertikel 132
- Verschluß 111
Duplikationszyste 46
Durchleuchtung, Thorax 3-5
Dyskinesie 23
Dysostosis multiplex *Pfaundler-Hurler* 257f.
Dysphagia lusoria 95
Dystelektase 36

Ebstein-Syndrom 49f.
Echinokokkus
- Leber 140
- Lunge 63
Edgren-Vaino-Zeichen 290
Eierschalenverkalkungen, sog. 73
Einstromphänomen 8, 85, 91
Eisenmenger-Reaktion 26, 49
Ekchondrom 271
Ektasie, Gefäße 87f.
Elfenbeinwirbel 241
Ellenbogenluxation 293
Elongation, Gefäße 79, 87, 96
Embolie, arterielle 88
Enchondrom 270f.
Endobrachyoesophagus 128
Endophlebitis hepatica 139
Endoprothese 296
Enhancement 90

Entenschnabelfrakur 295
Enteroptose 110
„entlaubter Baum" 41, 61, 64
Enzephalitis 200
Enzephalomyelitis disseminata 201
Enzephalo(zysto)zele 197
Eosinophiles Granulom 269f.
Eosinophiles Infiltrat (*Löffler*) 73
Ependymom 206f.
Epicondylitis humeri 297
Epidermoid
- Gehirn 208
- Schädeldach 281
Epidurales Empyem 201
Epidurales Hämatom 213
Epiphrenische Ampulle 112
Epiphyseolysis capitis femoris 300
Ermüdungsfraktur 248, 285
Erosionen
- Magen 118
- Ösophagus 128
Erythematodes 173
Evans-Index 195
Ewing-Sarkom 274
Exostose 245
- kartilaginäre 271
Exostosen-Krankheit 271
Extravasat 89
Extremitäten-Skelett
- Befunde 230f., 244-252, 255
- Erkrankungen 256-276, 290-303
- Methoden 224, 226-230

Fabella 291
Facettenstein 143
*Fallot*sche Tetralogie 50f., 243
*Fallot*sche Trilogie 52
Faltenkonvergenz 118
Falxzeichen, sog. positives 191
Farmerlunge 74
Faßthorax, sog. 65
Fechterstellung 3
Felsenbeinfrakturen 278
Fensterbreite 9, 109
Fensterlage 9
Fersenbeinfraktur 295
Fettleber 138f.
Fibröse Dysplasie *Jaffé-Lichtenstein* 260f.

Fibrolipomatose
- Lymphknoten 93
- Nieren 158, 161
Fibromuskuläre Hyperplasie 95f., 175
Fibroostose 245, 263
Fibrosarkom 275
Fibrothorax 77
Fischwirbel 238, 256, 261
Fissur 247
Fistulographie 227
Fixateur externe 296
Flachwirbel 238
Foramen
- arcuale atlantis 283
- opticum 235
Foramen *Monroi*-Zyste 207
Fremdkörper
- Thorax 4
- Weichteile 224, 253
Frik (Kniegelenksspalt) 226
*Frostberg*sches Zeichen 114, 146
Frühinfiltrat, sog. 67
Frühurographie 152
Füllungsbild (DSA) 82

Gabelrippe 284
Galaktographie 306, 308
Galeazzi-Fraktur 293
Gallenblasenempyem 143
Gallenblasenhydrops 119, 124, 147
Gallenblasenkarzinom 144
Gallengrieß 143
Gallenwege
- Befunde 111, 119f., 123f.
- Erkrankungen 142-144
- Methoden 106-108, 110
Gastritis 131
Gefäßkanal
- orthograd getroffener 251
- tangential getroffener 252
Gefäßprothese 86, 97
Gehirn
- Befunde 191f., 193-196
- Erkrankungen 197-218
- Methoden 185-189
Gelenkchondromatose 272
Gelenke
- Befunde 231, 252-255
- Erkrankungen 266f., 272f., 275f., 283f., 285, 287-290, 297f., 300-303

- Methoden 224, 227-230
Gelenkkörper, freier 254
Gelenkspalt 252f.
Genu varum 257
Geröllzyste, sog. 297
Gesichtsschädelfrakturen 278-280
Gibbus 237, 267
Gichtniere 160, 173
Gießkannenphänomen 115, 146
Glioblastom 203
Gliom
- Chiasma opticum 198, 235
- spinales 220
Glockenthorax, sog. 65
Glomerulonephritis, chronische 168
Goodpasture-Syndrom 73f.
Grünholzfraktur 247
Gynäkomastie 304, 309

Hämangiomatose
 (*v. Hippel-Lindau-Krankheit*) 199
Haematocephalus internus 212
Hämatom 98f.
- intrazerebrales 215
Hämatothorax 76
Hämochromatose
- Leber 123
- Pankreas 125
Hämophilie-Arthropathie 298
*Hahn*sche Spalten 282
Halbwirbel 46, 238
Hallux valgus 297
Halsrippe 284
Hamartom, Lunge 69
Hampton-Linie 131
Handskelett, Verletzungsfolgen 293f.
Harnblase
- Befunde 163-165
- Erkrankungen 181-184
- Methoden 151-155
Harnleiter, s. Ureter
Harnröhre, s. Urethra
Hautemphysem 47
*Heberden*sche Polyarthrose 297
„Henkeltopf" 225, 279
Hepatozelluläres Karzinom 141f.
Hernie
- axiale Gleit- 128
- lumbokostale 128
- paraösophageale 129

Hernie
- sternokostale 128
- „upside down stomach" 129
Herpes-Enzephalitis 200
Herz
- Befunde 16–24
- Erkrankungen 47–56, 58
- Methoden 1–8, 10
Herzfernaufnahme 2
Herzklappe, künstliche 58
Herzschrittmacher 58, 99
Herzspitze 21
Herztaille 18, 21
Herz-Thorax-Quotient 17
Herz-Zwerchfell-Winkel 38
*Hilgenreiner*sche Linie 285
Hilustanz 13
Hiluszeichen, sog. paradoxes 13, 70
Hinterwandinfarkt 23
Hirnabszeß 200
Hirnatrophie 216 f.
Hirninfarkt 209 f.
Hirnmetastasen 204
Hirnödem 216
Hirnsubstanzdefekt 215, 217 f.
Hirnwindungsfurchen 196
Histiocytosis X 233, 251
*Hitzenberger*scher Schnupfversuch 4, 14
„Holzschuhherz" 50
„Honigwabenlunge" 30, 69
Hüftdysplasie, angeborene 284
Hüftluxation
- angeborene 284
- erworbene 287
Hühnerbrust 262, 284
Hufeisenniere 165
Hydronephrose 173–175
Hydroureter 163
Hydrozephalus 197, 199 f., 206 f., 212, 217 f.
Hygrom 193
Hypernephrom 71, 142, 171 f., 248
Hyperostose 251
Hyperostosis
- calvariae diffusa 277
- frontalis interna 263, 277
- triangularis ossis ilii 289
Hyperparathyreoidismus 173, 251, 262 f., 277

Hypertelorismus 257 f., 264
Hypertonie 175
- renovaskuläre 154, 159, 175 f.
Hypokinesie 23
Hypophysenadenom 204 f.
Hypopituitarismus 244
Hypothyreose 244

Ileozökaltumor, tuberkulöser 136
Ileus 103 f., 111, 134
Implantat (Knochen) 224
Impressiones digitatae 232
Impressionsfraktur 247
Inaktivitätsatrophie (Knochen) 251
Infraktion 247
Inkabein 277
Insulinom 142, 146
Interartikulardysplasie 240, 283
Interpedikulardistanz 240
Interpositio hepatodiaphragmatica 111
Intrahepatischer Block 139
Invagination 134 f.

Jefferson-Fraktur 285
Jochbeinfraktur 279
Juga cerebralia 232

Kahnbeinfraktur (Hand) 283
Kalkaneussporn 263
Kalkmilchgalle 112
Kallus 250
Kardiomyopathie 55
Kastenwirbel 238
Kaverne
- Knochen 266
- Lunge 67
- Niere 158, 170
*Kehr*sche T-Drainage 107
Keilresektion 77
Keilwirbel 238, 261, 286
Kerley-Linien 29
Kieferpanorama 225, 280
Kinematographie 7
Kinking 87, 96
Kirschner-Draht 296
„kissing spine" 289
„kissing ulcers" 131
Klinodaktylie 258
Klippel-Feil-Syndrom 283
Klippel-Trenaunay-Syndrom 99, 245

Klumpfuß, angeborener 291 f.
Knochen
- Achsenabweichung 245
- akzessorische 290 f.
- Alter 244
- Anlagerungen 245 f.
- Auftreibung 245
- Benigner Tumor, allgemeine Merkmale 268
- Defekte 246 f.
- Formanalyse 231
- Fragmentation 245
- Geschwulstähnliche Läsionen 268–270
- Hypoplasie 245
- Kompression 245
- Maligner Tumor, allgemeine Merkmale 268
- der operierte 296 f.
- Strukturanalyse 230 f.
- Unterbrechung der Kontinuität 247 f.
- Wachstum 244 f.
Knochenfibrom, nicht-ossifizierendes 269
Knocheninfarkt 301
„Knochenkaries" 267
Knochenmetastasen 276
Knochenzement 296
Knochenzyste
- aneurysmatische 268 f.
- solitäre 248, 268
Knorpel 254
Knutson (Patella) 227
*Köhler*sche Tränenfigur 243
Kollateralkreislauf
- arterieller 88
- lymphatischer 92
- venöser 91
Kollateralventilation 36
Kolloidzyste 207
Kolon, s. Dickdarm
Kompaktainsel 251
Kompressionsurogramm 151
Konglomerattumor 135
Konkremente
- ableitende Harnwege 182 f.
- Harnblase 182
- Nieren 174
Kontraktionsanomalien, segmentale 23

Kontrastdiagnostik
- Ableitende Harnwege 151–153
- Darm 105 f., 115–119
- Gallenwege 106–108, 119 f.
- Gelenke 228, 253–255
- Magen 104 f., 113–119
- Milchgänge 306
- Nieren 151 f., 156–159
- Ösophagus 104, 112 f., 116
- Pankreasgangsystem 107, 120 f.
- Speicheldrüsen 108, 121
- Subarachnoidalraum 187 f.
Kontrastmittel 79, 81, 106, 151
Konturphänomen 100
Kontusionsblutung, intrakranielle 215
Kopfschwartenhämatom 215
Korbhenkelriß, sog. 254
Koronarangiographie 8, 23
Koronarchirurgie 58
Koronare Herzerkrankung 55
Kortikalisschraube 296
Kostoklavikularsyndrom 80
„Kragenknopfulkus" 135
Kraniopharyngeom 207 f.
Kraniozervikaler Übergang 235 f.
Kronensequester 297
Küntscher-Hütchen 253
Küntscher-Nagel 296
Kuppelphänomen 100
Kyphose 237, 257, 261, 288
Kyphoskoliose 65, 256, 258 f., 261 f.

*Lachapele*sche Hundefigur 240 f.
Längsfraktur 247
Lävokardiographie 7 f., 22
Lamellen (Periost) 246
„Landkartenschädel" 270
LAO-Projektion (Herz) 3
Lappung, persistierende fetale, der Niere 157
Lauenstein (Hüftgelenk) 226
Leber
- Befunde 122–124
- Erkrankungen 137–142
- fokale noduläre Hyperplasie 141
- Methoden 108–110
Leberabszeß 137 f.
Leberechinokokkus 140
Leberhämangiom 141
Leberhämatom 142

Lebermetastasen 142
Leberruptur 142
Leberzelladenom 141
Leberzirrhose 139
Leberzyste 140
Leeraufnahmen, s. Nativdiagnostik
Leerbild (DSA) 82
„Leere Orbita" 259
Leerer Rahmen, sog. 134
Le Fort-Frakturen 279 f.
Leiomyom, Magen 132
Lendenrippe 284
Leriche-Syndrom 96
Linitis plastica 114
Linksherzinsuffizienz 47 f.
Linksversorgungstyp 23
Lipom
– Mediastinum 46
– Weichteile 283
Lipomatose
– Mediastinum 46
– Pankreas 125
Liposarkom 230
Lobektomie 77
Lochdefekt 267
Lochfraktur 247
*Looser*sche Umbauzone 252, 261 f.
Lordose 237, 257
Low-dose-Mammographie, sog. 304
Luftbronchogramm, sog. 29
Lufteinschlüsse, intrakranielle 216
Luftröhre, s. Trachea
Lumbalisation 283
Lunge
– akzessorische Septen 32
– Analyse von Verschattungen 4
– Aufhellungen 40
– Befunde 12 f., 24–42
– Erkrankungen 59–77
– Flächenschatten 35–39
– Fleckschatten 31
– Gerüstelemente 29
– Immunerkrankungen 73 f.
– Interlobärsepten 32
– *Kerley*-Linien 29
– Kollaps 36
– Lymphangiosis carcinomatosa 70, 72
– Methoden 1–7, 10
– Rundschatten 26, 30 f.

– Segmenteinteilung 27 f.
– Streifenschatten 29
– Totalverschattung 38 f.
– Verkalkungen 39 f.
Lungenabszeß 61
Lungenaplasie 59
Lungenembolie 39, 74 f., 100
Lungenemphysem 64 ff., 68, 77
Lungenkontusion 76
Lungenmetastasen 71
Lungenödem 62, 73, 75 f.
Lungensequestration 60
Lungentuberkulose 65–68
Lungenvenenfehleinmündung 49
Lungenwurzel 4 f.
Lungenzeichnung 26
Luxation 249
– perilunäre 293
Luxationsfraktur 249
– *Bennett*sche 294
– *de Quervain*sche 294
Lymphatische Systemerkrankungen 86, 93, 101 f., 126, 147
Lymphfistel 85, 92
Lymphknoten, maligne infiltrierter 93–95, 102
Lymphödem 85, 101
Lymphographie 79, 84 f., 92 f.
Lymphom
– Knochen 275
– Mediastinum 44 f.
Lymphsystem
– Befunde 92–95
Erkrankungen 101 f.
Metastasen 86, 102
– Methoden 79, 84–86
Lymphzyste 95

*Madelung*sche Deformität 291
„Madonnenhand" 258
Magen
– Befunde 110 f., 113 f., 116–119
– Divertikel 132
– Erkrankungen 131–134
– Formen 113
– fortgeschrittenes Karzinom 132 f.
– Frühkarzinom 132 f.
– gutartige Tumoren 132
– Methoden 104 f.
– der operierte 133

Register

- Peristaltik 104
Magenblase, sog. 14, 111
Maisonneuve-Fraktur 295
Malgaigne-Fraktur 287
Mamma
- Befunde 306–308
- Erkrankungen 308–310
- Fibroadenom 309
- Karzinom 71, 309f.
- Mastopathie 305, 309
- Methoden 304–306
- sezernierende 304, 306
- Zyste 308f.
Marfan-Syndrom 57, 258
Margaritom 208
Markierung suspekter Läsionen der Mamma 305
Markschwammniere 166
Marmorknochenkrankheit 258f.
Massenblutung, intrakranielle 212f., 215
Mastitis 307
Mastoiditis 281
Mayer (Schläfenbein) 225
Mediastinalemphysem 47, 76
Mediastinalhämatom 47
Mediastinalhernie 35, 59
Mediastinalwandern 11, 58, 70
Mediastinitis 43
Mediastinum
- Befunde 10–12, 14f.
- Erkrankungen 43–47
- Methoden 1–5, 8f.
Medulloblastom 206
Megakauda, sog. 193
Megakolon, toxisches 111
Megaureter 163, 180
Meningeom 198, 202f., 220
Meningitis 199f.
Meningomyelozele 218
Meningozystozele 197
Meniskusläsion 254f.
Mesenterialinfarkt 137
Mesenterikographie 108f.
Metopismus 277
Mikrokalzifikation, Mamma 305, 307f.
Mikrozephalie 232
Milchgangskarzinom 306, 308
Miliartuberkulose

- Lunge 66
- Niere 170
Milkman-Syndrom 262
Milz
- Befunde 111, 125f.
- Erkrankungen 147f.
- Methoden 108–110
Mirizzi-Syndrom 143
Mitralinsuffizienz 53
Mitralklappe
- Kombinierter Fehler 53
- Öffnungsfläche 22
Mitralstenose 52f., 55
Mittellappenbronchus 5
Mittellappensyndrom 37
Mittellinienstrukturen, Verlagerung der 195
Mixtaosteophyt 239
Mörtelniere 156, 170
Mongolismus 258
Monteggia-Fraktur 293
M(orbus) *Ahlbäck* 300
- *Albers-Schönberg* 258f.
- *Bechterew* 287f.
- *Bourneville-Pringle* 172, 198f.
- *Crohn* 135f., 243
- *Crouzon* 232
- *Dietrich* 301
- *Fahr* 194
- *Hirschsprung* 134
- *Hodgkin* 12, 44f., 72, 86, 102, 125
- *Jüngling* 252
- *Kienböck* 301
- *Köhler* I, II 301
- *Ménétrier* 131
- *Ollier* 271
- *Osgood-Schlatter* 300
- *Paget* 26, 259f., 287
- *Perthes* 299
- *Reichel* 254, 272
- *Rendu-Osler-Weber* 42
- *Roger* 50
- *Scheuermann* 290
- *Thiemann* 301
- *Wilson* 123
„Mosaikschädel" 256
„mucoid impaction" 38
Müller-Manöver 5, 27
Mukozele 280
Multiple Sklerose 201

Multivalvuläres Vitium cordis 55
Mutilation 302f.
Myasthenia gravis 9
Myelographie 187f., 192f.
Myokardinfarkt 55
Myositis ossificans traumatica 296

Nachdurchleuchtung 105
Nahtinsuffizienz,
  Gastrointestialtrakt 133
Narbenbulbus 131
Nasenbeinfraktur 279
Nasennebenhöhlen 234f., 277
– Tumor 281f.
Nativdiagnostik
– Abdomen 103f., 110–112
– Ableitende Harnwege 150f., 163f.
– Becken 226, 243
– Extremitäten 226f., 244–253
– Gefäße 78f.
– Nebennieren 150, 161
– Nieren 149f.
– Schädel 224f., 231–236
– Thorax 2–6
– Thoraxskelett 225f., 243
– Weichteile 224, 253
– Wirbelsäule 226, 236–243
Nearthrose 289
Nebenmilz 125, 155
Nebennieren
– Befunde 161–163
– Erkrankungen 178f.
– Methoden 150, 154–156
Nebenstrohmbahn 88
Nephritis, chronische interstitielle
  nicht-eitrige 168
Nephrokalzinose 173
Nephrolithiasis 173f., 181
Nephropathie
– diabetische 157, 173
– Kalzium- 173
Neurinom 46, 198, 220
Neuroblastom 161
Neurofibromatose *Recklinghausen* 198,
  205, 259
Neurogene Arthropathie 298
Neurogener Tumor, Mediastinum 46f.
Nidus, sog. 269
Niere
– Befunde 156–161
– Erkrankungen 165–178
– Malrotation 156
– Methoden 150–155
– transplantierte 155, 177f.
Nierenabszeß 169
Nierenagenesie 165
Nierenarterienstenose 175f.
Nierenhypoplasie 165
Niereninfarkt 170, 176
Nierenhohlsystem 158
– Ruptur 177
– Tumoren 173
Nierenmetastasen 172
Nierenparenchymruptur 176f.
Nierenvenenthrombose 176
Nierenzyste 166
Non-*Hodgkin*-Lymphom 44f., 86, 102, 125
Nonne-Milroy-Krankheit 101

Oberarmfraktur 293
Oberkieferfraktur 279f.
Oberschenkelfraktur, distale 294
Ochronose 289
Ödem, perifokales (Gehirn) 201, 216
Ösophagus
– Befunde 112f., 116, 122
– Divertikel 129f.
– Erkrankungen 127–130
– Karzinom 130
– Methoden 104, 110
– Passagezeit 113
– Refluxkrankheit 128
– Varizen 104, 130
– Verätzung 130
Offener Ductus *Botalli* 51
Oligodendrogliom 205
*Ombredanne*sche Senkrechte 285
Orbitabodenfraktur 278f.
Ornithose 62
Os carpale, sog. arthritisches 302
Os interparietale 277
Os odontoideum 282
Ossiculum terminale *Bergmann* 282
Osteoarthropathia hypertrophicans
  Pierre *Marie-Bamberger* 245
Osteoblastom 271
Osteochondrom 271
Osteochondrosis
– dissecans 254, 300

– intervertebralis 288
Osteodystrophia fibrosa
  generalisata 262 f.
Osteoepiphyseolyse 249 f.
Osteogenesis imperfecta tarda
  Lobstein 256, 287
Osteoid-Osteom 269
Osteolyse 251
Osteom 254, 281
Osteomalazie 262, 277
Osteomyelitis 264–266
– plasmazelluläre 265
– sklerosierende 265
Osteomyelosklerose 264
Osteopathie bei
– Akromegalie 263
– Diabetes mellitus 263
– Hyperparathyreoidismus 262 f.
– Thalassämie 263 f.
Osteopetrose 258 f.
Osteophyt 245, 254
Osteopoikilie 257
Osteoporose 251, 261, 287
Osteoporosis circumscripta cranii 233, 260
Osteosarkom 39, 271, 273 f.
Osteosklerose 251
Osteosynthese 296
Ostitis deformans 259 f.
Oxyzephalie 232

*Pacchioni*sche Granulationen 232
Paget-v. Schroetter-Syndrom 99
Palatookzipitallinie 236
Palatosubokzipitallinie 236
Panaritium 266
Pancake-Hämatom, sog. 214
Pancoast-Tumor 71
Pancreas anulare 144 f.
Pankreas
– Befunde 111, 120 f., 124 f.
– Erkrankungen 144–147
– Methoden 107–110
Pankreaskarzinom 146 f.
Pankreatitis
– akute 145
– chronische 145 f.
Papillarmuskeldysfunktion 55
Papillennekrose 157 f.
Papillenspiel 107

Papillomatose, der Milchgänge 308
Pararenaler Abszeß 169 f.
Parasyndesmophyt 239
Patella, Norm- und
  Formvarianten 291 f.
Patentblau 84
Pathologische Fraktur 248
Pectus carinatum 284
Pectus excavatum 284
pencil in cup joint, sog. 303
Perforation,
  Gastrointestinaltrakt 103 f.
Periarteriitis nodosa 97, 173
Periarthrosis coxae 298
Periarthrosis humeroscapularis 253, 298
„peribronchial cuffing" 75
Peribronchitis 61
Pericarditis constrictiva 56
Pericarditis exsudativa 56
Perikard
– Befunde 17, 24
– Erkrankungen 56
– Methoden 9 f.
Periostose 246
Perirenaler Abszeß 169 f.
„perivascular cuffing" 75
Pes equinovarus congenitus 291 f.
Pes excavatus 292
Pes planovalgus congenitus 292
Pflastersteinrelief, sog. 135
Phäochromozytom 161 f., 178
Phakomatosen 198 f.
Pharmakoangiographie 80
Phenazetinniere 168
Phlebektasie 91
Phlebographie 82–84, 90 f.
– intraspongiöse 83
– Mediastinum 8 f., 14 f.
– Nebennieren 154
– Nieren 154
– spinale 187
– V. cava inferior 84, 91
Phlebolithen 79, 141
Phlebothrombose, akute 99 f.
Phrenikusparese 13
„pig tail"-Katheter 8, 80, 153
Pinealom 207
Plagiozephalie 232
Plasmazellmastitis 309

Plasmozytom 173, 240, 276
Plattenatelektasen 29, 37, 75, 138, 145
Plattenosteosynthese 296
Plattfuß, angeborener 292
Plattwirbel 256, 270
Platybasie 277
Platyspondylie 238
Pleura
- Differenzierung zwischen Erguß und Schwiele 4
- Empyem 63
- Erguß 33 f.
- – subpulmonaler 4, 13, 34
- Kuppenschwiele 34, 68
- Mesotheliom 72
- Metastasen 72
- Pleuroperikardiale Adhäsionen 34
- Schwiele 34
Pleurafinger 71
Pleurakarzinose 38
Pleuritis
- exsudativa 63
- sicca 63
Pleurosis calcarea 40
Plexuspapillom 207
Pneumatozele 61
Pneumatozephalus 216
Pneumenzephalographie 189
Pneumokoniosen 72 f.
Pneumonektomie 76 f.
Pneumonie 61–63
- Aspirations- 62
- Broncho- 61
- chronische 61
- gelatinöse 67
- interstitielle 62
- käsige 67
- Klebsiellen- 61
- Lobär- 61
- Mykoplasmen- 30
- Pneumocystis carinii- 62
- Pseudomonas- 25
- Retentions- 69 f.
- Staphylokokken- 61
- Stauungs- 62
- Strahlen- 62
Pneumonitis 62
Pneumoperitoneum 110, 134
Pneumothorax 2, 34 f., 76
Pneumozystographie, Brustdrüse 305

Polgefäß (Niere) 163
Polyarthritis, chronische 242 f., 302
Polyp
- Darm 136
- Magen 132
Portale Hypertension 139 f.
Porzellangallenblase 112, 143
Post-Cholezystektomie-Syndrom, sog. 107
Posterolateralinfarkt 23
Posthepatischer Block 139
Postthrombotisches Syndrom 100 f.
Präarthrotische Deformität 253
Prähepatischer Block 139
Präparatradiographie, Mamma 305
Preßluftschaden 297
Primärkomplex, tuberkulöser 65 f.
Progenie 263
Protrusio acetabuli 256, 260, 287
Pseudarthrose 250, 289
- Dens axis 282
Pseudogicht 303
Pseudopolyp, Darm 135
Pseudospondylolisthesis 283
Pseudozyste, Pankreas 145 f.
Psoasrandkontur, verwischte 150
Pulmonalarterieller Druck 48
Pulmonalinsuffizienz 52
Pulmonalsegment, sog. 17, 20
Pulmonalstenose 52
Pulmonalvenöser Druck 47 f.
Punktion
- Thorax 5
- translumbale 80
Pyelektasie 158
Pyelonephritis, chronische 168
Pyonephrose 169
Pyozele 280
Pyramide 235

Querfraktur 247

Rachitis 261 f., 277
Radiergummiphänomen 100
Radiusfraktur, distale 293
Radiusköpfchenfraktur 293
Randleistenkern, persistierender 282
RAO-Projektion (Herz) 3
Raynaud-Syndrom 80, 97 f.
Rechtsversorgungstyp 23

Reflux
- gastroösophagealer 104, 128
- in der Ventrikeldiastole 22
- in der Ventrikelsystole 22
- in die V. coronaria ventriculi 122, 139
- vesikoureterorenaler 180, 184
Regurgitationsfraktion 22
„reitender Embolus" 98
Reiter-Syndrom 239, 243, 246
Reizmahlzeit 106 f.
Rekanalisation, Venen 100
Rektumkarzinom 137
Rekonstruktion (CT)
- koronare 189, 204
- sagittale 189
Relaxatio diaphragmatica 13
Ren mobilis 166
Reninbestimmung 154, 175
Renkulierung 157
Renovasographie 153 f.
Restharn 152, 180
Retikulumzellsarkom 275
Retrograde Füllung (Arterien) 88
Retrograde Urographie 152
Retrokardialraum 16 f., 21, 42
Retrolisthesis 283
Retroperitoneale Fibrose 90
Retrosternalraum 16, 21, 42
Rezirkulation 22
Rhese-Goalwin (Foramen opticum) 225
Rhizarthrose 297
Riesenzelltumor 272 f.
*Riolan*sche Anastomose 96, 122
Rippen 26, 243
- Frakturen 76, 261, 286
- Usuren 51
Rippstein (Femur) 226
Rosenkranz, rachitischer 262
Rückenmark
- Befunde 192 f., 196 f.
- Erkrankungen 220 f.
- Methoden 187–190
Rush-pin 296

Sacrum acutum 257
Säbelscheidentrachea 27
Sakralisation 283
Sakroiliakalgelenk 243
„Sandwichwirbel" 259

Sarkoidose
- Lunge 68 f.
- Niere 173
- Skelett 267
Satellitenherde 31, 67
Saug-, Preßversuch (Trachea) 5
Schädelbasisfraktur 278
Schädeldachfraktur 278
Schädelskelett
- Befunde 230–236, 255
- Erkrankungen 256–282
- Methoden 224 f., 227–229
Schaltknochen, Wirbelsäule 240
Schaufelrippe 284
Scheibenmeniskus 255
Schenkelhalsfraktur 261, 294
Schipperfraktur 285
Schirmbildtechnik 2
Schleichende Fraktur 248
Schlüsselbeinfraktur 286
Schmetterlingsgliom, sog. 203
Schmetterlingswirbel 238
*Schmorl*sches Knötchen 238, 290
Schocklunge 76
Schrägfraktur 247
„Schrotkugelmamma" 309
Schrumpfblase 163
Schrumpfgallenblase 119
Schüller (Schläfenbein) 225
Schulterblattfraktur 286
Schulterluxation
- Formen 292
- habituelle 293
Segmentresektion 77
Seitenventrikel 195
Sektorscan-Verfahren 190
Seldinger-Methode 8, 80
Sella turcica 234
Senkungsabszeß 150
Septum-Linien (Lunge) 29
Septum pellucidum-Zyste 198
Sequenztechnik 10
Sequester (Knochen) 251, 254, 265, 299
Serothorax 77
*Shenton-Menard*sche Linie 285
Shift 195
Shunt, portosystemischer 139 f.
Shunt-Angiographie 81
Shuntoperation (Gehirn) 218

Sialographie 108
Sialolithiasis 206f.
Sigma elongatum 134
Silhouettenzeichen 24
Silikonprothese (Mamma) 305, 307
Silikose 72f.
*Simon*scher Spitzenherd 66
Simultanschichtverfahren 5
Sinusitis 280
Sinusthrombose 213
Sjögren-Syndrom 126
skip lesion (Knochen) 274
Sklerodermie
– Arterien 97
– Ösophagus 129
– Weichteile 302
Skoliose 11, 196, 237, 267
Spaltfraktur 247
Spannungspneumothorax 35
Speicheldrüsen
– Befunde 121
– Erkrankungen 126f.
– Methoden 108
Speiseröhre, s. Ösophagus
Spickdraht 296
Spikula
– Darm 135
– Periost 246, 263, 273
Spina bifida 196, 241
Spina ventosa 267
Spinalkanal 196f., 222
Spiralfraktur 247
Spitzenstreuung 66
Splenoportographie 109
Spondylarthritis ankylopoietica 287f.
Spondylarthrose 196, 289
Spondylitis
– bakterielle 265
– tuberculosa 266f.
Spondylolisthesis 196, 283
Spondylolyse 240, 283
Spondylophyt 239
Spondylosis
– deformans 196
– hyperostotica *Forestier* 263, 288f.
Spongioblastom 206
Spongiosa
– Aufhellungen 251f
– Normalbefund 250f.
– Verdichtungen 251

Spongiosaschraube 296
Spontanfraktur 256, 259–261, 265, 273, 275f.
Staging lymphatischer
 Systemerkrankungen 9
Stanzloch, sog. 276
Steilstellung, Wirbelsäule 237
Stenose
– Arterien 87
– peptische 112, 128
Stenvers (Felsenbein) 225
Stieda-Pellegrini-Schatten 253
„string sign" 135
Struma, endothorakale 45
Stückfraktur 247
„Stumme Niere" 152, 155, 158
Sturge-Weber-Syndrom 199
Subarachnoidalblutung 211f.
Subclavian-Steal-Syndrom 208f.
Subdurales Empyem 201
Subdurales Hämatom 213–215
Subluxation 249
Subphrenischer Abszeß 138
Sudeck-Syndrom 295f.
Sven-Johannson (Hüftgelenk) 226
Swyer-James-Syndrom 59
Symphysenspalt 243
Syndesmophyt 239, 288
Synostose 252
Synovialom 275f.
Synovitis villonodularis
 pigmentosa 273
Syringomyelie 190, 219
Systematrophie, zerebrale 217

Takayasu-Syndrom 208
Talusfraktur 295
Tennisellenbogen 297
Teratom, Mediastinum 44
Teschendorf (lumbosakraler
 Übergang) 226
Thibierge-Weissenbach-Syndrom 302
Thorotrastose
– Leber 124
– Milz 126
Thrombendangiitis obliterans
 Winiwarter-Buerger 97
Thromboembolie 88, 98
„thumb printing" 137
Thymom 43f.

Register

Thymusfettkörper, des
  Erwachsenen 15
Thymuskarzinom 44
Tibiakopffraktur 294f.
Tomograpie, konventionelle
– Herz 6
– Knochen 227
– Lunge 5, 40f
– Mediastinum 5f.
– Nieren 150f.
Tonnenstein 143
Tonnenwirbel 238
Tophus 303
Topogramm 190
„Totenlade" 265
Towne (Schädel halbaxial) 224
Toxoplasmose 194, 234
Trachea
– Befunde 27
– Bifurkationswinkel 20, 27
– Erkrankungen 5, 27
– Lumenschwankungen 5
– Methoden 5
Transposition der großen Gefäße 50
Transpylorischer
  Schleimhautprolaps 117
Trepanation 278
Trichterbrust 17, 258, 284
Trikuspidalinsuffizienz 52
Trikuspidalstenose 51
Triquetrumfraktur 294
Trümmerfraktur 247
Tuber-Gelenk-Winkel 295
Tuberkulom 67
Tuberkulose
– Darm 137
– Gelenke 267
– Knochen 251, 266f.
– Lunge 65–68
– Lymphknoten 37, 41, 43
– Nebennieren 150, 178
– Niere 170
Tuberöse Hirnsklerose 198f.
Turrizephalie 232

Ulcus (Ulkus)
– Anastomosen- 134
– Dignitätskriterien 118f.
– duodeni 131
– pepticum oesophagi 128

– perforans 110
– übernähtes 134
– ventriculi 131
– vernarbtes 131
Umgehungskreislauf,
  hepatofugaler 139
Unterarmluxationsfraktur 293
Unterkieferfraktur 280
Unkovertebralarthrose 289
Ureter
– Befunde 163f.
– duplex 179, 184
– Erkrankungen 179–184
– fissus 179
– Methoden 150–152
– retrokavaler 179f.
Ureterozele 180
Urethra
– Befunde 164
– Erkrankungen 180f.
– Methoden 153
Urinom 160f., 177
Urographie
– Ausscheidungs- 151f.
– retrograde 152
Usur 224, 251

Vakuumphänomen 242
Valsalva-Manöver 5, 60
Varicosis cruris 100f.
Vaskularisation, neoplastische 90
Vena azygos 18
– Septum 32
Vena cava superior
– Krankhafte Befunde 15, 19
– Normalbefund 14, 17
Vena hemiazygos accessoria 18
Venenthrombose 83, 86
Venöses Gefäßsystem
– Befunde 90–92
– Erkrankungen 99–101
– Methoden 79, 82–84, 86
Ventrikel, linker
– Krankhafte Befunde 20
– Normalbefund 17f.
Ventrikel, rechter
– Krankhafte Befunde 19
– Normalbefund 17f.
Ventrikelseptumdefekt 50
Ventrikelsystem, Gehirn 195f.

Veratmungspyelographie 152
Verkalkungen
- Aorta thoracalis 21
- Arterien 90
- Harnwege, ableitende 150 f.
- Herzklappen 4, 21
- intrakranielle 194, 233
- Koronargefäße 4, 21
- Lunge 39 f.
- Lungenwurzel 13
- Lymphknoten 79
- Mamma 307 f.
- Nebennieren 150, 161
- Nierenparenchym 150
- im linken Oberbauch 112
- im rechten Oberbauch 111 f.
- paravertebrale 111
- Perikard 4, 21
- Prostata 151
- Samenbläschen 151
- Weichteile 253
Verriegelungsnagel 296
Verschmelzungsniere 165
Verschlußikterus 107
Verschlußkrankheit, arterielle
- Eingeweide 122, 137
- Gehirn 187, 209
- Herz 23, 55
- Niere 175 f.
- periphere Gefäße 96 f.
Vertebra plana *Calve* 238, 242
Viertelwirbel 238
*Volkmann*sches Dreieck 295
Vorderwandinfarkt 23
Vorhof, linker
- Krankhafte Befunde 20
- Normalbefund 17 f.
Vorhof, rechter
- Krankhafte Befunde 19
- Normalbefund 17
Vorhofseptumdefekt 49

Waagebalkenphänomen, sog. 14
Wachsende Fraktur, sog. 278
Wachstumslinien, Knochen 251
Wanderniere 166
Warzenfortsatz 235

Wasserlilienzeichen, sog. 63
Weber-Syndrom 99
*Wegener*sche Granulomatose 74, 173
Weichteile
- Befunde 243, 253, 255 f.
- Erkrankungen 268, 274, 296–298, 302 f.
- Methoden 79, 224, 228–230
Weichteilemphysem 47, 76, 253
Welin (Nasennebenhöhlen axial) 225
*Westermark*sches Zeichen 26, 74
Wilms-Tumor 172
Wirbelbogen 240 f.
Wirbelkörper
- Binnenstruktur 241 f.
- Fraktur 286
- Knöcherne Appositionen 238–240
Wirbelsäule
- Beweglichkeit 242 f.
- Intervertebralräume 242
- Weichteilschatten 243

Xeroradiographie, der Mamma 305

*Zenker*sches Divertikel 129
Zentralvenenkatheter 99
Zisternographie 187 f.
Zöliakographie 108 f., 154
Zollinger-Ellison-Syndrom 115
„Zuckerguß" (Wirbelsäule) 289
Zwerchfell
- Befunde 13 f.
- Erkrankungen 13 f., 128 f.
- Methoden 3 f.
Zwölffingerdarm, s. Duodenum
Zyste(n) 89
- Bronchogene 45 f.
- Enterogene 46
- Knochen 251, 268 f., 297, 301
- Leber 123, 140, 156 f.
- Lunge 59 f., 76
- Mamma 308 f.
- Niere 140, 158, 160, 166 f.
- Pankreas 125, 140, 145 f., 156, 167
Zystizerkose 194, 234
Zysturethrographie 153
Zytomegalie 194

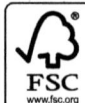

MIX
Papier aus verantwortungsvollen Quellen
Paper from responsible sources
FSC® C105338

If you have any concerns about our products,
you can contact us on
ProductSafety@springernature.com

In case Publisher is established outside the EU,
the EU authorized representative is:
**Springer Nature Customer Service Center GmbH
Europaplatz 3, 69115 Heidelberg, Germany**

Printed by Libri Plureos GmbH
in Hamburg, Germany